# 混搭更营养
## ——相宜食物搭配组合菜谱

【总策划】 杨建峰　　【主编】 陈志田

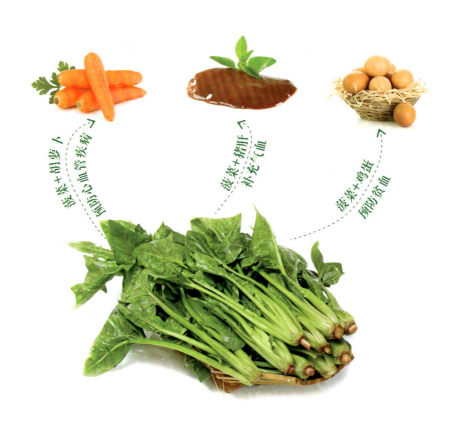

江西科学技术出版社

## 图书在版编目（CIP）数据

混搭更营养：相宜食物搭配组合菜谱/陈志田主编.— 南昌：江西科学技术出版社，2014.4
ISBN 978-7-5390-5031-7

Ⅰ.①混… Ⅱ.①陈… Ⅲ.①膳食营养②保健—菜谱 Ⅳ.①R151.3②TS972.161

中国版本图书馆CIP数据核字（2014）第045666号
国际互联网（Internet）地址：
http：//www.jxkjcbs.com
选题序号：KX2014028
图书代码：D14037-101

混搭更营养：相宜食物搭配组合菜谱　　　　　　　　陈志田主编

| | | |
|---|---|---|
| 出　　版 | 江西科学技术出版社 | |
| 社　　址 | 南昌市蓼洲街2号附1号 | |
| | 邮编：330009　电话：（0791）86623491　86639342（传真） | |
| 印　　刷 | 北京新华印刷有限公司 | |
| 总 策 划 | 杨建峰 | |
| 项目统筹 | 陈小华 | |
| 责任印务 | 高峰　苏画眉 | |
| 设　　计 | 松雪图文　王进 | |
| 经　　销 | 各地新华书店 | |
| 开　　本 | 787mm×1092mm　1/16 | |
| 字　　数 | 260千字 | |
| 印　　张 | 16 | |
| 版　　次 | 2014年7月第1版　2014年7月第1次印刷 | |
| 书　　号 | ISBN 978-7-5390-5031-7 | |
| 定　　价 | 28.80元（平装） | |

赣版权登字号-03-2014-84
版权所有，侵权必究

（赣科版图书凡属印装错误，可向承印厂调换）

（图文提供：金版文化　本书所有权益归北京时代文轩）

# 目录 Contents

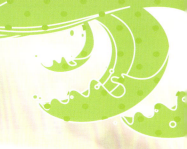

## Part 1 混搭话养生

- 合理饮食才是养生之道 ............ 010
- 不要盲目地搭配饮食 ............... 012
- 食物相宜搭配有讲究 ............... 013
- 什么样的食物搭配最营养 ......... 014
- 食物搭配不当会致癌吗 ............ 016
- 食物相宜搭配的原则是什么 ...... 018

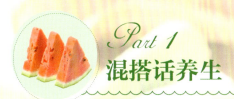

## Part 2 蔬菜搭配着吃更营养

○ 大白菜
- 大白菜 + 猪肉 .................. 020
- 大白菜 + 木耳 .................. 021
- 大白菜 + 青椒 .................. 021
- 大白菜 + 牛肉 .................. 021

○ 菠菜
- 菠菜 + 猪肝 ..................... 022
- 菠菜 + 胡萝卜 .................. 023
- 菠菜 + 鸡蛋 ..................... 023
- 菠菜 + 海带 ..................... 023

○ 包菜
- 包菜 + 猪肉 ..................... 024
- 包菜 + 黑木耳 .................. 025
- 包菜 + 青椒 ..................... 025
- 包菜 + 胡萝卜 .................. 025

○ 生菜
- 生菜 + 香菇 ..................... 026
- 生菜 + 豆腐 ..................... 027
- 生菜 + 大蒜 ..................... 027

○ 韭菜
- 韭菜 + 黄豆芽 .................. 028
- 韭菜 + 木耳 ..................... 029
- 韭菜 + 鸡蛋 ..................... 029
- 韭菜 + 豆干 ..................... 029

○ 油菜
- 油菜 + 鸡肉 ..................... 030
- 油菜 + 豆腐 ..................... 031
- 油菜 + 香菇 ..................... 031

○ 芹菜
- 芹菜 + 豆腐 ..................... 032
- 芹菜 + 牛肉 ..................... 033
- 芹菜 + 核桃 ..................... 033
- 芹菜 + 豆干 ..................... 034
- 芹菜 + 虾肉 ..................... 034

○ 空心菜
- 空心菜 + 辣椒 .................. 035

○ 海带
- 海带 + 猪肉 ..................... 036

○ 黄花菜
- 黄花菜 + 猪肉 .................. 037

○ 花菜
- 花菜 + 西红柿 .................. 038
- 花菜 + 胡萝卜 .................. 039
- 花菜 + 香菇 ..................... 039
- 花菜 + 猪肉 ..................... 039

○ 西蓝花
- 西蓝花 + 草菇 .................. 040
- 西蓝花 + 胡萝卜 ............... 041
- 西蓝花 + 西红柿 ............... 041
- 西蓝花 + 枸杞 .................. 041

○ 辣椒
- 辣椒 + 猪肉 ..................... 042
- 辣椒 + 豆腐干 .................. 043
- 辣椒 + 虾 ........................ 043

○ 苦瓜
- 苦瓜 + 鸡蛋 ..................... 044
- 苦瓜 + 辣椒 ..................... 045
- 苦瓜 + 瘦肉 ..................... 045

- 南瓜
  - 南瓜 + 红枣 ...... 046
  - 南瓜 + 猪肉 ...... 047
  - 南瓜 + 绿豆 ...... 047
  - 南瓜 + 莲子 ...... 047
- 冬瓜
  - 冬瓜 + 海带 ...... 048
  - 冬瓜 + 鸡肉 ...... 049
  - 冬瓜 + 香菇 ...... 049
  - 冬瓜 + 火腿 ...... 050
  - 冬瓜 + 芦笋 ...... 050
- 黄瓜
  - 黄瓜 + 虾 ...... 051
  - 黄瓜 + 黑木耳 ...... 052
  - 黄瓜 + 鱿鱼 ...... 052
  - 黄瓜 + 豆腐干 ...... 052
  - 黄瓜 + 蒜 ...... 053
  - 黄瓜 + 醋 ...... 053
- 丝瓜
  - 丝瓜 + 鸡蛋 ...... 054
  - 丝瓜 + 青豆 ...... 055
  - 丝瓜 + 虾 ...... 055
- 西红柿
  - 西红柿 + 鸡蛋 ...... 056
  - 西红柿 + 牛奶 ...... 057
  - 西红柿 + 花菜 ...... 057
- 茄子
  - 茄子 + 牛肉 ...... 058
  - 茄子 + 猪肉 ...... 059
  - 茄子 + 黄豆 ...... 059
- 莴笋
  - 莴笋 + 蒜苗 ...... 060
  - 莴笋 + 黑木耳 ...... 061
  - 莴笋 + 猪肉 ...... 061
- 芦笋
  - 芦笋 + 猪肉 ...... 062
- 竹笋
  - 竹笋 + 鸡肉 ...... 063
  - 竹笋 + 莴笋 ...... 064
  - 竹笋 + 鲫鱼 ...... 064
  - 竹笋 + 枸杞 ...... 065
  - 竹笋 + 猪肉 ...... 065
- 茭白
  - 茭白 + 鸡蛋 ...... 066
  - 茭白 + 芹菜 ...... 067
  - 茭白 + 猪蹄 ...... 067
- 蒜薹
  - 蒜薹 + 黑木耳 ...... 068
- 白萝卜
  - 白萝卜 + 豆腐 ...... 069
  - 白萝卜 + 牛肚 ...... 070
  - 白萝卜 + 金针菇 ...... 070
  - 白萝卜 + 排骨 ...... 071
  - 白萝卜 + 海带 ...... 071
- 胡萝卜
  - 胡萝卜 + 菠菜 ...... 072
  - 胡萝卜 + 香菜 ...... 073
  - 胡萝卜 + 黄豆芽 ...... 073
  - 胡萝卜 + 山药 ...... 073
- 洋葱
  - 洋葱 + 红酒 ...... 074
  - 洋葱 + 牛肉 ...... 075
  - 洋葱 + 鸡蛋 ...... 075
  - 洋葱 + 排骨 ...... 075
- 山药
  - 山药 + 芝麻 ...... 076
  - 山药 + 红枣 ...... 077
  - 山药 + 玉米 ...... 077
- 土豆
  - 土豆 + 黄瓜 ...... 078
  - 土豆 + 油豆角 ...... 079
  - 土豆 + 醋 ...... 079
- 红薯
  - 红薯 + 糙米 ...... 080
  - 红薯 + 莲子 ...... 081
  - 红薯 + 猪小排 ...... 081
- 马蹄
  - 马蹄 + 核桃 ...... 082
  - 马蹄 + 香菇 ...... 083
  - 马蹄 + 黑木耳 ...... 083
- 百合
  - 百合 + 鸡蛋 ...... 084
  - 百合 + 杏仁 ...... 085
  - 百合 + 猪肉 ...... 085
- 豆角
  - 豆角 + 蒜 ...... 086
  - 豆角 + 鸡肉 ...... 087
  - 豆角 + 猪肉 ...... 087
- 四季豆
  - 四季豆 + 花椒 ...... 088
- 豆腐
  - 豆腐 + 海带 ...... 089
  - 豆腐 + 草鱼 ...... 090
  - 豆腐 + 猪血 ...... 090
- 绿豆芽
  - 绿豆芽 + 韭菜 ...... 091
- 豆腐皮
  - 豆腐皮 + 辣椒 ...... 092
- 豆干
  - 豆干 + 金针菇 ...... 093
- 腐竹
  - 腐竹 + 芹菜 ...... 094

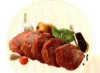

# Part 3 各种肉类的最营养搭配

◎ 猪肉
- 猪肉 + 南瓜 .................. 096
- 猪肉 + 黑木耳 ................ 097
- 猪肉 + 冬瓜 .................. 097
- 猪肉 + 大蒜 .................. 097
- 猪肉 + 青椒 .................. 098
- 猪肉 + 茄子 .................. 098
- 猪肉 + 白萝卜 ................ 099
- 猪肉 + 竹笋 .................. 099

◎ 猪肝
- 猪肝 + 大蒜 .................. 100
- 猪肝 + 蒜薹 .................. 101
- 猪肝 + 葱 .................... 101
- 猪肝 + 胡萝卜 ................ 101

◎ 猪肚
- 猪肚 + 生姜 .................. 102
- 猪肚 + 莲子 .................. 103
- 猪肚 + 金针菇 ................ 103
- 猪肚 + 西红柿 ................ 103

◎ 猪肺
- 猪肺 + 杏仁 .................. 104
- 猪肺 + 梨 .................... 105
- 猪肺 + 白萝卜 ................ 105

◎ 猪腰
- 猪腰 + 杜仲 .................. 106

◎ 猪肠
- 猪肠 + 豆腐 .................. 107

◎ 猪脑
- 猪脑 + 天麻 .................. 108

◎ 排骨
- 排骨 + 莲藕 .................. 109
- 排骨 + 山楂 .................. 110
- 排骨 + 白萝卜 ................ 110

◎ 猪蹄
- 猪蹄 + 香菇 .................. 111

◎ 猪血
- 猪血 + 豆腐 .................. 112

◎ 牛肉
- 牛肉 + 芋头 .................. 113
- 牛肉 + 洋葱 .................. 114
- 牛肉 + 芹菜 .................. 114
- 牛肉 + 香菇 .................. 114
- 牛肉 + 土豆 .................. 115
- 牛肉 + 白萝卜 ................ 115
- 牛肉 + 南瓜 .................. 116
- 牛肉 + 鸡蛋 .................. 116

◎ 羊肉
- 羊肉 + 山药 .................. 117
- 羊肉 + 豆腐 .................. 118
- 羊肉 + 生姜 .................. 118
- 羊肉 + 白萝卜 ................ 119
- 羊肉 + 玉米 .................. 119

◎ 兔肉
- 兔肉 + 葱 .................... 120
- 兔肉 + 枸杞 .................. 121
- 兔肉 + 白萝卜 ................ 121

◎ 鸡肉
- 鸡肉 + 茶树菇 ................ 122
- 鸡肉 + 冬瓜 .................. 123
- 鸡肉 + 人参 .................. 123
- 鸡肉 + 板栗 .................. 124
- 鸡肉 + 黄豆芽 ................ 124
- 鸡肉 + 青椒 .................. 125
- 鸡肉 + 木耳 .................. 125

◎ 鸭肉
- 鸭肉 + 白菜 .................. 126
- 鸭肉 + 山药 .................. 127
- 鸭肉 + 金银花 ................ 127

◎ 鸽肉
- 鸽肉 + 枸杞 .................. 128

◎ 鹌鹑
- 鹌鹑 + 红枣 .................. 129
- 鹌鹑 + 山药 .................. 130
- 鹌鹑 + 白萝卜 ................ 130

# Part 4 蛋类的最营养搭配

◎ 鸡蛋
- 鸡蛋 + 丝瓜 .................. 132
- 鸡蛋 + 菠菜 .................. 133
- 鸡蛋 + 西红柿 ................ 133
- 鸡蛋 + 苋菜 .................. 134

|  |  |  |
|---|---|---|
|  | 鸡蛋 + 香椿 ......134 | ◎鸽子蛋　鸽子蛋 + 牛奶 ......138 |
| ◎鸭蛋 | 鸭蛋 + 黑木耳 ......135 | 鸽子蛋 + 桂圆 ......139 |
| ◎鹌鹑蛋 | 鹌鹑蛋 + 银耳 ......136 | 鸽子蛋 + 香菇 ......139 |
|  | 鹌鹑蛋 + 韭菜 ......137 | ◎皮蛋　皮蛋 + 豆腐 ......140 |
|  | 鹌鹑蛋 + 牛奶 ......137 |  |

# Part 5 这样搭配可让菌类的营养加倍

| ◎黑木耳 | 黑木耳 + 红枣 ......142 |  | 平菇 + 鸡蛋 ......149 |
|---|---|---|---|
|  | 黑木耳 + 黄瓜 ......143 |  | 平菇 + 豆腐 ......149 |
|  | 黑木耳 + 猪腰 ......143 | ◎金针菇 | 金针菇 + 芹菜 ......150 |
| ◎银耳 | 银耳 + 百合 ......144 |  | 金针菇 + 豆腐 ......151 |
|  | 银耳 + 枸杞 ......145 |  | 金针菇 + 黄豆芽 ......151 |
|  | 银耳 + 莲子 ......145 | ◎草菇 | 草菇 + 虾仁 ......152 |
| ◎香菇 | 香菇 + 鸡肉 ......146 |  | 草菇 + 豆腐 ......153 |
|  | 香菇 + 油菜 ......147 |  | 草菇 + 猪肉 ......153 |
|  | 香菇 + 猪肉 ......147 |  | 草菇 + 芦笋 ......153 |
|  | 香菇 + 豆腐 ......147 | ◎猴头菇 | 猴头菇 + 黄芪 ......154 |
| ◎平菇 | 平菇 + 荷兰豆 ......148 |  |  |

# Part 6 常见水产海鲜的最营养吃法

| ◎鲤鱼 | 鲤鱼 + 白菜 ......156 |  | 黄鱼 + 大白菜 ......164 |
|---|---|---|---|
|  | 鲤鱼 + 豆腐 ......157 |  | 黄鱼 + 黑木耳 ......164 |
|  | 鲤鱼 + 菠萝 ......157 |  | 黄鱼 + 大蒜 ......164 |
|  | 鲤鱼 + 冬瓜 ......157 | ◎鲈鱼 | 鲈鱼 + 生姜 ......165 |
| ◎鲫鱼 | 鲫鱼 + 豆腐 ......158 |  | 鲈鱼 + 胡萝卜 ......166 |
|  | 鲫鱼 + 苦瓜 ......159 |  | 鲈鱼 + 豆腐 ......166 |
|  | 鲫鱼 + 西红柿 ......159 | ◎黑鱼 | 黑鱼 + 西洋菜 ......167 |
| ◎鲢鱼 | 鲢鱼 + 豆腐 ......160 | ◎鳝鱼 | 鳝鱼 + 韭菜 ......168 |
| ◎草鱼 | 草鱼 + 豆腐 ......161 |  | 鳝鱼 + 山药 ......169 |
|  | 草鱼 + 黑木耳 ......162 |  | 鳝鱼 + 党参 ......169 |
|  | 草鱼 + 鸡蛋 ......162 | ◎泥鳅 | 泥鳅 + 豆腐 ......170 |
| ◎黄鱼 | 黄鱼 + 茼蒿 ......163 |  | 泥鳅 + 香芋 ......171 |

|  |  |  |
|---|---|---|
|  | 泥鳅＋蒜苗 ..................... 171 | 虾＋白菜 ..................... 183 |
| ◎带鱼 | 带鱼＋马蹄 ..................... 172 | 虾＋豆腐 ..................... 183 |
| ◎银鱼 | 银鱼＋苋菜 ..................... 173 | 虾＋丝瓜 ..................... 184 |
| ◎鳕鱼 | 鳕鱼＋鸡蛋 ..................... 174 | 虾＋西蓝花 ..................... 184 |
|  | 鳕鱼＋香菇 ..................... 175 | ◎螃蟹 螃蟹＋冬瓜 ..................... 185 |
|  | 鳕鱼＋西红柿 ..................... 175 | 螃蟹＋黄酒 ..................... 186 |
| ◎鲇鱼 | 鲇鱼＋豆腐 ..................... 176 | 螃蟹＋生姜 ..................... 186 |
|  | 鲇鱼＋菠菜 ..................... 177 | 螃蟹＋鸡蛋 ..................... 186 |
|  | 鲇鱼＋茄子 ..................... 177 | ◎蛤蜊 蛤蜊＋豆腐 ..................... 187 |
|  | 鲇鱼＋酸菜 ..................... 177 | 蛤蜊＋鸡蛋 ..................... 188 |
| ◎鱿鱼 | 鱿鱼＋竹笋 ..................... 178 | 蛤蜊＋韭菜 ..................... 188 |
|  | 鱿鱼＋辣椒 ..................... 179 | ◎牡蛎 牡蛎＋鸡蛋 ..................... 189 |
|  | 鱿鱼＋蒜薹 ..................... 179 | ◎干贝 干贝＋鸡蛋 ..................... 190 |
| ◎墨鱼 | 墨鱼＋韭菜 ..................... 180 | ◎甲鱼 甲鱼＋山药 ..................... 191 |
|  | 墨鱼＋核桃仁 ..................... 181 | 甲鱼＋生姜 ..................... 192 |
|  | 墨鱼＋乌鸡 ..................... 181 | 甲鱼＋枸杞 ..................... 192 |
| ◎虾 | 虾＋黄豆芽 ..................... 182 |  |

# Part 7
## 水果也能搭配着吃

| ◎苹果 | 苹果＋香蕉 ..................... 194 | ◎荔枝 荔枝＋红枣 ..................... 204 |
|---|---|---|
|  | 苹果＋银耳 ..................... 195 | ◎葡萄 葡萄＋蜂蜜 ..................... 205 |
|  | 苹果＋鱼肉 ..................... 195 | ◎桂圆 桂圆＋百合 ..................... 206 |
| ◎梨 | 梨＋猪肺 ..................... 196 | 桂圆＋鸡蛋 ..................... 207 |
|  | 梨＋蜂蜜 ..................... 197 | 桂圆＋银耳 ..................... 207 |
|  | 梨＋冰糖 ..................... 197 | 桂圆＋红枣 ..................... 208 |
|  | 梨＋银耳 ..................... 197 | 桂圆＋莲子 ..................... 208 |
| ◎香蕉 | 香蕉＋牛奶 ..................... 198 | ◎猕猴桃 猕猴桃＋西米 ..................... 209 |
|  | 香蕉＋苹果 ..................... 199 | ◎菠萝 菠萝＋苹果 ..................... 210 |
|  | 香蕉＋冰糖 ..................... 199 | 菠萝＋牛肉 ..................... 211 |
|  | 香蕉＋百合 ..................... 199 | 菠萝＋鸡肉 ..................... 211 |
| ◎西瓜 | 西瓜＋苹果 ..................... 200 | ◎山楂 山楂＋排骨 ..................... 212 |
|  | 西瓜＋冬瓜 ..................... 201 | ◎枇杷 枇杷＋蜂蜜 ..................... 213 |
|  | 西瓜＋鸡蛋 ..................... 201 | 枇杷＋银耳 ..................... 214 |
| ◎草莓 | 草莓＋牛奶 ..................... 202 | 枇杷＋川贝 ..................... 214 |
|  | 草莓＋苹果 ..................... 203 | ◎火龙果 火龙果＋枸杞 ..................... 215 |
|  | 草莓＋冰糖 ..................... 203 | ◎柠檬 柠檬＋鸡肉 ..................... 216 |

# Part 8 五谷杂粮更要搭配着吃

- ◎ 大米
  - 大米 + 胡萝卜 ……………… 218
  - 大米 + 红枣 …………………… 219
  - 大米 + 莲藕 …………………… 219
  - 大米 + 小米 …………………… 220
  - 大米 + 乌鸡 …………………… 220
  - 大米 + 红薯 …………………… 221
  - 大米 + 芋头 …………………… 221
- ◎ 小米 小米 + 红枣 …………………… 222
- ◎ 糙米 糙米 + 胡萝卜 ……………… 223
- ◎ 糯米
  - 糯米 + 红枣 …………………… 224
  - 糯米 + 红豆 …………………… 225
  - 糯米 + 莲子 …………………… 225
  - 糯米 + 莲藕 …………………… 225
- ◎ 小麦
  - 小麦 + 玉米 …………………… 226
  - 小麦 + 红枣 …………………… 227
  - 小麦 + 山药 …………………… 227
- ◎ 薏米
  - 薏米 + 银耳 …………………… 228
  - 薏米 + 鸡肉 …………………… 229
  - 薏米 + 山药 …………………… 229
  - 薏米 + 山楂 …………………… 229
- ◎ 玉米
  - 玉米 + 小麦 …………………… 230
  - 玉米 + 鸡蛋 …………………… 231
  - 玉米 + 松子 …………………… 231
- ◎ 黑米
  - 黑米 + 大米 …………………… 232
  - 黑米 + 红豆 …………………… 233
  - 黑米 + 绿豆 …………………… 233
- ◎ 燕麦
  - 燕麦 + 南瓜 …………………… 234
  - 燕麦 + 玉米 …………………… 235
  - 燕麦 + 红枣 …………………… 235
  - 燕麦 + 牛奶 …………………… 235
- ◎ 芡实
  - 芡实 + 鱼头 …………………… 236
  - 芡实 + 猪肉 …………………… 237
  - 芡实 + 山药 …………………… 237
- ◎ 豌豆
  - 豌豆 + 虾仁 …………………… 238
  - 豌豆 + 玉米 …………………… 239
  - 豌豆 + 胡萝卜 ……………… 239
- ◎ 绿豆
  - 绿豆 + 南瓜 …………………… 240
  - 绿豆 + 燕麦 …………………… 241
  - 绿豆 + 百合 …………………… 241
- ◎ 红豆
  - 红豆 + 南瓜 …………………… 242
  - 红豆 + 鲫鱼 …………………… 243
  - 红豆 + 燕麦 …………………… 243
- ◎ 黑豆
  - 黑豆 + 牛奶 …………………… 244
  - 黑豆 + 红枣 …………………… 245
  - 黑豆 + 排骨 …………………… 245
  - 黑豆 + 莲藕 …………………… 245
- ◎ 黄豆
  - 黄豆 + 鸡蛋 …………………… 246
  - 黄豆 + 胡萝卜 ……………… 247
  - 黄豆 + 花生 …………………… 247
  - 黄豆 + 鸭肉 …………………… 247
- ◎ 莲子
  - 莲子 + 木瓜 …………………… 248
  - 莲子 + 银耳 …………………… 249
  - 莲子 + 南瓜 …………………… 249
  - 莲子 + 红枣 …………………… 249
- ◎ 花生
  - 花生 + 红枣 …………………… 250
  - 花生 + 猪蹄 …………………… 251
  - 花生 + 鲫鱼 …………………… 251
- ◎ 核桃
  - 核桃 + 红枣 …………………… 252
  - 核桃 + 黑芝麻 ……………… 253
  - 核桃 + 百合 …………………… 253
- ◎ 芝麻
  - 芝麻 + 核桃 …………………… 254
  - 芝麻 + 海带 …………………… 255
  - 芝麻 + 冰糖 …………………… 255
  - 芝麻 + 桑葚 …………………… 255
- ◎ 板栗 板栗 + 鸡肉 …………………… 256

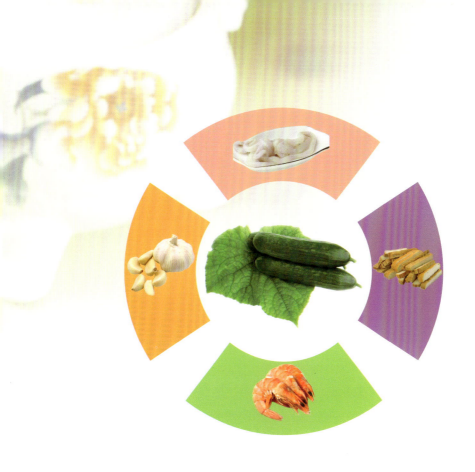

# Part 1
# 混搭话养生

两种或者两种以上的食材混搭在一起，有时候往往能够将单一食材的功效提升到一个更高的层次，这样的搭配能够充分满足各类人群的养生之需。

懂得食物的混搭，能够给平淡的生活增添色彩，让人的一生常与健康相伴。但混搭不是乱搭，如何选择食物的搭配是一门重要的学问，让我们一起进入本章一探究竟吧！

# 合理饮食才是养生之道

今时今日的养生,不仅是中华民族传统文化的一个有机组成部分,更是传统与科学的结合,科学养生已然成为一种潮流。合理饮食是指人类的饮食行为刚好满足人类机体健康生长的需要,而如何合理地饮食却蕴含着巨大的学问。要想合理地饮食,首先要做到以下几点:

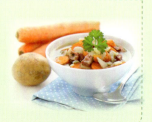

## 饮食要适量

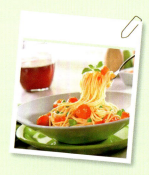

传统的养生经验有"食不过饱"的主张,而现代科学也验证了这句话的合理性,并且提出"八分饱"的饮食理论,建议大家饮食要控制好分量:分量过少则无法满足人体对营养的需要,过饱则对身体不利,一般情况下,吃饭八分饱就好。

## 一日三餐合理分配

我们习惯有早餐、午餐、晚餐,但很多人往往会忽略了早餐,或者随便解决了事,而晚餐则常常很丰盛,其实这种习惯是不合理的。就我们人体摄入食物的热量而言,应是早餐摄入人体所需的30%,午餐摄入人体所需的40%,晚餐摄入人体所需的30%。也就是说早餐要尽量吃好,午餐要吃饱,晚餐要吃少。

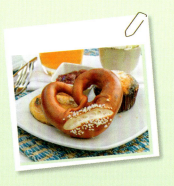

## 养成健康的饮食习惯

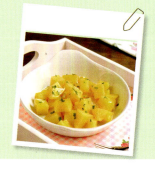

要做到合理饮食,就必须摒除以下不良饮食习惯:爱吃零食、爱挑食、常暴食、常快食、常烫食、爱咸食。此外,还要养成按时进食的习惯,每天最好在相同的时间段进食。

## 根据四季时节调整饮食

传统养生有"四季养生"之说,就是说人们应该紧扣温、热、凉、寒的四季特点,根据气候的变化来调整饮食。每个季节气候的变化,都会相应地引起机体的变化,所以,我们需要根据四季时节来调整饮食。

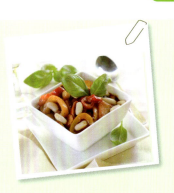

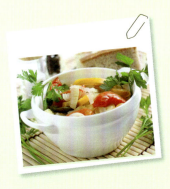

## 食物要健康卫生

我们选取摄入的食物,都应该是健康卫生的,不新鲜的、变质的、发霉的食物都容易染上病菌。此外,我们烹调食物时要避免过生与过焦,因为这都是不健康的。

## 食物搭配营养要均衡

如果说合理饮食是养生的重中之重,那么食物搭配就是合理饮食的重中之重。所谓的均衡,就是量的均衡与元素的均衡。那么,食物怎么搭配才有营养?首先,要有粗有细,意思是五谷杂粮配合一些碳水化合物含量较高的细粮。其次,要不甜不咸,吃每种食物忌过甜,尤其对减肥中的人来说,过咸则会引起高血压等疾病。然后就是三四五份,每餐的饮食可以搭配几种蔬菜,摄取更多的膳食纤维帮助人体消化。最后,一道荤菜最好配上三道素菜外加一汤,蛋奶是每天生活必需的,150毫升奶、50克蛋以及一些豆制品,可补充人体所需钙质。

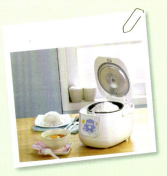

其实健康的食疗养生就是要合理地摄入各种营养素,统筹各种食材,以五谷和果蔬为主,以荤类为辅,荤素搭配才是科学合理的饮食。这样才能全面满足人体对各种营养物质的需要,才能合理补充各种元素,使身体所需的微量元素达到均衡状态,身体才能健康长寿,这才是健康的食疗养生之道。

# 不要盲目地搭配饮食

饮食搭配是一门高深的学问,所以,在还没有入门、完全还不了解的情况下,千万不要盲目地搭配饮食,尤其要注意以下几点:

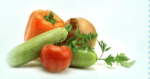

## 每个人的饮食搭配需要具体情况具体分析

每个人的身体情况不一样,饮食搭配也要具体情况具体分析。比如,小孩、青年、老人所需补充的营养素各不相同,男性和女性所需摄入的营养素也不尽相同,还有贫血者、高血压患者、糖尿病患者等身体素质不同,所需摄入的营养素也不同。再者,每个人的体质不尽相同,或平和或阳虚或气虚或阴虚等,所以在进行饮食搭配的时候,要根据自身或者饮食者的年龄、性别、体质等情况来选择,而不是盲目搭配。

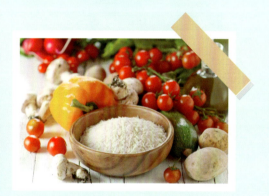

## 食物搭配禁忌不可犯

生活中常见的食物之间,有很多都是"相克的"或"不宜的"。如果食用相克的食物的话,轻则影响营养吸收或者消化不良、腹胀腹泻,重则危害生命。所以,在选择搭配食物的时候,最好先了解一下所选食材是否相克,不要盲目地搭配。

## 不要过量摄入

有些人在搭配饮食的时候,觉得这种饮食搭配得好,可以补充丰富的铁,刚好贫血,然后就大量使用这种饮食搭配。正所谓物极必反,人体所摄入的营养素并不是越多越好。所谓饮食搭配,就是需要做到营养均衡,如同自然界的生态平衡一般,如果其中一个物种繁殖得异常多,那么就会破坏生态平衡。人体就好比一个小生态圈,一切都有规律存在,所以不要盲目地过量摄入,以免破坏平衡。

# 食物相宜搭配有讲究

饮食搭配，选择相宜食物搭配是其核心，然而食物相宜搭配并不是简单地将相宜的食物搭配起来就可以了，而是有讲究的，尤其是下面几点：

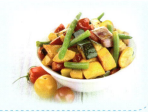

## 食物轮换搭配有讲究

有的人喜欢来来去去总是吃那几种食物，这样是不科学的。长期吃同一种食物，容易造成体内某些营养素过剩，导致其他营养素不足。所以我们最好不要长期吃同一种食物，要轮换着选择，尽量多样化，轮换食物搭配的时候也要注意营养搭配是否合理。

## 季节相宜搭配有讲究

上文已经提到，要根据四季时节来调整饮食，春夏秋冬气候不同，人体也随着发生变化。春温、夏热、秋凉、冬寒，在饮食上，春天的饮食搭配应该以清温平淡为主，温热性食物不宜过多；夏季饮食搭配则应清淡解暑为主，油腻的食物不宜过多；秋季则以生津为主，同时可适量增加高热量的食物，少吃生冷食物；冬季需要充足的热量御寒，则可以热性厚味食物为主，但是同时也不能忘了维生素的补给。

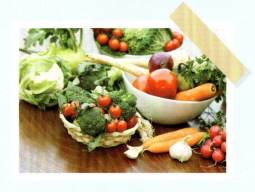

## 体质饮食搭配有讲究

每个人的体质都不尽相同，所以饮食搭配还需根据个人体质来进行。体质有平和、气虚、阳虚、阴虚、血瘀、痰湿、湿热、气郁等分类，不同体质的人，其饮食搭配也是不同的，切忌照搬别人的饮食搭配。

# 什么样的食物搭配最营养

食物搭配可千变万化、各有千秋，但是，其中有一些食物的搭配可将两者的营养最大化，成为公认的黄金搭配。

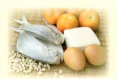

## ●鱼与豆腐

虽然鱼与熊掌不可兼得，但是鱼与豆腐却是天作之合。豆腐含有大量钙质，但是能被人体吸收的并不多，而鱼则富含维生素D，两者搭配，可将人体对钙的吸收率提高很多倍。豆腐的蛋白质缺乏蛋氨酸和赖氨酸，而鱼肉则较为丰富。鱼肉蛋白质中的苯丙氨酸含量少，豆腐中含量却较多，两者搭配可取此之长、补彼之短，真可谓最佳搭档。

## ●鸡蛋与西红柿

西红柿炒鸡蛋，是大家非常熟悉的一道菜，但是，虽然是普通的一道菜，却是最佳营养搭配：西红柿富含胡萝卜素、维生素C、B族维生素等营养元素，鸡蛋富含卵磷脂、固醇类、蛋黄素以及钙、磷、铁、维生素A等营养元素。但是，鸡蛋吃多了胆固醇容易高。西红柿富含的番茄素则可以软化血管，鸡蛋"遇上"西红柿，不仅能规避胆固醇高的缺点，还是植物蛋白与动物蛋白的完美结合。

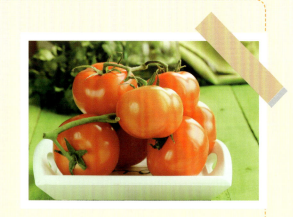

## ●羊肉与生姜

羊肉可益气补虚、补气血、促进血液循环，生姜有止痛温中、驱寒祛风湿之效，两者搭配，生姜不仅可祛除羊肉的腥膻味，还可以帮助人体温阳祛寒，两者相益得彰。

## ●青椒与牛肉

青椒富含维生素C，而牛肉则含有丰富的铁元素。牛肉"遇上"青椒，则可让其铁成分更容易地被人体吸收，荤素搭配，口感协调，且两者都可补血，是预防贫血之佳品。

## ●鸡肉与板栗

鸡肉富含蛋白质，容易被人体吸收，可温中益气、补虚益血；板栗可健脾益气、补肾活血。两者搭配，相益得彰，能更好地补肾虚、益脾胃。

## ●其他常见食物黄金搭配

以下则罗列了一些常见的食物相宜搭配，大家可以参考着来搭配饮食。

| 食物 | 搭配 | 功效 |
|---|---|---|
| 包菜 | +辣椒 | ▶帮助消化 |
| 豆腐 | +韭菜 | ▶治疗便秘 |
| 山药 | +鸭肉 | ▶滋阴润肺 |
| 海带 | +豆腐 | ▶维持体内碘元素的平衡 |
| 木耳 | +豆腐 | ▶有益气、生津、润燥等作用 |
| 黄瓜 | +木耳 | ▶排毒瘦身和补血养颜 |
| 白菜 | +猪肉 | ▶补充营养、通便 |
| 莲藕 | +猪肉 | ▶滋阴血、健脾胃 |
| 菠菜 | +猪肝 | ▶提供丰富的营养 |
| 芹菜 | +牛肉 | ▶增强免疫力 |
| 土豆 | +牛肉 | ▶酸碱平衡 |
| 洋葱 | +鸡蛋 | ▶降压降脂 |
| 苦瓜 | +鸡蛋 | ▶对骨骼、牙齿的健康有帮助 |
| 丝瓜 | +鸡蛋 | ▶润肺、补肾 |
| 瘦肉 | +大蒜 | ▶促进血液循环 |

# 食物搭配不当会致癌吗

近年来，关于食物搭配致癌的消息越来越多，不当的食物搭配真的会致癌吗？答案是真的存在这种可能性。以下将为大家总结几种容易诱发癌症的搭配，大家以后需要多加注意，防止将这些食物进行搭配。

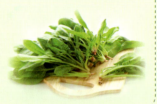

**河鲜、海鲜忌与某些水果同食** → 鱼虾含丰富的蛋白质和钙等营养物质，如果与柿子、葡萄、石榴、山楂、青果等水果同吃，就会降低蛋白质的营养价值。而且，水果的一些化学成分容易与海鲜中的钙质结合，从而形成一种新的不易消化的物质。这种物质会刺激胃肠道，引起腹痛、恶心、呕吐等症状。因此，海鲜与这些水果同吃，至少应间隔两小时。

**菠菜与豆腐** → 豆腐中含氯化镁、硫酸钙，菠菜中则含草酸，两种食物遇到一起可生成草酸镁和草酸钙，不能被人体吸收，不仅影响人体吸收钙质，而且还容易患结石病。

**鲤鱼与咸菜** → 鲤鱼富含蛋白质，咸菜中含有亚硝酸盐，两者搭配，会产生化合作用，从而生成致癌物——亚硝胺，易引起消化道癌肿。

**虾类忌与维生素C同食** → 科学家研究发现，在食用虾类等水生甲壳类动物的同时服用大量的维生素C，能够致人死亡。因为虾类通常含有一种砷类，通常对人体无害，然而在维生素C作用下能够转化为有毒的砷。

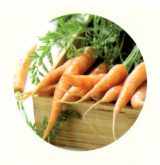
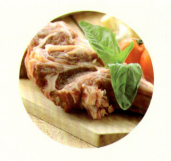
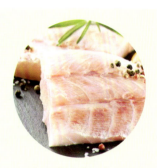

**茶叶与羊肉** → 羊肉富含蛋白质，而茶叶富含鞣酸，吃羊肉时喝茶，会产生鞣酸蛋白质，使肠的蠕动减弱，大便水分减少，进而诱发便秘。而便秘可导致肠道毒素增加，易发生消化道肿瘤。

**吃河鲜、海鲜时不宜喝啤酒** → 海鲜加啤酒，这是很多人盛夏消暑的方式，他们乐在其中，殊不知道其中潜藏着健康隐患。食用海鲜时饮用大量啤酒，会产生过多的尿酸，从而引发痛风。尿酸过多，就会沉积在关节或软组织中，从而引起关节和软组织发炎。痛风发作时，不但被侵犯的关节红肿热痛，甚至会引起全身高热，状似败血症。久而久之，患部关节逐渐被破坏，甚至还会引起肾结石和尿毒症。

**萝卜与橘子** → 临床实验发现，萝卜等十字花科蔬菜摄入到人体后，可迅速产生一种叫硫氰酸盐的物质，并很快代谢产生另一种抗甲状腺的物质——硫氰酸，该物质产生的多少与蔬菜的摄入量成正比。此时，如果同时摄入含有大量植物色素的橘子，其中的类黄酮物质在肠道会被细菌分解，转化成羟苯甲酸及阿魏酸。这两种物质可加强硫氰酸抑制甲状腺功能，从而诱发或导致甲状腺肿。因此，这两种食物不宜同食，尤其在甲状腺肿流行的地区，或正在患甲状腺肿的人更应注意。

# 食物相宜搭配的原则是什么

前面我们讲了特别适合的几种食材搭配方法，事实上我们平时享用的菜品有成千上万种，并不是只有几种特定食材的搭配才算合适，下面我们说说食材相宜搭配的大原则。

## ●粗粮与细粮搭配原则

粗粮泛指玉米、高粱、红薯、小米、荞麦、黄豆等杂粮，细粮即指精米白面，细粮经过加工后，营养成分损失严重，但是却比粗粮更易于被吸收、消化。粗粮与细粮的搭配，能做到营养互补，还有助于提高食物的营养价值。

✓ 例子　　小麦  +粳米 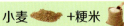　　▶ 养心神、补脾胃

## ●荤菜与素菜搭配原则

荤菜与素菜的营养成分大多不同，荤菜中的动物蛋白、钙等成分含量一般较多，而素菜则维生素、纤维素含量多，荤素搭配让摄入营养得到互补，使人体营养更全面。

✓ 例子　　白菜  +猪肉 　　▶ 补充营养、通便

## ●寒性与热性搭配原则

凡食物皆有性味，或性寒，或性热，或性温，或性凉。一般情况下，如果是寒凉之物，最好配以温热之物中和，但是必须注意两者是否相克。

✓ 例子　　牛肉  +白萝卜 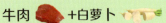　　▶ 增强身体免疫力

## ●同性相吸的搭配原则

上有寒热搭配原则，但是同样有同性相吸原则，两者不矛盾。有些温补食物加上另一种温补食物，可以达到更好的滋补效果；同理，一些清热的食物再加上清热食物，则可以达到更好的清热解毒之效。但要注意的是，此原则不适用于极寒、极热的食物。

✓ 例子　　羊肉  +生姜 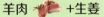 　　▶ 温阳祛寒，增强体质

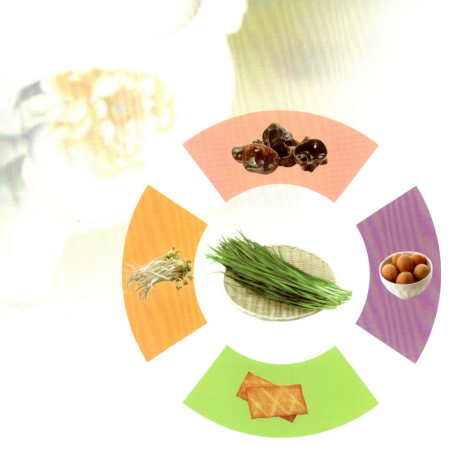

# 蔬菜搭配着吃更营养

Part 2

　　蔬菜大多具有多水分、多维生素的特点，但单一蔬菜营养成分的含量却有很大差异。例如，白菜富含钙；菠菜富含铁；西蓝花富含维生素C；胡萝卜富含胡萝卜素。由此看出，往往单一的食物并不能满足人体营养之需。只有将蔬菜进行科学性的搭配，才能够一步到位，均衡营养，重新焕发味蕾的神采。来看看本章为您精心准备的混搭蔬菜美食吧！

# 大白菜

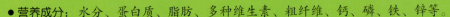

- 别名：白菜、黄芽菜
- 性味：性平，味甘
- 归经：归肠、胃经

## 通利肠胃、清热解毒

- 营养成分：水分、蛋白质、脂肪、多种维生素、粗纤维、钙、磷、铁、锌等。
- 烹饪提示：炒白菜之前可以先放入沸水里煮2~3分钟，捞出沥水，可去除苦味。

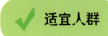 **适宜人群**　一般人群均可食用，尤其适宜于便秘、伤风感冒、肺热咳嗽、咽喉发炎、腹胀及发热之人食用。

 **不宜人群**　大白菜性偏寒凉，胃寒腹痛的人不宜多吃。

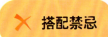 **搭配禁忌**
- ⊗ 大白菜＋兔肉　易导致呕吐或腹泻
- ⊗ 大白菜＋黄瓜　同食降低营养价值
- ⊗ 大白菜＋羊肝　同食破坏维生素C

## 大白菜  ＋猪肉 　▶ 补充营养，促进肠胃蠕动

**材料**：白菜160克，五花肉150克，水发粉丝240克，蒜末、葱段各少许

**调料**：盐、鸡粉各2克，生抽5克，老抽2克，料酒3克，胡椒粉、食用油各适量

**做法**：①将泡好的粉丝切段；白菜洗净，去除根部，切段；五花肉洗净后切片。②锅中注油烧热，倒入五花肉，炒至变色，加入老抽，炒匀上色，倒入蒜末、葱段，炒香。③倒入白菜，炒至变软，放入粉丝，炒匀，加盐、鸡粉、生抽、料酒、胡椒粉，炒匀调味，起锅装盘即可。

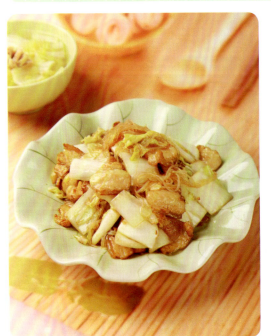

## 大白菜  +木耳 　▶同食有润肠、促进排毒的作用

**材料：** 大白菜300克，油菜心100克，基围虾仁、水发木耳、豆皮、熟火腿片、熟笋片、水发腐竹各50克

**调料：** 浓高汤、盐、味精各适量

**做法：** ①将所有材料清洗干净、切好。②往锅中加入浓高汤，放入所有材料，用大火煮熟，加盐、味精调味，拌匀盛出即可。

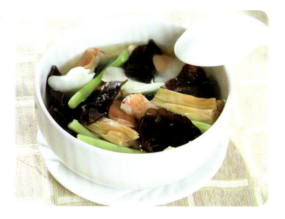

## 大白菜  +青椒 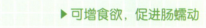　▶可增食欲，促进肠蠕动

**材料：** 白菜120克，青椒40克，红椒20克

**调料：** 盐、鸡粉各2克，食用油适量

**做法：** ①白菜、青椒、红椒均洗净切丝。②锅中注油烧热，倒入青椒、红椒炒匀，倒入白菜炒至变软。③转小火，加盐、鸡粉炒匀调味，拌炒至食材入味，关火后盛出即可。

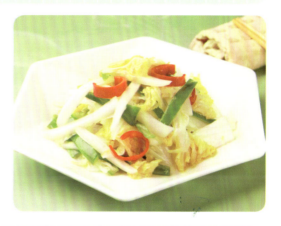

## 大白菜  +牛肉 　▶同食可补充营养，增强免疫力

**材料：** 大白菜300克，牛肉片170克，红椒片35克，姜片、蒜末、葱段各少许

**调料：** 盐、鸡粉各3克，生抽4克，水淀粉3克，食用油适量

**做法：** ①将所有材料洗净切好；牛肉加所有调料腌渍；大白菜焯水备用。②锅中注油烧热，下红椒、姜、蒜、葱爆香，放入大白菜、牛肉片炒熟，加盐、鸡粉、生抽调味即可。

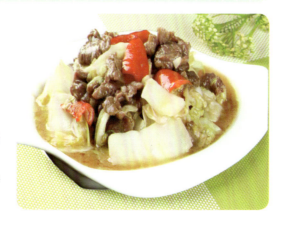

# 菠菜

**滋阴补血、养肝明目**

- 别名：鼠根菜、赤根菜
- 性味：性凉，味甘
- 归经：归大肠、胃经

- **营养成分**：植物粗纤维、胡萝卜素、维生素C、钙、磷、叶酸、草酸、磷脂等。
- **烹饪提示**：食用菠菜时宜先焯水，去除草酸的同时，也能去掉菠菜本身的涩味。

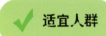 **适宜人群**　一般人群均可食用，特别适合老、幼、病、弱者食用，长期使用电脑者、爱美人士也应常食菠菜。

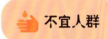 **不宜人群**　肾炎患者、肾结石患者不宜食用，脾虚便溏者不宜多食。

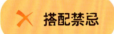 **搭配禁忌**

- 菠菜 + 牛肉　同食会降低营养
- 菠菜 + 豆腐　同食会形成草酸钙
- 菠菜 + 鳝鱼　同食会性味冲突

## 菠菜 + 猪肝 ▶ 同食可补气血，提供丰富的营养

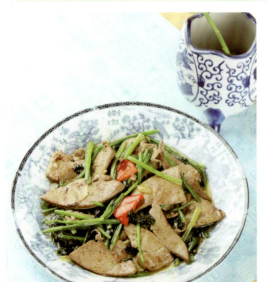

**材料**：菠菜200克，猪肝180克，红椒10克，姜片、蒜末、葱段各少许

**调料**：盐2克，鸡粉3克，料酒7克，水淀粉、食用油各适量

**做法**：①菠菜洗净切段；红椒洗净切块；猪肝洗净切片，装入碗中，放入盐、鸡粉，加料酒、水淀粉抓匀，注油腌渍10分钟至入味。②锅中注油烧热，放入姜片、蒜末、葱段爆香，放入红椒，拌炒均匀。③倒入猪肝，淋入适量料酒，炒匀，放入菠菜，炒至熟软，加盐、鸡粉，炒匀调味。④倒入适量水淀粉勾芡，盛出即可。

Part 2 蔬菜搭配着吃更营养

## 菠菜 +胡萝卜 ▶同食有保持心血管畅通的功效

**材料：** 胡萝卜100克，菠菜300克

**调料：** 盐2克，味精1克，食用油适量

**做法：** ①胡萝卜洗净去皮，切丝；菠菜洗净，入开水锅中焯一下，捞出过凉后沥干，切段。②炒锅上火，倒油加热，放入胡萝卜丝翻炒。③在胡萝卜丝将熟时，加入菠菜，放盐、味精调味，炒匀即可出锅。

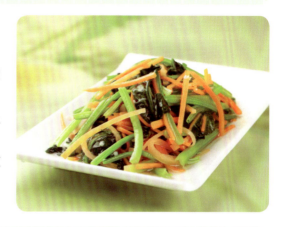

## 菠菜 +鸡蛋 ▶同食富含优质蛋白质，预防贫血

**材料：** 水发粉丝200克，菠菜150克，蛋液60克，姜末、蒜末各少许

**调料：** 盐、鸡粉各3克，陈醋7克，香油、食用油各适量

**做法：** ①粉丝、菠菜均洗净切段，焯水备用；将蛋液入油锅煎成蛋皮，晾凉后切丝。②将菠菜、粉丝装碗，撒入蒜末、姜末，放入蛋皮丝，加盐、鸡粉、陈醋、香油拌匀即可。

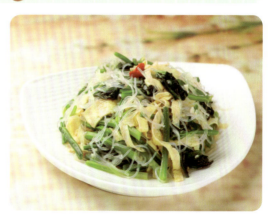

## 菠菜 +海带 ▶同食可防预体内形成结石

**材料：** 海带丝230克，菠菜85克，胡萝卜25克，熟白芝麻15克，蒜末少许

**调料：** 盐3克，鸡粉、生抽、香油各适量

**做法：** ①菠菜洗净切段；胡萝卜洗净去皮，切丝。②海带丝、胡萝卜丝、菠菜段均焯水，装入碗中。③加入蒜末、盐、鸡粉、生抽、香油拌匀，撒上熟白芝麻拌匀即可。

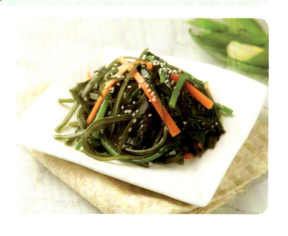

# 包菜

- 别名：卷心菜、包心菜
- 性味：性平，味甘
- 归经：归脾、胃经

**补益骨髓、清热止痛**

- 营养成分：水分、叶酸、钾、维生素C、维生素E、β-胡萝卜素等。
- 烹饪提示：炒包菜一定要大火快炒，起锅时以八成熟为佳，这样入口才够脆够嫩。

## 适宜人群

一般人群均可食用，特别适合动脉硬化者、胆结石症患者、肥胖患者、孕妇及有消化道溃疡者食用。

## 不宜人群

皮肤瘙痒性疾病、眼部充血患者忌食。

## 搭配禁忌

- 包菜 + 黄瓜
  会影响维生素C的吸收
- 包菜 + 动物肝脏
  同食会破坏维生素C

## 包菜 + 猪肉 ▶ 可补充营养，润肠胃，生津健身

**材料**：包菜、肉末、胡萝卜、香菇、姜片、蒜末、葱段各少许

**调料**：盐、鸡粉各3克，料酒、生抽各8克，水淀粉、香油、食用油各适量

**做法**：①包菜洗净取叶；胡萝卜洗净去皮，切丁；香菇洗净切粒。将上述食材均焯水备用。②锅中注油烧热，下姜片、蒜末、葱段爆香，放肉末炒匀，淋生抽、料酒提鲜，放香菇粒、胡萝卜粒炒软。③加盐、鸡粉调味，淋香油炒匀装碗，即可馅料，包入菜叶中，入蒸锅蒸熟；将盐、鸡粉、生抽、水淀粉入油锅制成味汁，浇在包菜卷上即可。

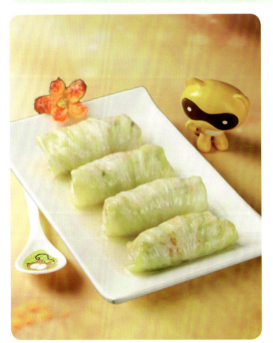

## 包菜  +黑木耳  ▶同食可健胃补脑，增强免疫力

**材料**：水发黑木耳80克，包菜100克

**调料**：干辣椒3个，花椒油、盐、醋、食用油各适量

**做法**：①木耳洗净，焯水，捞出沥干；包菜洗净，切片；干辣椒洗净，切丁。②将锅置火上，注油烧热，放入花椒油、干辣椒同炒，再下入包菜和黑木耳，翻炒均匀，加盐、醋翻炒至熟即可。

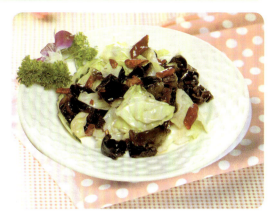

## 包菜  +青椒  ▶同食可帮助消化，促进食欲

**材料**：包菜200克，青椒、红椒各20克，冬笋、香菇、干辣椒、葱、姜各少许

**调料**：盐3克，白糖4克，醋6克，辣椒油10克，食用油适量

**做法**：①将所有材料洗净；包菜撕片，其余切丝。②将包菜焯烫后捞出装碗；热锅注油，放剩余食材、盐翻炒。③加水煮开，放入白糖、辣椒油、醋拌匀即可。

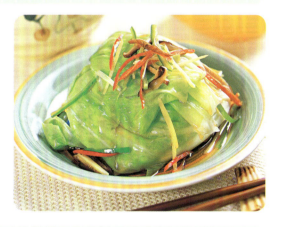

## 包菜  +胡萝卜  ▶同食可减少癌细胞的产生

**材料**：胡萝卜150克，包菜200克，圆椒35克

**调料**：盐3克，鸡粉少许

**做法**：①胡萝卜洗净去皮，切丝；圆椒、包菜均洗净，切丝。②锅中注油烧热，倒入胡萝卜、包菜炒匀，倒入圆椒炒软，加盐、鸡粉炒匀调味即可。

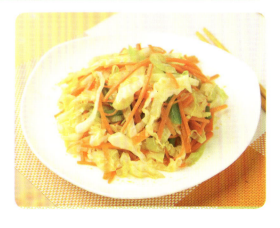

# 生菜

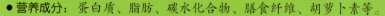

- 别名：莴仔菜、叶用莴苣
- 性味：性凉，味甘
- 归经：归胃、大肠经

**消脂减肥、增进食欲**

- 营养成分：蛋白质、脂肪、碳水化合物、膳食纤维、胡萝卜素等。
- 烹饪提示：无论是炒还是煮生菜，时间都不要太长，以保持生菜脆嫩的口感。

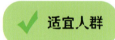 **适宜人群** 一般人群均可食用，尤其适宜胃病患者、肥胖者、高胆固醇患者、神经衰弱者、肝胆病患者、维生素C缺乏者。

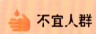 **不宜人群** 脾胃虚寒、肠滑不固、尿频者慎食。

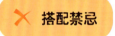 **搭配禁忌**
- 生菜 + 醋　破坏维生素，损伤牙齿
- 生菜 + 黄瓜　破坏维生素，降低营养

## 生菜  + 香菇 　▶ 同食可清热安神、清肝利胆

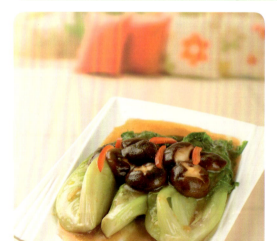

**材料**：生菜400克，香菇70克，彩椒50克，姜片、蒜末各少许

**调料**：盐3克，鸡粉2克，蚝油、老抽、生抽、水淀粉、食用油各适量

**做法**：①将洗净的生菜切开；洗好的香菇切块；洗净的彩椒切丝。②锅中注水烧开，加食用油、生菜搅拌匀，煮约1分钟捞出，再倒入香菇搅拌匀，煮约半分钟捞出。③锅中注油烧热，爆香蒜末、姜片，加入水、香菇、盐、鸡粉、蚝油、生抽拌炒匀，大火煮至沸腾，加老抽上色，倒入水淀粉勾芡。④取一盘，将生菜摆好，盛放上菜肴，撒上彩椒丝即可。

## 生菜  +豆腐 ▶同为低脂食物，同食可减肥健美

**材料：** 豆腐250克，生菜20克

**调料：** 番茄汁20克，白糖5克，生粉10克，水淀粉3克，食用油适量

**做法：** ①将豆腐洗净，切长条，裹上生粉；生菜洗净，垫入盘底。②锅中注油，烧六成热，放入切好的豆腐条，炸至金黄色，捞出，沥干，放在垫有生菜的盘子中。③锅中留少许油，放入备好的番茄汁，加入少许清水，撒上适量白糖，倒入水淀粉勾芡，调制成味汁。④将味汁淋在豆腐上即可。

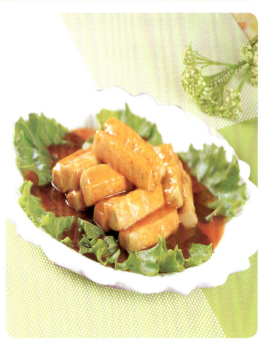

## 生菜  +大蒜 ▶同食可杀菌消炎、降压降脂

**材料：** 蒜蓉10克，生菜500克

**调料：** 盐3克，白糖3克，胡椒粉3克，鸡精3克，水淀粉、食用油各适量

**做法：** ①将生菜清洗干净，备用。②炒锅洗净，往锅内注入适量食用油，烧热。③放入蒜蓉，炒香，倒入洗净的生菜，翻炒均匀。④加入盐、白糖、胡椒粉、鸡精，炒匀调味。⑤倒入水淀粉勾芡，炒匀，关火，将炒好的生菜盛入盘中即可。

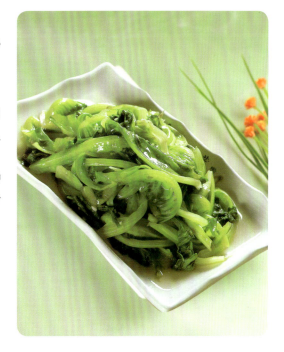

# 韭菜

补肾壮阳、益肝健胃

- 别名：壮阳草、赶阳草
- 性味：性温，味甘、辛
- 归经：归肝、肾经

- 营养成分：水分、铁、钾、胡萝卜素、维生素C、粗纤维等。
- 烹饪提示：烹调韭菜时需要急火快炒起锅，稍微加热过火，便会失去韭菜风味。

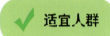
一般人群均能食用，尤适宜便秘者、痔疮患者、孕早期妇女、产后乳汁不足女性、小儿麻疹后期、寒性体质等人群。

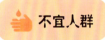
口腔溃疡者，口角湿白者，齿龈出血、牙齿松动者，肝硬化、癌症患者慎食。

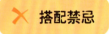
- 韭菜 + 蜂蜜 同食易导致腹泻
- 韭菜 + 菠菜 同食易导致腹泻
- 韭菜 + 牛奶 同食不利于钙的吸收

## 韭菜  + 黄豆芽

▶ 同食可通肠利便，解除热毒

**材料**：水发海蜇丝120克，黄豆芽90克，韭菜100克，彩椒40克

**调料**：盐、鸡粉、香油各2克，食用油少许

**做法**：①彩椒洗净切条；韭菜、黄豆芽洗净切段。②锅中注水烧开，倒入洗好的海蜇丝煮约2分钟，放入食用油、黄豆芽拌匀，煮1分钟，放入彩椒、韭菜搅拌匀，再煮半分钟捞出，沥干水分。③将煮好的食材装入碗中，加入适量盐、鸡粉、香油搅拌均匀。④把拌好的食材盛出，装盘即可。

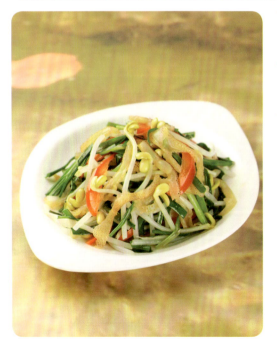

Part 2 蔬菜搭配着吃更营养

## 韭菜  +木耳

▶ 同食有补肾行气、止痛的功效

**材料**：韭菜100克，绿豆芽80克，水发木耳45克

**调料**：盐、鸡粉各2克，料酒、食用油各少许

**做法**：①木耳洗净切丝，韭菜洗净切段，绿豆芽洗净。②将木耳丝焯熟，备用。③锅中注油烧热，倒所有食材炒香，加盐、鸡粉炒至食材入味，盛出即可。

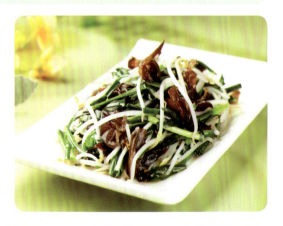

## 韭菜  +鸡蛋

▶ 同食可补铁清肠、益智健脑

**材料**：韭菜100克，鸡蛋200克

**调料**：盐3克，鸡精、食用油各适量

**做法**：①韭菜洗净，切段；鸡蛋打入碗中搅匀。②锅中放油，大火烧热后转至中火，倒入鸡蛋，炒熟。③将韭菜倒入锅中与鸡蛋同炒，待韭菜变软后，放入盐、鸡精调味炒匀，起锅装盘即可。

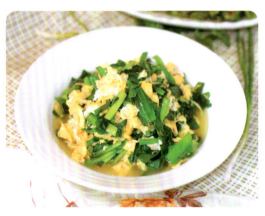

## 韭菜  +豆干

▶ 同食有开胃消食、温中解毒

**材料**：韭菜130克，香干100克，彩椒40克，虾米20克，熟白芝麻、蒜末各少许

**调料**：盐、鸡粉各2克，料酒10克，生抽3克，水淀粉、豆豉、食用油各4克

**做法**：①将材料洗净切好；香干炸香。②热油锅下蒜末爆香，倒虾米、豆豉炒香，加彩椒、料酒、韭菜炒匀。③放香干、盐、鸡粉、生抽炒匀调味，用水淀粉勾芡，撒上熟白芝麻即可。

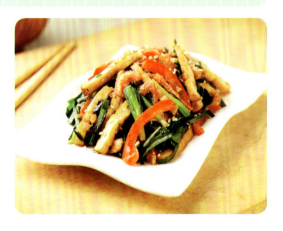

# 油菜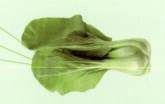

### 活血化瘀、润肠通便

- 别名：芸薹、寒菜
- 性味：性温，味辛
- 归经：归肝、脾经

- 营养成分：蛋白质、碳水化合物、钙、磷、铁、B族维生素、维生素C、胡萝卜素等。
- 烹饪提示：油菜要现做现切，旺火爆炒，不但可保持鲜脆，还使其营养成分不被破坏。

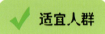 一般人群均可食用，尤其适宜口腔溃疡者、口角湿白者、牙龈出血与牙齿松动者、瘀血腹痛者、癌症患者。

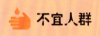 孕早期妇女，小儿麻疹后期，患有疥疮和狐臭的人慎食。

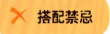
- 油菜 + 山药　同食会降低食疗功效
- 油菜 + 黄瓜　同食影响油菜中维生素C的吸收

## 油菜  + 鸡肉 　▶ 同食可强化肝功能，润泽肌肤

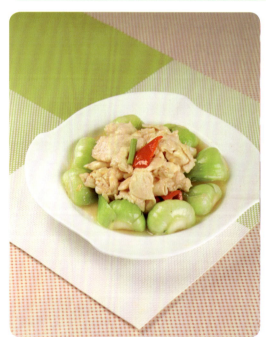

**材料**：鸡胸肉130克，油菜、红椒、姜片、蒜末、葱段各适量

**调料**：盐3克，鸡粉、食用油各少许，料酒3克，水淀粉适量

**做法**：①将油菜洗净，对半切开；红椒洗净，去籽切块；鸡胸肉洗净切片，加盐、鸡粉拌匀，淋水淀粉拌匀，倒油腌渍约10分钟。②锅中注水烧开，倒入食用油、油菜搅匀，煮约1分钟捞出。③锅中注油烧热，倒入姜片、蒜末、葱段爆香，放红椒片、鸡肉片炒匀，淋料酒炒至肉质松散，倒入油菜，加鸡粉、盐炒匀，用水淀粉勾芡即可。

## 油菜  ＋豆腐

▶ 同食可清肺止咳，增强免疫力

**材料**：油菜35克，海米15克，豆腐270克，葱花少许

**调料**：盐少许，鸡粉2克，水淀粉、料酒、食用油各适量

**做法**：①将洗净的豆腐切成小方块；洗好的油菜切碎。②锅中注油烧热，放入洗净的海米炒香，淋入料酒炒匀，加入水、盐、鸡粉、豆腐拌炒匀。③盖上锅盖，用中火煮至食材熟软。④揭开锅盖，倒入油菜，煮至油菜变软。⑤倒入适量水淀粉，搅拌至汤汁浓稠即可，盛碗，撒上葱花即可。

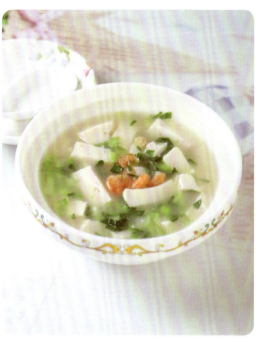

## 油菜  ＋香菇

▶ 同食有防止便秘的功效

**材料**：水发香菇45克，油菜100克，水发大米150克，鸡蛋1个

**调料**：盐3克，鸡粉2克，食用油少许

**做法**：①油菜洗净切粒；香菇切粒；鸡蛋打开，取蛋清，备用。②砂锅中注入适量清水烧开，倒入洗净的大米，搅拌均匀，盖上盖，烧开后用小火煮30分钟至熟。③揭开盖，放入香菇粒拌匀，倒入油菜，淋入适量食用油。④加入盐、鸡粉，拌匀调味，倒入蛋清，搅拌均匀，再略煮片刻。⑤关火，盛入碗中即可。

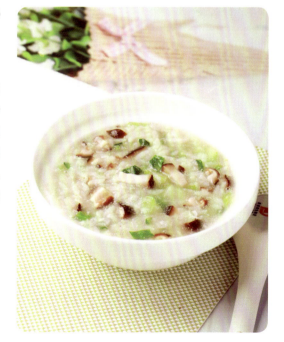

# 芹菜

- 别名：旱芹、药芹
- 性味：性凉，味甘、苦
- 归经：归肺、胃、肝经

**平肝降压、镇静安神**

- 营养成分：蛋白质、甘露醇、食物纤维、胡萝卜素、维生素C、铁、锌、钙等。
- 烹饪提示：芹菜现切现做、急火快炒，能保持口感鲜脆，保证营养成分不被破坏。

### ✓ 适宜人群
一般人群均可食用，尤适宜甲亢、便秘、痛风、阿尔茨海默病、高血压、动脉硬化患者以及缺铁性贫血者、经期妇女。

### 不宜人群
肝硬化患者、脾胃虚寒与肠滑不固者、血压偏低者、婚育期男士应少吃芹菜。

### ✗ 搭配禁忌
- 芹菜 + 牡蛎　同食会影响锌的吸收
- 芹菜 + 黄瓜　同食会破坏维生素C
- 芹菜 + 螃蟹　降低蛋白质吸收率

## 芹菜 + 豆腐 ▶ 同食可清肠排毒、平肝降压

**材料**：芹菜40克，豆腐220克，蒜末少许

**调料**：盐3克，鸡粉2克，生抽、老抽、水淀粉、食用油各适量

**做法**：①芹菜洗净切段；豆腐洗净切块。②锅中注水烧开，放入盐、豆腐，煮约3分钟，捞出沥干水分。③锅中注油烧热，倒入蒜末爆香，放入芹菜翻炒片刻，加清水、生抽、盐、鸡粉、豆腐煮沸，再加老抽拌匀，煮2分钟至豆腐入味。④倒入适量水淀粉炒匀，待汤汁浓稠盛出即可。

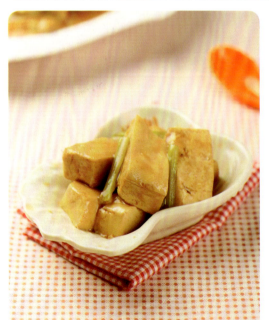

## 芹菜  +牛肉　▶可补脾胃，促食欲，营养瘦身

**材料**：牛肉300克，胡萝卜95克，芹菜90克，花椒、干辣椒、蒜末各少许

**调料**：盐4克，鸡粉3克，生抽5克，水淀粉5克，料酒8克，豆瓣酱10克，食用油适量

**做法**：①芹菜洗净切段；胡萝卜洗净切条。②牛肉洗净切丝，加生抽、盐、鸡粉、水淀粉腌渍后，入油锅滑油，捞出。③锅中加油烧热，倒入花椒、干辣椒、蒜末，爆香，放入胡萝卜、芹菜炒匀。④倒入牛肉丝，翻炒均匀。⑤放入料酒、豆瓣酱、生抽、盐、鸡粉，炒至食材入味。⑥盛出炒好的牛肉丝即可。

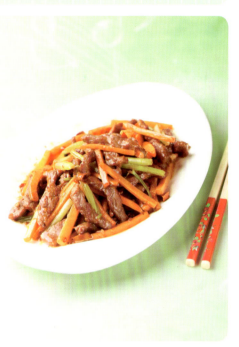

## 芹菜  +核桃　▶同食有润肤美容、健美的作用

**材料**：西芹、猪瘦肉、核桃仁、枸杞、姜片、葱段各适量

**调料**：盐4克，鸡粉2克，水淀粉、料酒、食用油各适量

**做法**：①洗净的西芹切段；洗好的猪肉切丁，加盐、鸡粉、水淀粉拌匀，加食用油腌渍10分钟。②锅注水烧开，加食用油、盐、西芹煮1分钟捞出；锅注油烧热，放入洗净的核桃仁，小火炸出香味捞出。③锅底留油，倒入肉丁炒至变色，淋料酒炒香，放姜片、葱段炒匀，倒入芹菜炒匀，加盐、鸡粉、洗净的枸杞炒匀装盘，撒上核桃仁即可。

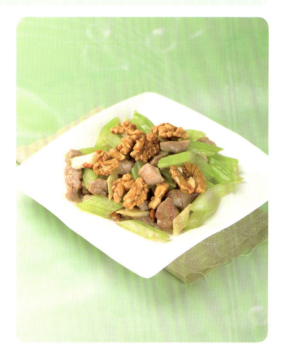

## 芹菜 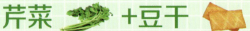 +豆干

▶ 两同食具有排毒清肠的作用

**材料：** 芹菜85克，豆腐干100克，彩椒80克，蒜末少许

**调料：** 盐3克，鸡粉2克，生抽4克，香油2克，陈醋5克，食用油少许

**做法：** ①豆腐干洗净切条；芹菜洗净切段；彩椒洗净切条。②锅中注水烧开，放入盐、食用油，倒入豆腐干，拌匀煮沸，放入芹菜、彩椒，拌匀，略煮片刻，捞出食材，沥干水分。③将焯过水的食材装入碗中，放入蒜末、鸡粉、盐、生抽、香油、陈醋，拌匀调味即可。

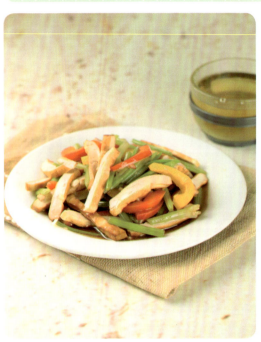

## 芹菜  +虾肉

▶ 同食可平肝降压，增强体质

**材料：** 芦荟90克，西芹75克，鸡蛋1个，虾仁50克，姜片、蒜末各少许

**调料：** 盐3克，胡椒粉2克，鸡粉少许，料酒、水淀粉、香油、食用油各适量

**做法：** ①西芹洗净切块；芦荟洗净去皮，切块；虾仁洗净，去除虾线。②鸡蛋打开，取蛋清装碗，倒入虾仁，加料酒、盐、鸡粉拌匀，倒水淀粉拌匀，注入香油，腌渍10分钟。③锅中注水烧开，加盐、食用油，倒入西芹煮沸，放芦荟块煮半分钟，捞出。④锅中注水烧开，放入虾仁炒至变色，倒入姜片、蒜末炒香，放入焯过水的食材炒匀，加料酒、盐调味，用水淀粉勾芡，撒胡椒粉炒入味即可。

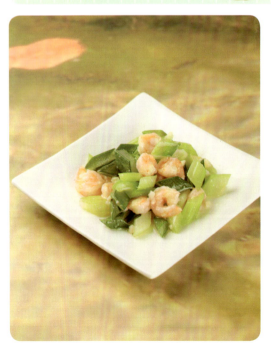

Part 2 蔬菜搭配着吃更营养

# 空心菜

**清热凉血、利尿除湿**

- 别名：通心菜、无心菜
- 性味：性平，味甘
- 归经：归肝、心、小肠经

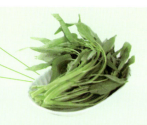

- 营养成分：胡萝卜素、B族维生素、维生素C、蛋白质、脂肪、钙、磷、铁等。
- 烹饪提示：空心菜遇热易变黄，要充分热锅，大火快炒，叶片变软前即可盛出。

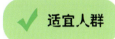 一般人群均可食用，尤其适宜高血压、头痛、糖尿病、鼻出血、便秘、淋浊、痔疮、痈肿等患者。

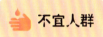 体质虚弱、脾胃虚寒、大便溏泄者忌食。

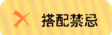
- 空心菜 + 牛奶 同食会影响牛奶中钙质的吸收
- 空心菜 + 乳酪 同食会影响奶酪中钙质的吸收

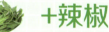  ▶ 可降血压，止头痛，解毒消肿

**材料**：空心菜200克，肉末100克，彩椒40克，姜丝少许

**调料**：盐2克，鸡粉2克，老抽、料酒、生抽、食用油各适量

**做法**：①将洗净的空心菜切成段；洗好的彩椒切粗丝，备用。②锅中注油烧热，倒入肉末快速翻炒至松散，淋入少许料酒、老抽、生抽，炒匀调味。③撒入姜丝，再放入切好的空心菜翻炒至熟软，倒入彩椒丝翻炒匀。④加入盐、鸡粉，翻炒至食材入味。⑤关火后盛出，装入盘中即可。

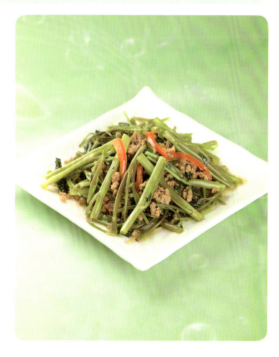

# 海带

**降脂降压、排毒抗癌**

- **别名**：昆布、江白菜
- **性味**：性寒，味咸
- **归经**：归肝、胃、肾经

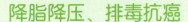

- **营养成分**：碳水化合物、蛋白质、脂肪、钾、烟酸等。
- **烹饪提示**：海带食用前应先洗净后再浸泡，将浸泡的水和海带一起下锅做汤食用。

## ✓ 适宜人群
一般人群均可食用，尤适宜甲状腺肿大、高血压、冠心病、动脉粥样硬化、胆结石、脂肪肝、痔疮、痛风等患者食用。

## 不宜人群
肩周炎、甲状腺功能亢进患者慎食。

## ✗ 搭配禁忌

- 海带 + 猪血　同食易导致便秘
- 海带 + 咖啡　同食会影响铁的吸收
- 海带 + 柿子　同食会影响钙的吸收

## 海带 + 猪肉 ▶ 可促进脂肪吸收，降低胆固醇

**材料**：莲藕、海带、猪腱肉、八角、姜片、葱段各适量

**调料**：白糖5克，水淀粉、白醋、生抽、老抽、料酒、食用油各适量

**做法**：①将洗净的莲藕切丁；洗好的海带切段；洗净的猪腱肉切丁。②锅注水烧开，放入海带煮半分钟，加藕丁、白醋煮半分钟捞出。③锅中注油烧热，放入姜片、葱段、八角爆香，倒入肉丁炒至变色，加料酒、生抽、老抽、白糖炒匀。④加水煮沸，加入焯水的食材炒匀，用小火焖20分钟，大火收汁，倒入水淀粉勾芡盛出，放上葱段即可。

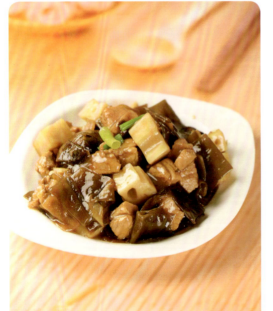

# 黄花菜

- 别名：金针菜、忘忧草
- 性味：性平、味甘、微苦
- 归经：归肝、脾、肾经

**清热利尿、解毒消肿**

- 营养成分：糖、蛋白质、维生素C、钙、脂肪、胡萝卜素、氨基酸等。
- 烹饪提示：鲜黄花菜应用开水焯烫后，再用清水浸泡2个小时以上，方可安全食用。

**适宜人群**：一般人群均可食用，尤其适宜情志不畅、甲亢、神经衰弱、健忘失眠、气血亏损、体质虚弱、阳痿早泄等患者食用。

**不宜人群**：皮肤瘙痒症、支气管哮喘患者不宜食用。

**搭配禁忌**：
- 黄花菜 + 驴肉　同食会产生毒素，有害健康
- 黄花菜 + 肥肉　同食会加重湿热性，导致上火

## 黄花菜 + 猪肉　▶同食可生津止渴，增强体质

**材料**：水发木耳100克，水发黄花菜130克，瘦肉95克，彩椒20克

**调料**：盐3克，鸡粉2克，生抽4克，水淀粉、料酒、食用油各适量

**做法**：①将黄花菜切段；彩椒洗净切丝；瘦肉洗净切丝，加盐、水淀粉拌匀腌渍约10分钟。②将黄花菜段、木耳丝、彩椒丝依次倒入沸水锅中，焯至断生，捞出。③锅中注油烧热，倒入肉丝炒至变色，淋入少许料酒，炒香。④倒入焯过水的材料，炒匀炒透，加入盐、鸡粉、生抽、水淀粉炒至入味，关火盛出即可。

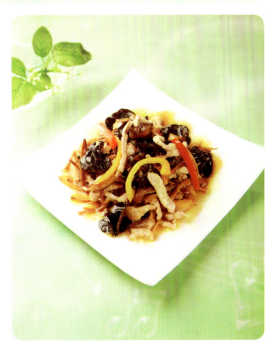

# 花菜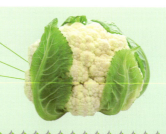

- 别名：菜花、花椰菜
- 性味：性凉，味甘
- 归经：归胃、肝、肺经

## 清化血管、增强免疫力

- 营养成分：钙、磷、铁、维生素C、B族维生素、维生素K以及蔗糖等。
- 烹饪提示：烧煮和加盐时间不宜过长，才不致丧失和破坏防癌、抗癌的营养成分。

**适宜人群**：一般人群均可食用，尤适宜食欲不振者、大便干结者、少年儿童、癌症患者食用。

**不宜人群**：尿路结石、红斑狼疮患者忌食。

**搭配禁忌**：
- 花菜 + 猪肝 影响铁和锌的吸收
- 花菜 + 黄瓜 破坏维生素C
- 花菜 + 香椿 影响钙的吸收

## 花菜 + 西红柿 ▶ 同食可降低血脂、降低血压

**材料**：西红柿100克，花菜140克，葱段少许

**调料**：盐4克，鸡粉2克，番茄酱、水淀粉、食用油各适量

**做法**：①洗净的花菜切成小块；洗好的西红柿对切成块。②锅注水烧开，加入盐、食用油、花菜煮1分钟，至其八成熟捞出。③锅中注油烧热，倒入西红柿炒片刻，放入花菜炒均匀，倒入水、盐、鸡粉、番茄酱炒匀，煮1分钟至食材入味。④用大火收汁，倒入水淀粉勾芡，放入葱段翻炒均匀，盛出装碗，撒上葱段即可。

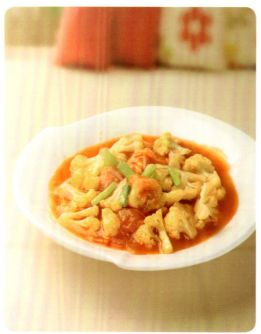

Part 2 蔬菜搭配着吃更营养

## 花菜 ＋胡萝卜

▶ 同食具有防癌抗癌的功效

**材料：** 花菜200克，笋片60克，胡萝卜片30克，枸杞少量

**调料：** 盐3克，味精、清汤各适量

**做法：** ①将花菜择成小朵后洗净，放入沸水中焯水后捞出，枸杞洗净。②将锅置旺火上，放入清汤和所有原材料。③大火烧沸后加盐、味精调味，起锅装入碗中即可。

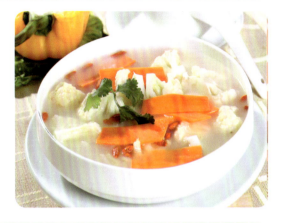

## 花菜 ＋香菇

▶ 同食可促进排毒，增强免疫力

**材料：** 香菇50克，花菜350克

**调料：** 盐、姜丝、葱丝、水淀粉、食用油各适量，鸡汤200毫升

**做法：** ①花菜洗净掰成小块焯水至熟透后捞出；香菇洗净切块。②锅中注油烧热，放入葱、姜爆香，再放入盐、鸡汤，大火烧开后将香菇、花菜分别倒入锅内，用小火煮至入味，再用水淀粉勾芡，炒匀即可。

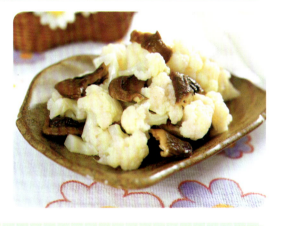

## 花菜 ＋猪肉

▶ 同食可提高蛋白质的吸收率

**材料：** 花菜200克，瘦肉100克

**调料：** 盐3克，味精3克，姜10克，干椒5克，葱5克，食用油适量

**做法：** ①将所有材料洗净；花菜切成小块；瘦肉切片；干椒切段；姜切片；葱切圈。②锅上火，加油烧热，下入干椒炒香，再加入肉片、花菜、姜片、葱圈炒匀，再加少量水，盖上盖稍焖，加盐、味精调味即可。

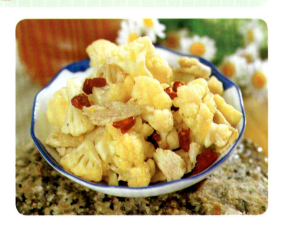

# 西蓝花

- 别名：青花菜、绿花菜
- 性味：性凉，味甘
- 归经：归肾、脾、胃经

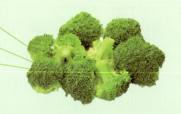

**防癌抗癌、增强免疫力**

- 营养成分：蛋白质、糖、脂肪、维生素、胡萝卜素、钙、磷、铁、钾、锌、锰等。
- 烹饪提示：西蓝花煮后更鲜艳，但烫西蓝花时，时间不宜太长，否则会失去脆感。

### ✓ 适宜人群
一般人群均可食用，尤其适宜中老年人、小孩和脾胃虚弱、消化功能不强者食用。

### 不宜人群
红斑狼疮患者不宜食用。

### ✗ 搭配禁忌
- 西蓝花 + 牛奶 同食影响钙质吸收
- 西蓝花 + 西葫芦 同食破坏维生素C
- 西蓝花 + 猪肝 影响微量元素的吸收

## 西蓝花  + 草菇   ▶ 同食有健脾养胃、抗癌的功效

**材料**：草菇90克，西蓝花200克，胡萝卜片、姜末、蒜末、葱段各少许

**调料**：料酒8克，蚝油8克，盐2克，鸡粉2克，水淀粉、食用油各适量

**做法**：①草菇洗净切块；西蓝花洗净切朵。②锅中注水烧开，加入食用油，倒入西蓝花，煮1分钟至其断生，捞出；将草菇倒入沸水锅中，煮半分钟，捞出。③锅中注油烧热，放胡萝卜片、姜末、蒜末、葱段爆香，倒入草菇炒匀，淋料酒，翻炒片刻，加蚝油、盐、鸡粉调味，加清水，倒入水淀粉勾芡。④将西蓝花摆入盘中，盛入草菇即可。

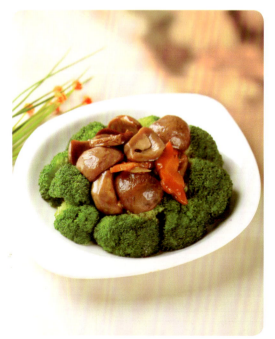

Part 2　蔬菜搭配着吃更营养　　041

## 西蓝花  +胡萝卜 　▶ 同食可预防消化系统疾病

**材料**：西蓝花300克，胡萝卜15克，香菇15克

**调料**：盐少许

**做法**：①西蓝花洗净，切朵；胡萝卜洗净，切片；香菇洗净。②锅中注水烧开，先把胡萝卜放入锅中煮至熟，再把西蓝花和香菇放入开水中烫熟。③最后加盐拌匀即可。

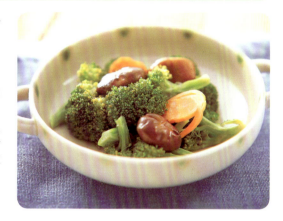

## 西蓝花  +西红柿 　▶ 同食具有防癌抗癌的功效

**材料**：大明虾2只，西红柿2个，洋葱1个，西蓝花50克

**调料**：盐3克

**做法**：①将大明虾剪去须、脚，剥壳，并挑去虾线；西红柿、洋葱洗净切小块；西蓝花洗净切小朵。②锅中加适量水，开中火，先放入西红柿、洋葱熬汤，煮约25分钟，再放入大明虾、西蓝花煮熟，加盐调味即可。

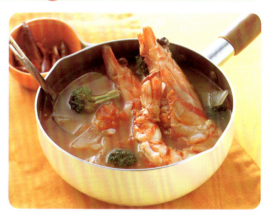

## 西蓝花  +枸杞 　▶ 同食有利于促进营养的吸收

**材料**：鲫鱼1条，西蓝花120克

**调料**：姜片少许，枸杞适量，胡椒粉、盐、鸡精、香油、食用油各少许

**做法**：①鲫鱼洗净，用盐水浸泡后洗净；西蓝花洗净掰朵。②热锅注油，用生姜炝锅，放入鲫鱼煎至呈金黄色。③加水煮30分钟，放入香油、西蓝花煮熟，撒入胡椒粉，用盐、鸡精调味，撒上净枸杞即可。

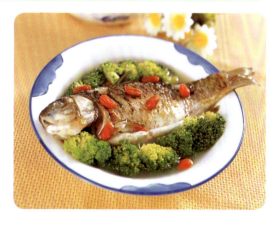

# 辣椒

**温中散寒、健胃消食**

- 别名：辣子、番椒
- 性味：性热，味辛
- 归经：归心、脾经

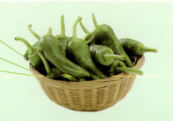

- 营养成分：含有丰富的维生素C、β-胡萝卜素、叶酸、镁及钾等。
- 烹饪提示：现切现做，急火快炒，既能保持口感鲜脆又能保证营养成分不被破坏。

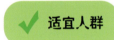 **适宜人群**　一般人群均可食用，尤适宜食欲不佳、伤风感冒、风湿性疾病患者。

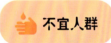 **不宜人群**　眼疾、胃肠炎、痔疮、胆结石、缺铁性贫血、心悸、便秘、骨质疏松症、更年期综合征、高血压等病症患者忌食。

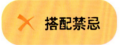 **搭配禁忌**
- 辣椒 + 黄瓜　破坏辣椒中的维生素C，降低营养
- 辣椒 + 胡萝卜　同食会破坏营养素

## 辣椒  + 猪肉 　▶ 同食能促进猪肉中脂肪的消化

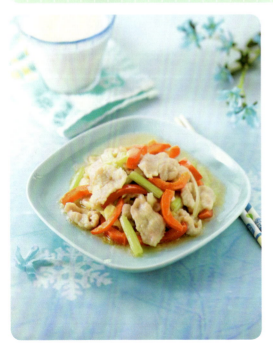

**材料**：猪瘦肉270克，芹菜120克，彩椒80克，姜片、蒜末、葱段各少许

**调料**：盐2克，鸡粉2克，生抽、生粉、水淀粉、料酒、食用油各适量

**做法**：①芹菜洗净切段；彩椒洗净切丝；猪瘦肉洗净切片，加盐、鸡粉、生粉、水淀粉拌匀，腌渍约10分钟，入热油锅滑油半分钟捞出。②锅底留油烧热，下姜片、葱段、蒜末爆香，放入彩椒、猪肉片、芹菜翻炒，加盐、鸡粉、料酒、生抽炒匀调味。③用水淀粉勾芡炒匀，出锅即可。

Part 2 蔬菜搭配着吃更营养

## 辣椒 + 豆腐干

▶ 同食可益智、美容、健脑

**材料：** 苦瓜250克，豆腐干100克，红椒30克，姜片、蒜末、葱白各少许

**调料：** 盐、鸡粉各2克，白糖3克，水淀粉适量

**做法：** ①苦瓜、豆腐干均洗净切丝；红椒洗净去籽，切丝。②热锅注油，烧至四成热，倒入豆腐干，煎至其散发出香味后捞出。③锅底留油烧热，放入姜片、蒜末、葱白，用大火爆香，倒入苦瓜丝炒匀，加入盐、白糖、鸡粉炒匀调味。④注入少许清水，炒至苦瓜变软，放入豆腐干炒匀，撒上红椒丝，炒至断生，倒入水淀粉炒至食材熟透即可。

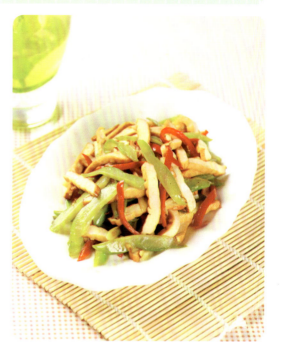

## 辣椒 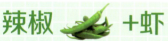 + 虾

▶ 同食可促进消化，降低胆固醇

**材料：** 虾仁50克，猪肝100克，苦瓜80克，彩椒120克，姜片、蒜末、葱段各少许

**调料：** 盐4克，鸡粉3克，水淀粉6克，料酒7克，白酒、食用油各少许

**做法：** ①彩椒、苦瓜均洗净切块；虾仁洗净，去虾线；猪肝洗净切片，装碗，放入虾仁，加盐、鸡粉、水淀粉、白酒拌匀，腌渍10分钟。②将彩椒块、苦瓜焯水备用；虾仁、猪肝汆水备用。③往油锅中下姜片、蒜末、葱段爆香，放入虾仁、猪肝，加料酒略炒，放入苦瓜和彩椒，加鸡粉、盐炒匀，倒水淀粉勾芡即可。

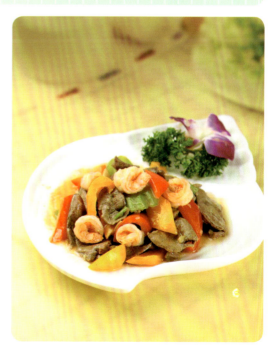

# 苦瓜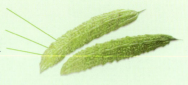

- 别名：凉瓜、癞瓜
- 性味：性寒，味苦
- 归经：归心、肝、脾、肺经

## 清热消暑、降低血糖

- **营养成分**：富含胰岛素、蛋白质、脂肪、淀粉、维生素C、胡萝卜素和钙、磷、铁等。
- **烹饪提示**：将切好的苦瓜放入开水中焯一下或用盐腌一下，都可减轻它的苦味。

 **适宜人群**　一般人群均可食用，尤适宜糖尿病、癌症、痱子患者食用。

 **不宜人群**　苦瓜性凉，脾胃虚寒者不宜食用。

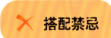 **搭配禁忌**
- 苦瓜 + 黄瓜　同食会降低营养价值
- 苦瓜 + 牛奶　不利于营养吸收
- 苦瓜 + 南瓜　同食会破坏维生素C

## 苦瓜 + 鸡蛋 ▶ 同食对骨骼、牙齿的健康有帮助

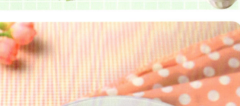

**材料**：苦瓜200克，鸡蛋3个，红椒适量

**调料**：盐3克，香油10克，食用油适量

**做法**：①将鸡蛋磕入碗中，搅匀；苦瓜、红椒均洗净，切片。②将油锅烧热，倒入鸡蛋液炒熟后盛出；锅内留油烧热，下苦瓜、红椒翻炒片刻。③再倒入鸡蛋同炒，加入盐炒匀，淋入香油即可。

Part 2 蔬菜搭配着吃更营养

## 苦瓜  +辣椒 ▶同食可中和性味，排毒瘦身

**材料**：苦瓜180克，青椒、红椒各30克，姜末、蒜末、葱花各少许

**调料**：盐2克，鸡粉2克，食粉3克，白糖、生抽、辣椒油、香油各适量

**做法**：①苦瓜洗净去瓤，切丝；红椒洗净切圈，青椒洗净去籽，切丝。②锅中注水烧开，放入青椒、红椒焯至断生，捞出；往沸水锅中加食粉，倒入苦瓜，焯至断生，捞出。③将苦瓜、红椒、青椒一起倒入碗中，撒上姜片、蒜末、葱花，加入白糖、盐、鸡粉、生抽、辣椒油、香油，拌匀。④将食材拌至入味，盛出装盘即可。

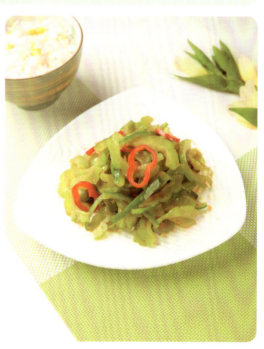

## 苦瓜  +瘦肉 ▶同食提高对铁的吸收，补血养身

**材料**：苦瓜200克，红椒15克，肉末90克，姜片、蒜末、葱段各少许

**调料**：盐2克，鸡粉2克，食粉、料酒、生抽、水淀粉、食用油各适量

**做法**：①洗净苦瓜切段；红椒洗净切圈。②锅中注水烧开，放入食粉，倒入苦瓜，煮2分钟至其断生，捞出。③锅中注油烧热，倒入肉末，翻炒至变色，放姜片、蒜末、葱段炒香，倒入少许生抽炒匀。④淋入料酒，拌炒均匀，放入苦瓜、红椒翻炒均匀，加盐、鸡粉炒匀调味。⑤倒入适量水淀粉勾芡即可。

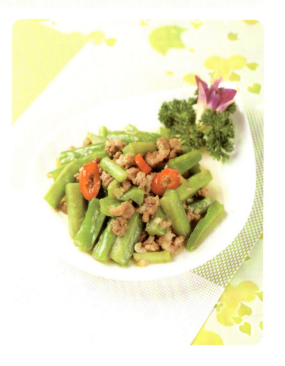

# 南瓜

**消炎止痛、降糖降压**

- 别名：番瓜、北瓜、笋瓜
- 性味：性温，味甘
- 归经：归脾、胃经

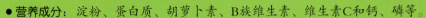

- 营养成分：淀粉、蛋白质、胡萝卜素、B族维生素、维生素C和钙、磷等。
- 烹饪提示：南瓜的皮含有丰富的胡萝卜素和其他维生素，所以最好连皮一起食用。

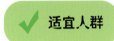 一般人群均可食用，尤其适宜肥胖者、糖尿病患者和中老年人食用。

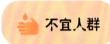 南瓜性温，胃热炽盛、气滞中满、湿热气滞者应少吃，患有脚气、黄疸、气滞湿阻病者忌食。

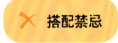
- 南瓜 + 羊肉　易引发黄疸和脚气
- 南瓜 + 虾　同食易引发痢疾
- 南瓜 + 油菜　同食会破坏维生素C

## 南瓜  + 红枣 　▶ 同食可增强补中益气、收敛肺气

**材料**：红枣20克，南瓜200克，燕麦片60克

**做法**：①将洗净的南瓜去皮，切厚片，再切条，改切成丁，备用。②砂锅中注入适量清水，用大火烧开，放入洗净的红枣，加入燕麦片，搅拌均匀。③盖上锅盖，用小火煮25分钟，揭开锅盖，倒入切好的南瓜，搅拌均匀。④再盖上盖，用小火续煮5分钟，至全部食材熟透。⑤揭盖，用锅勺搅拌片刻。⑥关火后把煮好的粥盛出，装入碗中即可。

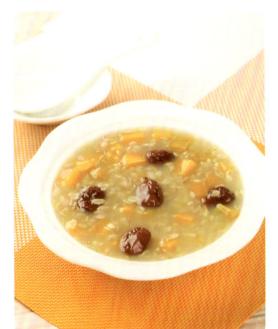

Part 2 蔬菜搭配着吃更营养

## 南瓜  +猪肉 　▶同食可补肾养血，预防糖尿病

**材料：** 南瓜块50克，玉米段30克，胡萝卜块30克，板栗肉30克，猪骨段100克，高汤适量

**调料：** 盐2克

**做法：** ①将猪骨洗净汆水后过凉备用。②砂锅中倒入高汤烧开，倒入猪骨、板栗肉、南瓜、胡萝卜和玉米，拌匀。③大火烧开后煮15分钟，再转中火煮2~3小时至熟，加盐调味拌匀即可。

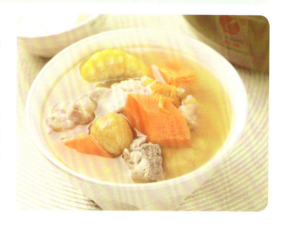

## 南瓜  +绿豆 　▶同食可清热解毒、生津止渴

**材料：** 水发绿豆150克，南瓜180克

**调料：** 盐、鸡粉各2克

**做法：** ①将洗净去皮的南瓜切块。②砂锅中注水烧开，放入洗净的绿豆，大火煮沸后用小火煮约30分钟。③倒入南瓜拌匀，用小火续煮约20分钟至熟。④搅拌一会儿，使食材浮起，加入盐、鸡粉搅匀调味，略煮片刻，至食材入味即可。

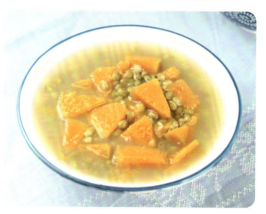

## 南瓜  +莲子 　▶同食可降低血压，防治糖尿病

**材料：** 老南瓜300克，糯米100克，蜜饯50克，葡萄干、细豆沙、莲子各适量

**调料：** 白糖50克，糖桂花、食用油各适量

**做法：** ①南瓜洗净去皮，切梯状；糯米洗净，焯至断生。②将其余原材料和白糖同糯米拌匀，装入摆好的南瓜中，蒸熟。③用白糖、糖桂花、食用油调成汁，浇在成形的八宝南瓜上即可。

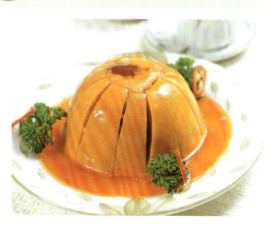

# 冬瓜

- 别名：枕瓜、水芝
- 性味：性微寒，味甘淡
- 归经：归肺、大小肠、膀胱经

## 减肥降脂、润肤美容

- 营养成分：蛋白质、糖类、胡萝卜素、多种维生素、粗纤维和钙、磷、铁等。
- 烹饪提示：冬瓜与肉煮汤时，冬瓜必须后放，用小火慢炖，这样可防冬瓜过熟而烂。

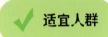
**适宜人群**　一般人群均可食用，尤适宜患肾病、水肿、肝硬化腹水、癌症、高血压、糖尿病、动脉硬化、冠心病、肥胖者食用。

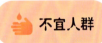
**不宜人群**　冬瓜性寒凉，脾胃虚弱、肾脏虚寒、阳虚肢冷者忌食。

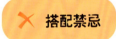
**搭配禁忌**
- 冬瓜 + 鲫鱼　同食尿量易增多
- 冬瓜 + 醋　同食降低营养价值
- 冬瓜 + 山竹　同食易损伤阳气

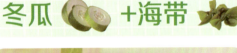

▶ 同食可降低血压、降低血脂

**材料**：冬瓜块80克，海带50克，水发绿豆20克

**调料**：白糖、高汤各适量

**做法**：①冬瓜洗净，切成厚片；海带洗净，切片；绿豆洗净。②锅中注入适量高汤，大火烧开，放入洗净切好的冬瓜。③再倒入海带和绿豆，搅拌均匀。④盖上锅盖，用中火煲煮约1小时至食材熟透。⑤揭开锅盖，加入适量白糖，拌煮至其溶化，关火后盛出煮好的汤料，装入碗中即可。

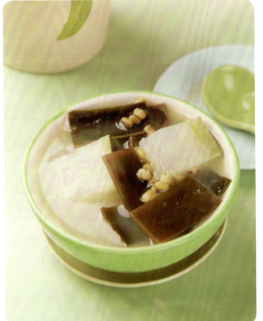

## 冬瓜 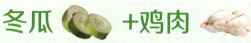+鸡肉

▶同食有清热利尿、美容的作用

**材料：** 鸡肉块300克，冬瓜200克，姜片、葱花各少许

**调料：** 盐2克，鸡粉2克，生粉、生抽、料酒各适量

**做法：** ①冬瓜洗净去皮，切块。②鸡肉块洗净，装碗，放入姜片，加入盐、鸡粉、生抽、料酒抓匀，放入生粉抓匀。③将冬瓜装入盘中，再铺上鸡肉块，放入烧开的蒸锅中。④盖上盖，用中火蒸15分钟，至食材熟透。⑤将蒸好的冬瓜鸡块取出，再撒上少许葱花即可。

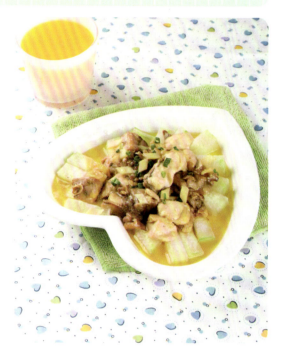

## 冬瓜 +香菇

▶同食有利水消肿的作用

**材料：** 冬瓜200克，鲜香菇45克，姜片、葱段、蒜末各少许

**调料：** 盐2克，鸡粉2克，蚝油5克，水淀粉、食用油各适量

**做法：** ①冬瓜洗净去皮切丁；香菇洗净切块。②锅中注水烧开，加入食用油、盐，放入冬瓜，煮约1分钟，倒入香菇，煮约半分钟，捞出。③将炒锅注油烧热，放入姜片、葱段、蒜末爆香，倒入冬瓜、香菇，炒匀。④注入少许清水，炒匀，加盐、鸡粉、蚝油，略炒，加盖，用中火煮至食材入味，揭盖，大火收汁，倒入水淀粉勾芡，炒匀即可。

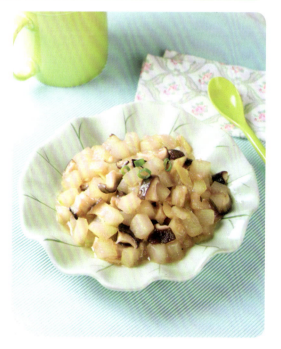

## 冬瓜 + 火腿

▶ 同食可利小便，增强免疫力

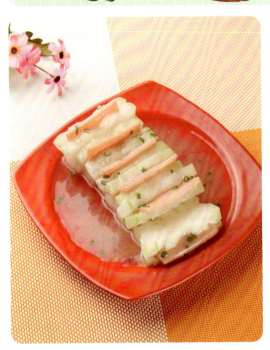

**材料：** 冬瓜380克，火腿100克，葱花少许

**调料：** 盐2克，鸡粉2克，水淀粉5克，鸡汁3克

**做法：** ①将洗净去皮的冬瓜切块，打上花刀，切开一道口子；火腿去除外包装，切片，夹入冬瓜块中。②将制作好的冬瓜装入盘中，撒上少许盐、鸡粉，放入烧开的蒸锅中。③盖上盖，用中火蒸10分钟至熟，揭盖，把蒸好的冬瓜块取出。④锅中注油烧热，加清水、盐、鸡汁，拌匀煮沸，倒水淀粉勾芡，放入葱花，制成芡汁，浇在冬瓜块上即可。

## 冬瓜 + 芦笋

▶ 同食可以降低血脂，清热祛火

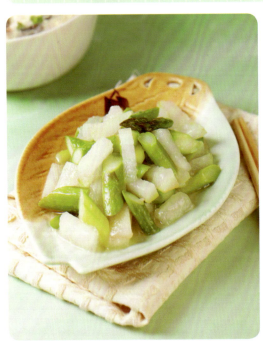

**材料：** 冬瓜230克，芦笋130克，蒜末、葱花各少许

**调料：** 盐1克，鸡粉1克，水淀粉、香油、食用油各适量

**做法：** ①芦笋洗净，用斜刀切段；冬瓜洗好去皮、瓤，切块。②锅中注水烧开，倒入冬瓜块，加入食用油拌匀，煮半分钟，倒入芦笋段拌匀，煮半分钟，捞出。③锅中注油烧热，放入蒜末爆香，倒入焯过水的材料炒匀，加盐、鸡粉、清水炒匀，用大火煮半分钟至熟。④倒入水淀粉勾芡，淋入香油炒匀即可。

Part 2　蔬菜搭配着吃更营养　051

# 黄瓜

- 别名：青瓜、胡瓜
- 性味：性凉，味甘
- 归经：归肺、胃、大肠经

**解毒消肿、生津止渴**

- 营养成分：蛋白质、糖类、维生素$B_2$、维生素C、维生素E、胡萝卜素、钙、磷、铁等。
- 烹饪提示：黄瓜尾部含有较多有抗癌作用的苦味素，所以不要把黄瓜尾部全丢掉。

| | |
|---|---|
| ✓ 适宜人群 | 一般人群均可食用，尤适宜热病患者、肥胖者、高血压、高血脂、水肿、癌症等患者食用，并且嗜酒者可以多食。 |
| 不宜人群 | 脾胃虚弱、腹痛腹泻、肺寒咳嗽者都应少吃；因黄瓜性凉，胃寒患者需慎食。 |
| ✗ 搭配禁忌 | ⊗ 黄瓜 + 小白菜　　⊗ 黄瓜 + 花菜　　⊗ 黄瓜 + 西红柿<br>同食会破坏维生素C　同食会破坏维生素C　影响维生素C的吸收 |

## 黄瓜 + 虾

▶ 两者同食有保肝护肾的功效

**材料**：黄瓜220克，红椒、虾米、姜片、蒜末、葱段各适量

**调料**：盐3克，鸡粉1克，蚝油2克，料酒、水淀粉食用油各适量

**做法**：①将洗净的黄瓜去皮，切成小块；洗好的红椒去籽，切成小块。②锅中注油烧热，放入姜片、蒜末、葱段，大火爆香，倒入洗好的虾米翻炒均匀，淋入料酒炒香，放入黄瓜、红椒炒匀。③加入少许清水，翻炒至食材熟软，放盐、鸡粉、蚝油炒匀调味。④倒入适量水淀粉炒匀，盛出即可。

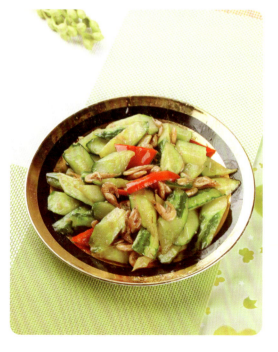

## 黄瓜 + 黑木耳 ▶ 同食有排毒瘦身，补血养颜之效

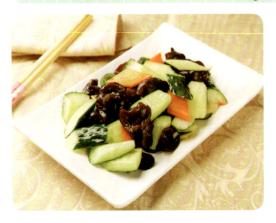

**材料**：水发木耳50克，黄瓜200克，胡萝卜片少许

**调料**：盐、酱油、香油、白糖各适量

**做法**：①黄瓜洗净切片，加盐腌10分钟，沥干水分装盘；胡萝卜片焯熟后装盘。②将盐、酱油、白糖、香油调成味汁。③将水发木耳洗净，挤干水分，撕成小片，入沸水焯熟，再放入黄瓜盘内，加入调味汁拌匀即可。

## 黄瓜 + 鱿鱼 ▶ 同食可补充营养，增强免疫力

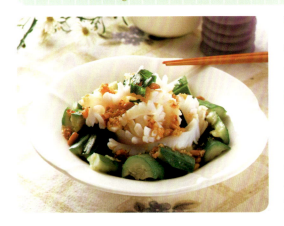

**材料**：鱿鱼1条，小黄瓜3条，松子10克

**调料**：蒜味酱料、盐、白糖各适量，香菜叶少许

**做法**：①将鱿鱼洗净，去皮切花，用开水汆熟。②松子用白糖水略泡滤干，入油锅炸至变色捞出。③小黄瓜、香菜洗净，备用。④将小黄瓜切段装盘，摆上鱿鱼、松子、香菜叶，加盐、蒜味酱料调匀即可。

## 黄瓜 + 豆腐干 ▶ 同食有清热解毒、养肺润燥之效

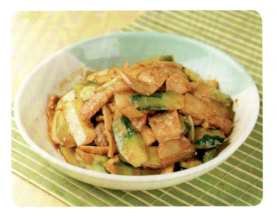

**材料**：五花肉120克，黄瓜100克，白豆干80克，姜末、蒜末、葱段各少许

**调料**：盐、鸡粉各2克，辣椒酱、生抽、料酒、水淀粉、花椒油、食用油各适量

**做法**：①白豆干、五花肉、黄瓜洗净切片。②白豆干入油锅炸好。③锅底留油，放肉片、生抽、料酒炒匀，倒姜末、蒜末、葱段、黄瓜炒软，放白豆干、剩余调料炒匀，倒水淀粉勾芡即可。

## 黄瓜 + 蒜 ▶ 同食有助于清除脂肪、排毒美容

**材料：** 黄瓜140克，红椒12克，大蒜13克

**调料：** 盐2克，鸡粉2克，生抽2克，水淀粉、食用油各适量

**做法：** ①大蒜去皮洗净，切片；黄瓜洗净去皮，切块；洗净的红椒切块。②锅中注油烧热，倒入蒜片，大火爆香，倒入红椒、黄瓜，翻炒匀至其熟软。③加适量盐、鸡粉，淋入少许生抽，拌炒均匀，至食材入味。④加入少许清水，拌炒片刻，倒入少许水淀粉翻炒均匀，盛出即可。

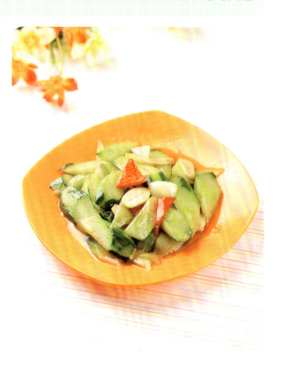

## 黄瓜 + 醋 ▶ 同食具有开胃消食的作用

**材料：** 黄瓜200克，彩椒45克，青椒25克，蒜末少许

**调料：** 盐2克，白糖3克，白醋4克，水淀粉8克，食用油适量

**做法：** ①彩椒、青椒均洗净去籽，切块；黄瓜洗净去皮、籽，切成小块，备用。②锅中注油烧热，放入蒜末爆香，倒入切好的黄瓜，加入青椒块、彩椒块，翻炒至熟软。③放入盐、白糖、白醋，炒匀调味，淋入适量水淀粉，翻炒均匀。④关火后盛出炒好的食材，装入盘中即可。

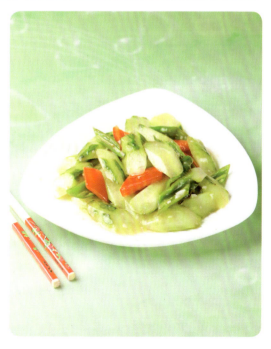

# 丝瓜

- 别名：天丝瓜、布瓜
- 性味：性凉，味甘
- 归经：归肝、胃经

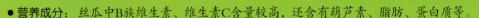

**凉血解毒、通筋活络**

- 营养成分：丝瓜中B族维生素、维生素C含量较高，还含有葫芦素、脂肪、蛋白质等。
- 烹饪提示：丝瓜汁水丰富，宜现切现做，以免营养成分随汁水流走。

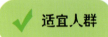 一般人群均可食用，月经不调、身体疲乏、痰喘咳嗽、产后乳汁不通的妇女适宜多吃丝瓜。

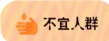 体虚内寒、腹泻者不宜多食。

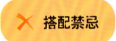
- ✗ 丝瓜 + 泥鳅　易破坏丝瓜中的维生素B₁
- ✗ 丝瓜 + 竹笋　破坏丝瓜中的类胡萝卜素

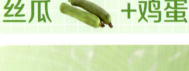 ▶ 同食可滋阴润燥、养血通乳

**材料**：丝瓜130克，胡萝卜90克，蟹味菇85克，香菇80克，白玉菇75克，鸡蛋1个

**调料**：盐、鸡粉各2克，香油适量

**做法**：①丝瓜去皮洗净，切块；洗好的蟹味菇、白玉菇去根；胡萝卜、香菇洗净切丝；鸡蛋取蛋清。②锅注水烧开，倒入胡萝卜、蟹味菇、香菇、白玉菇略煮，淋香油，中火续煮约2分钟，倒入丝瓜块拌煮一会儿，加入盐、鸡粉搅匀调味。③倒入蛋清，轻轻搅拌至液面浮现蛋花，淋入香油搅拌均匀，续煮至汤汁入味即可。

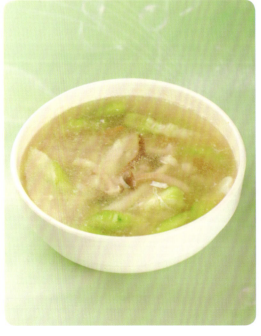

## 丝瓜 +青豆

▶ 同食可清热祛痰，防治便秘

**材料：** 丝瓜250克，青豆100克，红椒1个

**调料：** 盐3克，鸡精2克，食用油适量

**做法：** ①丝瓜洗净去皮，切成块；青豆洗净；红椒洗净，切斜片。②锅中注入适量食用油，烧至五成热，放入丝瓜，滑油约30秒，捞出；青豆放入沸水锅中焯至断生，捞出。③锅中注入适量食用油烧热，放入红椒片爆香，再倒入丝瓜、青豆，翻炒至熟。④调入盐、鸡精，翻炒约2分钟，至食材入味，盛出即可。

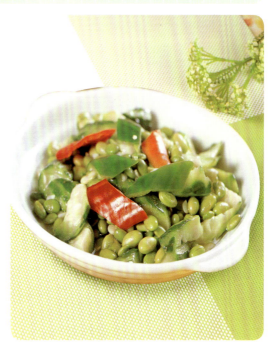

## 丝瓜 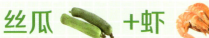 +虾

▶ 同食有养心润肺、润肤作用

**材料：** 丝瓜100克，虾仁50克，蛋清、彩椒片、蒜片、葱段各少许

**调料：** 盐、味精、水淀粉、食用油各少许

**做法：** ①丝瓜洗净切片；虾仁洗净，从背部切开，加少许盐、味精、蛋清拌匀，再加水淀粉抓匀，淋入食用油腌渍入味。②锅中注水烧开，倒入虾仁，氽熟捞出，沥干，再入油锅滑油片刻捞出。③锅底留油，倒入彩椒片、蒜片、丝瓜，翻炒均匀，再倒入虾仁，炒熟，加入适量盐、味精调味，倒入少许水淀粉，拌炒均匀至入味即可。

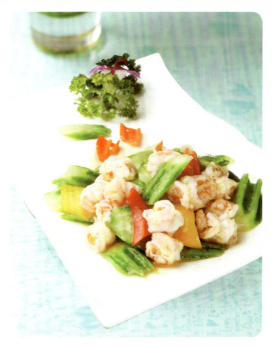

# 西红柿

- **别名**：番茄、洋柿子
- **性味**：性凉，味甘、酸
- **归经**：归肝、胃、肺经

## 健胃消食、养阴凉血

- **营养成分**：富含有机碱、番茄碱、胡萝卜素、B族维生素、维生素C及钙、镁、钾等。
- **烹饪提示**：把西红柿入开水里焯一下，西红柿的皮就能很容易地被剥掉了。

**适宜人群**：一般人都适宜，特别是高血压、急慢性肾炎、肝炎、夜盲症、近视眼患者尤为适宜。

**不宜人群**：脾胃虚寒者、女性月经期间不宜食用。

**搭配禁忌**：
- 西红柿 + 黄瓜 同食会分解维生素C
- 西红柿 + 螃蟹 同食易导致过敏

## 西红柿 + 鸡蛋 ▶ 同食可增强滋阴养血功效

**材料**：西红柿120克，蛋液50克，高汤适量，葱花少许

**调料**：鸡粉、盐、胡椒粉各2克

**做法**：①锅中注入备好的高汤烧开，放入洗净切块的西红柿。②用勺搅拌均匀，大火煮约1分钟至食材熟透。③加入鸡粉、盐、胡椒粉，搅拌均匀调味，倒入搅匀的蛋液，边倒边搅拌。④用小火略煮片刻，直至成形蛋花。⑤关火后盛出煮好的汤料，装入碗中，撒上葱花即可。

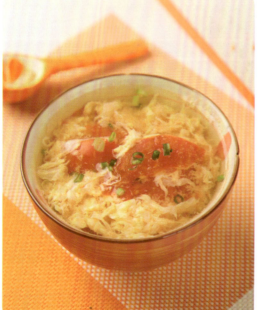

## 西红柿  +牛奶  ▶同食可提高番茄红素的吸收率

**材料：** 西红柿250克，鲜牛奶100克，豌豆50克

**调料：** 味精、白糖、盐各3克，生粉适量

**做法：** ①将西红柿放入沸水锅中焯烫片刻，捞出，切开去皮，平均切成6块；豌豆洗净，备用。②将鲜牛奶倒入碗中，加入味精、白糖、盐、生粉搅拌均匀，调成黏稠的浓汁。③锅中注入适量清水，大火烧开，把西红柿、豌豆倒入锅内，拌匀，煮片刻，倒入调好的浓汁拌匀勾芡，待汤汁略浓，盛出即可。

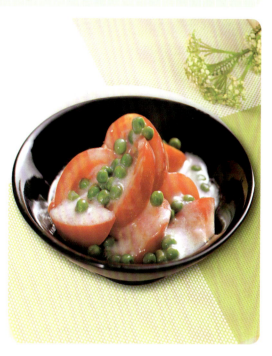

## 西红柿  +花菜  ▶同食可降脂降压，预防心血管

**材料：** 花菜250克，西红柿120克，红椒10克

**调料：** 盐2克，鸡粉2克，白糖3克，水淀粉、食用油各少许

**做法：** ①将花菜洗净，切朵；西红柿洗净，切瓣；红椒洗净，切斜刀片。②锅中注入适量清水烧开，加入盐、食用油拌匀，倒入花菜、红椒，焯煮至断生，捞出。③锅中注油烧热，倒入红椒、花菜，翻炒片刻，放入西红柿，用大火快炒。④加入盐、鸡粉、白糖、水淀粉炒至食材入味。⑤关火后盛出菜肴即可。

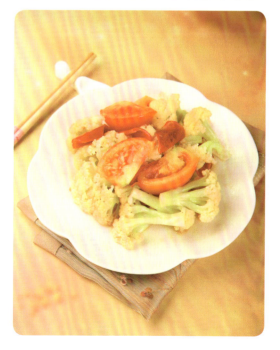

# 茄子

- 别名：矮瓜、昆仑瓜
- 性味：性凉，味甘
- 归经：归脾、胃、大肠经

## 清热凉血、防治胃癌

- 营养成分：蛋白质、脂肪、碳水化合物、维生素以及钙、磷、铁等。
- 烹饪提示：切开的茄子可用清水浸泡，烹制前再捞出来，这样可以防止茄子变黑。

**适宜人群**　一般人群均可食用，茄子可清热解暑，对于容易长痱子、生疮疖的人尤为适宜。

**不宜人群**　茄子性凉，脾胃虚寒、哮喘者不宜多吃。

**搭配禁忌**
- ✗ 茄子 + 螃蟹　同食会导致肠胃虚寒
- ✗ 茄子 + 墨鱼　两者皆性寒，同食有伤脾胃

### 茄子 + 牛肉　▶ 同食可促进营养吸收，强身健体

**材料**：茄子200克，红椒、青椒各35克，熟牛腩150克，姜片、蒜末、葱段各少许

**调料**：豆瓣酱、盐、鸡粉、老抽、料酒、生抽、水淀粉、食用油各适量

**做法**：①茄子去皮洗净，切丁；洗好的青椒、红椒去籽切丁；熟牛腩切块。②锅注油烧热，放入茄子炸约1分钟捞出。③锅底留油，下入姜片、蒜末、葱段爆香，倒入牛腩炒匀，淋料酒炒香，加豆瓣酱、生抽、老抽炒匀，注水，放茄子、红椒、青椒、盐、鸡粉炒匀，约煮3分钟，倒水淀粉勾芡即可。

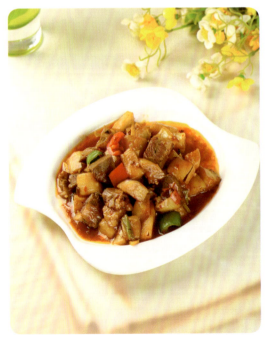

## 茄子 + 猪肉  ▶ 同食可降低胆固醇，稳定血糖

**材料：** 茄子175克，肉末80克，姜末、蒜末各适量，葱花、彩椒粒各少许

**调料：** 黄豆酱15克，盐2克，鸡粉2克，料酒3克，生粉、食用油各适量

**做法：** ①将茄子洗净，打上花刀。②锅中注油烧热，倒入肉末，炒至变色，放入蒜末、姜末、葱花爆香，倒入黄豆酱，炒匀。③加入盐、鸡粉、料酒，炒匀调味，制成馅料，关火后盛出馅料。④将生粉、馅料依次填入茄子里，放在蒸盘上，再放入烧开的蒸锅里，中火蒸20分钟至熟，取出后撒上彩椒粒即可。

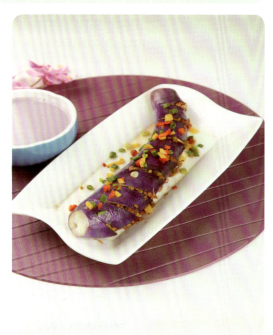

## 茄子 + 黄豆  ▶ 同食可养血、健脾、顺肠、润燥

**材料：** 茄子70克，水发黄豆100克，胡萝卜30克，圆椒15克

**调料：** 盐3克，鸡粉3克，胡椒粉2克，香油、料酒、食用油各适量

**做法：** ①胡萝卜洗净去皮，切丁；圆椒、茄子均洗净切丁。②锅中注油烧热，倒入胡萝卜丁、茄丁，翻炒均匀，注入适量清水，倒入黄豆，拌匀，加入适量盐，淋入少许料酒，拌匀。③加盖，大火烧开后用小火煮约15分钟，揭盖，倒入圆椒拌匀，加盖，中火煮约5分钟。④揭盖，加鸡粉、胡椒粉、香油拌匀，大火收汁，盛出即可。

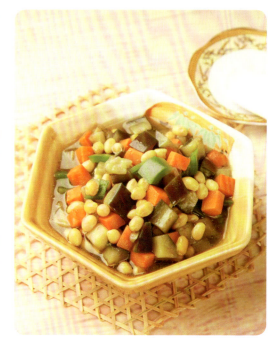

# 莴笋

- 别名：莴苣、莴菜
- 性味：性凉，味甘、苦
- 归经：归肠、胃经

## 宽肠通便、防癌抗癌

- 营养成分：碳水化合物、蛋白质、脂肪、矿物质元素、叶酸、B族维生素、维生素K等。
- 烹饪提示：焯莴笋的时间过长、温度过高会使莴笋绵软，失去清脆的口感。

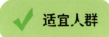
**适宜人群**：一般人群均可食用，尤其适宜小便不通、水肿、糖尿病、神经衰弱症、高血压、失眠、妇女产后缺奶或乳汁不通者食用。

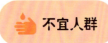
**不宜人群**：多动症儿童，眼病、痛风者，脾胃虚寒、腹泻便溏者忌食。

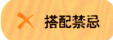
**搭配禁忌**：
- 莴笋 + 乳酪 容易导致消化不良，引起腹痛、腹泻
- 莴笋 + 蜂蜜 易造成脾胃不和

## 莴笋 + 蒜苗

▶ 同食可预防和辅助治疗高血压

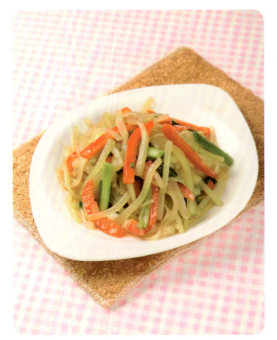

**材料**：蒜苗50克，莴笋180克，彩椒50克

**调料**：盐3克，鸡粉2克，生抽、水淀粉、食用油各适量

**做法**：①蒜苗洗净切段；彩椒洗净去籽，切丝；莴笋洗净去皮，切丝。②锅中注水烧开，放入食用油、盐、莴笋丝煮至断生捞出。③锅中注油烧热，放入蒜苗炒香，倒入莴笋丝翻炒匀，放入彩椒炒匀，加入适量盐、鸡粉、生抽炒匀调味，倒入适量水淀粉快速翻炒均匀。④关火，将炒好的食材盛出，装入盘中即可。

## 莴笋  +黑木耳 ▶ 同食可利尿通便、调节血脂

**材料**：莴笋160克，马蹄肉150克，香干120克，胡萝卜50克，水发木耳40克，蒜末、葱段各少许

**调料**：盐3克，鸡粉、蚝油、生抽、水淀粉、香油、食用油各适量

**做法**：①将洗净的马蹄肉切片；洗好的香干切条形；洗净的木耳切块；洗好去皮的胡萝卜、莴笋切片。②锅注水烧开，加盐、食用油、木耳、胡萝卜、莴笋、马蹄煮至断生捞出。③锅中注油烧热，放入蒜末、葱段爆香，倒入香干炒香，淋生抽炒匀，倒入焯水的食材、盐、鸡粉、蚝油炒匀，用水淀粉勾芡，淋入香油，翻炒至食材熟透即可。

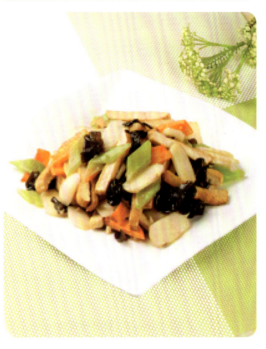

## 莴笋  +猪肉  ▶ 同食可补虚强身，丰肌泽肤

**材料**：莴笋180克，红椒10克，五花肉160克，姜片、蒜片、葱段各少许

**调料**：盐4克，鸡粉2克，料酒少许，豆瓣酱、食用油各适量

**做法**：①锅中注水烧开，放入洗净的五花肉，加盖烧开后用中火煮约20分钟，揭盖，捞出，晾凉备用。②莴笋洗净去皮，切片；红椒洗净，切菱形块；五花肉切片。③锅中注油烧热，倒入五花肉炒匀，下入姜片、蒜片、葱段炒香，放入豆瓣酱炒出香味，淋料酒提鲜。④倒入红椒块、莴笋片翻炒至熟，加盐、鸡粉调味即可。

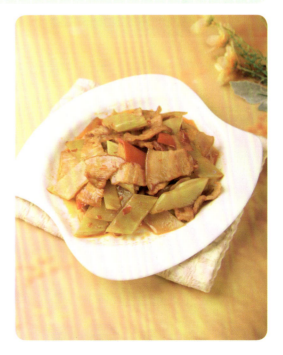

# 芦笋

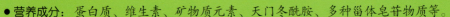

- 别名：龙须菜、青芦笋
- 性味：性凉，味苦甘
- 归经：归肺经

**降低血压、增进食欲**

- 营养成分：蛋白质、维生素、矿物质元素、天门冬酰胺、多种甾体皂苷物质等。
- 烹饪提示：芦笋中的叶酸很容易被破坏，最佳的食用方法是用微波炉小功率热熟。

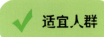 **适宜人群**　一般人群均可食用，尤为适宜肝硬化、痛风、高血压、高脂血、癌症、动脉硬化患者以及贫血、肥胖者食用。

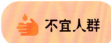 **不宜人群**　痛风和糖尿病人不宜食用。

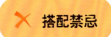 **搭配禁忌**
- 芦笋 + 胡萝卜　破坏维生素，导致营养流失
- 芦笋 + 西葫芦　两者皆性冷，同食易加重脾胃虚寒

## 芦笋 + 猪肉 ▶ 同食可促进对维生素B₁₂的吸收

**材料**：芦笋75克，口蘑60克，猪肉110克，蒜末少许

**调料**：盐2克，鸡粉2克，料酒5克，水淀粉、食用油各适量

**做法**：①将洗净的口蘑、芦笋切条；洗净的猪肉切丝，加盐、鸡粉、水淀粉拌匀，淋入食用油腌渍10分钟。②锅中注水烧开，加盐、口蘑、食用油略煮，倒入芦笋拌匀，煮约1分钟捞出；锅中注油烧热，倒入猪肉丝，滑油至变色捞出。③锅中注油烧热，放蒜末炒香，倒入焯水的食材、猪肉丝、料酒、盐、鸡粉炒匀，用水淀粉勾芡即可。

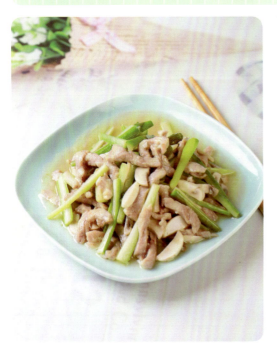

# 竹笋

**益气和胃、利膈爽胃**

- 别名：笋、毛笋、竹芽
- 性味：性微寒，味甘
- 归经：归胃、大肠经

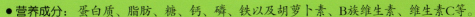

- 营养成分：蛋白质、脂肪、糖、钙、磷、铁以及胡萝卜素、B族维生素、维生素C等。
- 烹饪提示：竹笋用温水煮好后熄火，自然冷却，再用水冲洗，可去涩味。

**适宜人群**
一般人群均可食用，尤为适宜肥胖者、习惯性便秘者、糖尿病患者、心血管疾病患者。

**不宜人群**
慢性肾炎、泌尿系结石、胃溃疡、胃出血、肝硬化、肠炎、尿路结石、低钙、骨质疏松、佝偻病人等患者慎食。

**搭配禁忌**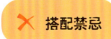
- ❌ 竹笋+豆腐 同食易形成结石
- ❌ 竹笋+红糖 同食对身体不利
- ❌ 竹笋+墨鱼 同食会影响钙的吸收

## 竹笋  +鸡肉   ▶ 同食有助于消减多余脂肪

**材料**：竹笋170克，鸡胸肉230克，彩椒35克，姜末、蒜末各少许

**调料**：盐2克，鸡粉2克，料酒3克，水淀粉、食用油各适量

**做法**：①竹笋洗净切丝；彩椒洗净去蒂，切丝；鸡胸肉洗净切丝，加入盐、鸡粉、水淀粉拌匀，注入食用油腌渍约10分钟。②锅中注水烧开，放入竹笋丝拌匀，加少许盐、鸡粉，焯煮约半分钟捞出。③锅中注油烧热，下入姜末、蒜末爆香，倒入鸡胸肉炒匀，淋入料酒炒香，倒入彩椒丝、竹笋丝炒匀，加盐、鸡粉调味，倒入水淀粉勾芡炒匀即可。

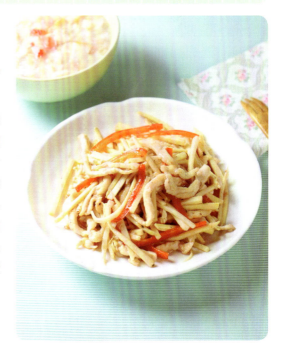

## 竹笋  +莴笋

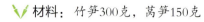 可降脂降压，有助治疗肺热

**材料：** 竹笋300克，莴笋150克

**调料：** 盐3克，味精2克，白糖、香油各适量

**做法：** ①竹笋、莴笋均去皮洗净，切成滚刀块，备用。②锅中注入适量清水，用大火烧开，放入切好的竹笋块，拌匀，煮至断生，捞出，沥干水分，备用。③再倒入莴笋，拌匀，略煮，至其断生，捞出，沥干水分，备用。④将焯煮好的竹笋块、莴笋块盛入碗中，加入适量的盐、味精和白糖，搅拌均匀，淋入适量香油，拌匀调味即可。

## 竹笋  +鲫鱼

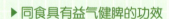 同食具有益气健脾的功效

**材料：** 竹笋200克，鲫鱼1条

**调料：** 盐3克，黄酒、姜丝、葱花、味精、食用油各适量

**做法：** ①鲫鱼洗净，加入黄酒、姜丝、盐，搅拌均匀，腌渍约10分钟；竹笋洗净，切成梳子片。②锅中注入适量食用油，烧热，倒入竹笋片和姜丝，加入适量盐，翻炒均匀，盖上锅盖，稍微焖片刻。③再放入鲫鱼，用小火同焖约5分钟，注入500毫升清水，大火烧开后，转用小火煮至食材熟透，调入味精拌匀，撒上葱花即可。

## 竹笋  +枸杞

▶ 同食可辅助治疗咽喉疼痛

**材料：** 春笋300克，枸杞10克

**调料：** 盐、白糖、味精各适量，水淀粉、葱花、食用油各少许

**做法：** ①将春笋洗净，切成细丝；枸杞洗净，浸泡至软。②锅中注水烧开，放入切好的笋丝，煮约1分钟，至其断生，捞出，沥干水分，备用。③锅中注油烧热，放入葱花煸炒，再放入笋丝、盐、白糖、水，煮约1～2分钟，至食材熟透。④加入味精拌匀，用水淀粉勾芡，撒上洗净的枸杞即可。

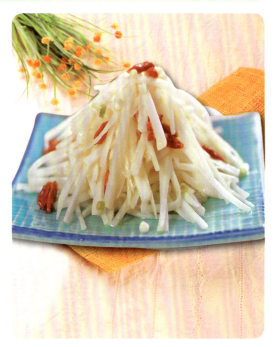

## 竹笋  +猪肉

▶ 同食可辅助治疗肥胖症

**材料：** 竹笋85克，瘦肉95克，西芹50克，彩椒40克，姜片、蒜末、葱段各少许

**调料：** 盐3克，鸡粉少许，料酒4克，水淀粉、食用油各适量

**做法：** ①西芹洗净切段；彩椒洗净切块；竹笋洗净去皮，切片；瘦肉洗净切片，加盐、鸡粉、水淀粉拌匀，注入食用油腌渍约10分钟入味。②沸水锅中放盐、食用油，倒入竹笋略煮，再放入彩椒、西芹煮半分钟，捞出。③锅中注油烧热，下姜片、蒜末、葱段爆香，倒肉片、料酒炒透，放入焯好的食材炒匀，加盐、鸡粉调味，倒水淀粉勾芡即可。

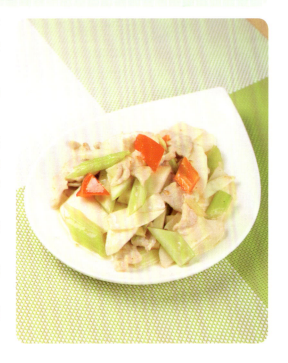

# 茭白

- **别名**：茭瓜、茭笋
- **性味**：性微寒，味甘
- **归经**：归肝、脾、肺经

### 利尿止渴、减肥美容

- **营养成分**：碳水化合物、脂肪、钾、磷、镁、钙等。
- **烹饪提示**：茭白水分极高，若放置过久，会丧失鲜味，最好即买即食。

**适宜人群**：一般人群均可食用，尤其适合高血压、黄疸、肝炎、胆结石、产后缺乳、饮酒过量和酒精中毒等患者食用。

**不宜人群**：肾脏疾病、尿路结石或尿中草酸盐类结晶较多者不宜食用。

**搭配禁忌**：
- 茭白 + 豆腐　同食不易消化，引起结石
- 茭白 + 蜂蜜　同食容易引发痼疾

## 茭白  +鸡蛋 　▶ 同食有通退黄疸、通乳汁的功效

**材料**：茭白200克，鸡蛋3个，葱花少许

**调料**：盐3克，鸡粉3克，水淀粉5克，食用油适量

**做法**：①将洗净去皮的茭白切片；鸡蛋打入碗中，放盐、鸡粉打散调匀。②锅中注水烧开，加入适量盐、食用油、茭白，搅散拌匀，煮约半分钟至其断生捞出；锅注油烧热，倒入蛋液炒熟盛出。③锅底留油，倒茭白翻炒片刻，放盐、鸡粉炒匀调味，倒入鸡蛋、葱花炒匀，淋入水淀粉勾芡即可。

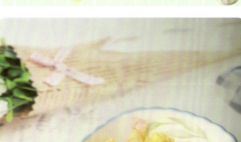

## 茭白 + 芹菜

▶ 同食有降低血压的功效

**材料**：茭白、茶树菇各100克，芹菜80克，蒜末、姜片、葱段各少许

**调料**：盐2克，鸡粉1克，料酒、蚝油、水淀粉、食用油各适量

**做法**：①将洗好的芹菜切段；洗净去皮的茭白切块；茶树菇洗净切段。②锅中注水烧开，放入盐、鸡粉、茭白搅匀，煮半分钟，放茶树菇煮片刻捞出。③锅中注油烧热，放入姜片、蒜末爆香，倒入焯过水的食材炒匀，淋入料酒提味，加蚝油、盐、鸡粉炒匀，注水煮1分钟，放入芹菜翻炒均匀。④淋入适量水淀粉勾芡，放入葱段翻炒均匀即可。

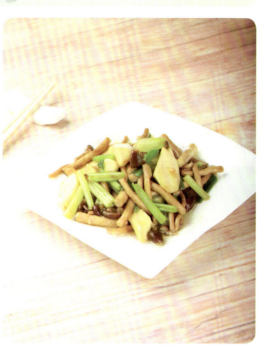

## 茭白 + 猪蹄

▶ 同食有催乳、补虚的作用

**材料**：猪蹄块300克，茭白120克，姜片各少许

**调料**：料酒6克，生抽7克，盐、鸡粉各少许，老抽、水淀粉、食用油各适量

**做法**：①茭白洗净切滚刀块。②锅中注水烧开，倒入猪蹄块、料酒，汆去血渍捞出。③锅中注油烧热，倒入姜片爆香，倒入猪蹄炒匀，淋入料酒炒香，注水加盖，大火烧开后用小火焖约15分钟。④揭盖，加老抽、料酒、生抽、盐拌匀，再用中火焖约20分钟。⑤倒茭白，小火焖20分钟，加鸡粉炒匀，用水淀粉勾芡即可。

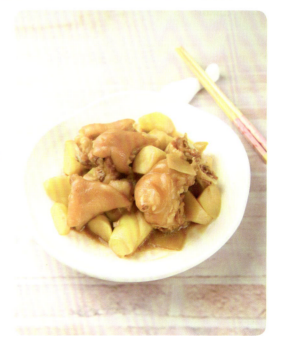

# 蒜薹

- **别名**：蒜毫
- **性味**：性温，味辛
- **归经**：归脾、胃、肺经

## 降低血脂、防癌抗癌

- **营养成分**：糖类、膳食纤维、维生素、钙、磷、大蒜素、大蒜辣素等。
- **烹饪提示**：蒜薹所含的水分较少，炒的时候容易干瘪，下锅前可放盐水里浸泡一下。

**适宜人群**：一般人群均可食用，尤其适宜冠心病、便秘者食用。

**不宜人群**：消化不佳、视力差的人应少吃，过量食用会影响视力；有肝病的人如过量食用，可能引发肝功能障碍。

**搭配禁忌**：
- 蒜薹 + 韭菜 同食会影响消化
- 蒜薹 + 蜂蜜 同食会对眼睛不利

## 蒜薹 + 黑木耳 ▶ 同食具有降低血脂的作用

**材料**：蒜薹300克，猪瘦肉200克，彩椒50克，水发木耳40克

**调料**：盐3克，鸡粉2克，生抽6克，水淀粉、食用油各适量

**做法**：①将洗净的木耳切块；洗好的彩椒切丝；洗净的蒜薹切段；洗好的猪肉切丝，放盐、鸡粉、水淀粉拌匀上浆，注入食用油腌渍约10分钟。②锅注水烧开，放食用油、盐、蒜薹、木耳块、彩椒丝，用中火煮至食材断生捞出。③锅中注油烧热，倒入猪肉丝炒至其松散，淋生抽炒匀，倒入焯过水的材料炒熟，加鸡粉、盐炒匀，淋水淀粉勾芡即可。

# 白萝卜

**开胃消食、保护肠胃**

- 别名：芦菔、紫菘
- 性味：性平，味甘、辛
- 归经：归肺、脾经

- 营养成分：膳食纤维、钙、磷、铁、钾、维生素C和叶酸等。
- 烹饪提示：白萝卜、胡萝卜最好不要同食，若要同食应加醋调和，有利于营养吸收。

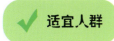
一般人群均可食用，尤为适宜高血压、缺铁性贫血、心悸、咳嗽、鼻出血者食用。

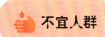
阴盛偏寒体质、脾胃虚寒者等不宜多食；慢性胃炎、单纯甲状腺肿等患者忌食萝卜；脾虚泄泻者慎食或少食。

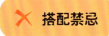
- 白萝卜+黑木耳 同食容易引发皮炎
- 白萝卜+人参 同食会降低补气功效
- 白萝卜+胡萝卜 同食会破坏维生素C

## 白萝卜 + 豆腐  ▶ 同食有助于营养成分吸收

**材料**：豆腐200克，白萝卜180克，水发淡菜100克，香菜、枸杞、姜丝各少许

**调料**：盐、鸡粉各2克，料酒4克，香油适量

**做法**：①白萝卜洗净去皮，切丁；豆腐洗净切块；香菜洗净切段。②砂锅中注水烧开，放入洗净的淡菜、萝卜块、姜丝、料酒。③盖上盖，大火煮沸后用小火煮约20分钟后揭盖，放入洗净的枸杞、豆腐块搅拌均匀，加盐、鸡粉搅匀调味。④再煮约5分钟，淋入香油搅拌均匀，续煮一会儿。⑤关火盛出，装碗，撒上香菜即可。

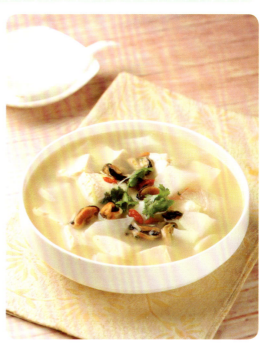

## 白萝卜 + 牛肚 ▶ 同食有健脾开胃功效

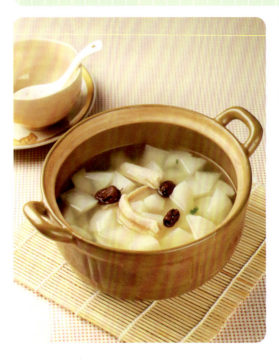

**材料：** 白萝卜300克，牛肚100克，红枣10克，姜片、葱花各少许

**调料：** 盐、鸡粉各2克

**做法：** ①将洗净去皮的白萝卜切成丁；洗好的牛肚切成片。②砂锅中注入适量清水，大火烧开，倒入牛肚，放入洗好的红枣，加入姜片搅拌一会儿，将切好的白萝卜倒入锅中搅拌均匀。③盖上锅盖，烧开后用小火再炖30分钟至食材熟烂。④揭开锅盖，加入适量鸡粉、盐拌匀调味，略煮片刻，再撒入适量葱花，盛出即可。

## 白萝卜 + 金针菇 ▶ 同食有防治消化不良功效

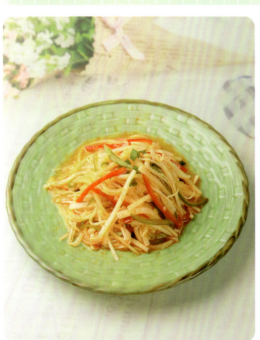

**材料：** 白萝卜200克，金针菇100克，彩椒20克，圆椒10克，蒜末、葱花各少许

**调料：** 盐2克，辣椒油7克，香油5克，鸡粉、白糖各少许

**做法：** ①将洗净去皮的白萝卜切丝；圆椒、彩椒洗净切丝；金针菇洗净，切去根部。②锅中注水烧热，倒入金针菇拌匀，煮至断生捞出，放入凉开水中洗净。③取一碗，倒入白萝卜、彩椒、圆椒、金针菇、蒜末拌匀，加入盐、鸡粉、白糖、辣椒油、香油、葱花拌至入味即可。

## 白萝卜  +排骨 ▶ 同食可以促进脂肪的消化

**材料：** 排骨段400克，白萝卜300克，红枣35克，姜片少许

**调料：** 盐、鸡粉各2克，胡椒粉少许，料酒7克

**做法：** ①将白萝卜洗净去皮，切块。②锅注水烧开，倒入洗净的排骨段，淋入料酒拌匀，煮约半分钟捞出。③砂锅注水烧开，倒入排骨段、姜片、洗净的红枣、料酒，盖上盖，煮沸后转小火炖煮约30分钟后揭盖，倒入白萝卜搅拌均匀。④盖上盖，用小火续煮约15分钟后揭盖，加入盐、鸡粉、胡椒粉搅匀调味，再煮至汤汁入味即可。

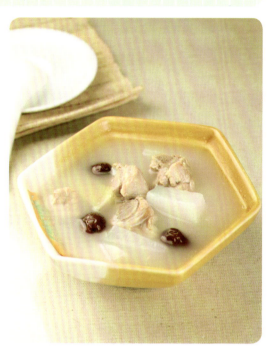

## 白萝卜  +海带 ▶ 同食可以预防甲状腺肿大

**材料：** 白萝卜200克，海带180克

**调料：** 盐2克，鸡精2克，姜片、葱花、食用油各少许

**做法：** ①白萝卜、海带均洗净，切成细丝。②锅中注油烧热，放入姜片、白萝卜丝翻炒，注入适量清水，用大火煮沸。③转小火续煮约3分钟，倒入切好的海带，再煮至沸，放入适量盐、鸡精，搅匀调味。④把煮好的汤料盛放在碗中，撒上葱花即可。

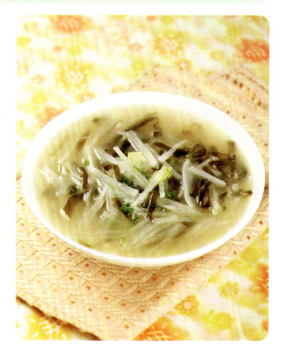

# 胡萝卜

- **别名**：红萝卜、黄萝卜
- **性味**：性温，味甘、辛
- **归经**：归肺、脾经

**通便防癌、补肝明目**

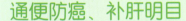

- **营养成分**：富含胡萝卜素、维生素B₁、维生素B₂、钙、铁、磷等维生素和矿物质。
- **烹饪提示**：胡萝卜素是一种脂溶性物质，消化吸收率极差，烹调时应用食用油烹制。

### ✓ 适宜人群
一般人都可食用，尤其适宜癌症、高血压、夜盲症、干眼症患者以及营养不良、食欲不振、皮肤粗糙者食用。

### 不宜人群
脾胃虚寒者慎食，欲生育的妇女不宜多吃胡萝卜。

### ✗ 搭配禁忌
- ⊗ 胡萝卜 + 酒　同食会产生毒素
- ⊗ 胡萝卜 + 白萝卜　同食会破坏维生素C
- ⊗ 胡萝卜 + 西红柿　同食会破坏维生素C

## 胡萝卜 + 菠菜 ▶ 同食可以明目健眼、保护视力

**材料**：胡萝卜85克，菠菜200克，蒜末、葱花各少许

**调料**：盐3克，鸡粉2克，生抽6克，香油2克，食用油少许

**做法**：①将洗净去皮的胡萝卜切丝；洗净的菠菜切去根部，切段。②锅中注入适量清水，大火烧开，加入食用油、盐、胡萝卜丝，拌匀，用大火煮约1分钟，再倒入菠菜搅拌均匀，煮约半分钟捞出。③将焯好的胡萝卜丝和菠菜装入碗中，撒上蒜末、葱花，加入盐、鸡粉、生抽、香油搅拌至食材入味即可。

## 胡萝卜 + 香菜 ▶ 纤维素含量高，可降低胆固醇

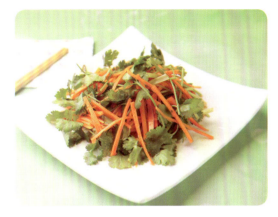

**材料**：胡萝卜200克，香菜20克

**调料**：盐2克，味精2克，生抽8克，香油适量

**做法**：①胡萝卜洗净，切丝；香菜洗净，切段备用。②将胡萝卜丝放入开水中稍烫，捞出，沥干水分，放入容器中。③往容器中加盐、味精、生抽、香油、香菜搅拌均匀，装盘即可。

## 胡萝卜  + 黄豆芽 ▶ 同食可美容明目，开胃

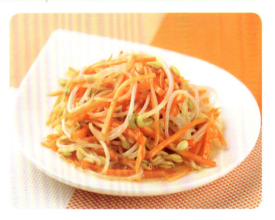

**材料**：胡萝卜丝150克，黄豆芽100克

**调料**：盐3克，鸡精2克，蒜末、食用油各少许

**做法**：①锅中注水烧开，倒入胡萝卜丝、黄豆芽焯水后捞出。②锅中注油烧热，倒入蒜末爆香，倒入胡萝卜丝和黄豆芽，翻炒片刻。③加入适量鸡精、盐炒匀调味即可。

## 胡萝卜  + 山药 ▶ 同食有健胃养胃、补脾的功效

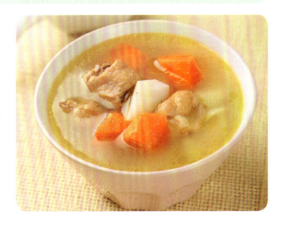

**材料**：鸡肉块、胡萝卜、山药、姜片各少许

**调料**：盐、鸡粉、胡椒粉、料酒各少许

**做法**：①胡萝卜洗净去皮，切块；山药洗净切块。②往沸水锅中加料酒，倒入鸡肉块氽熟捞出。③砂锅中注水烧开，倒入所有材料，淋入料酒，大火烧开后用小火煮45分钟，加盐、鸡粉、胡椒胡调味即可。

# 洋葱

- 别名：葱头、球葱
- 性味：性温，味甘、微辛
- 归经：归肝、脾、胃、肺经

**降压降脂、防癌抗癌**

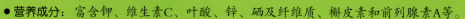

- **营养成分**：富含钾、维生素C、叶酸、锌、硒及纤维质、槲皮素和前列腺素A等。
- **烹饪提示**：切洋葱前把刀放在冷水里浸一会儿，再切洋葱就不会辣眼睛了。

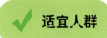 **适宜人群**　一般人均可食用，尤其适宜高血压、高血脂、动脉硬化等心血管疾病、糖尿病、癌症、急慢性肠炎病者及消化不良患者食用。

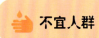 **不宜人群**　皮肤瘙痒性疾病、眼疾、胃病以及肺、胃发炎者少吃。另外，洋葱辛温，热病患者应慎食。

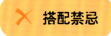 **搭配禁忌**

○ 洋葱 + 蜂蜜
同食会产生毒素影响视力

○ 洋葱 + 黄豆
同食会形成草酸钙，降低钙的吸收

## 洋葱  +红酒　▶ 同食有降压降糖、增强免疫力之效

**材料**：洋葱200克，红酒120毫升

**调料**：白糖3克，盐2克，水淀粉4克，食用油适量

**做法**：①将洋葱洗净切丝，备用。②锅中注入食用油，烧热，放入切好的洋葱，略炒片刻。③再往锅中倒入备好的红酒，翻炒均匀，至洋葱熟软。④加入适量白糖，撒入少许盐，翻炒均匀调味。⑤淋入适量水淀粉勾芡，快速翻炒均匀。⑥将炒好的食材盛出，装盘即可。

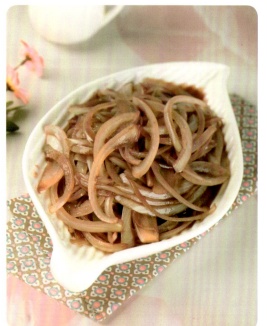

## 洋葱  +牛肉

▶ 同食可以补充维生素，降脂降压

**材料：** 西蓝花朵300克，牛肉丝200克，洋葱丝45克，姜片、葱段各少许

**调料：** 盐、鸡粉、蚝油、白糖、生抽、水淀粉、食用油各适量

**做法：** ①将所有材料洗净；将牛肉加调料腌10分钟。②西蓝花焯水；牛肉入开水锅中煮至变色。③锅中注油烧热，放姜片、葱段、洋葱炒香，放牛肉和所有调料炒匀，出锅即可。

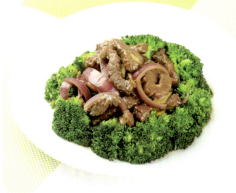

## 洋葱  +鸡蛋

▶ 同食有促进维生素的吸收的功效

**材料：** 洋葱150克，鸡蛋3个

**调料：** 盐、鸡精、葱花、食用油各适量

**做法：** ①将洋葱去皮，切薄片。②把鸡蛋磕入碗中，加少许盐搅匀。③锅里加适量油烧热，把鸡蛋倒入锅中炒熟，装盘备用。④另起锅，注油烧热，下入洋葱翻炒软后放鸡蛋，加盐、鸡粉、葱花炒匀调味即可。

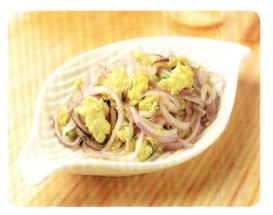

## 洋葱  +排骨

▶ 同食可促进蛋白质的吸收

**材料：** 西芹、排骨、洋葱各适量

**调料：** 盐3克，鸡精3克，酱油5克，辣椒粉5克，水淀粉、食用油各少许

**做法：** ①将排骨洗净斩段，氽至八成熟；西芹、洋葱洗净切片。②将炒锅置火上，注油烧热，下排骨滑油捞出。③锅底留油，爆香洋葱，下入西芹炒、排骨炒匀，加调味料炒匀入味，用水淀粉勾芡即可。

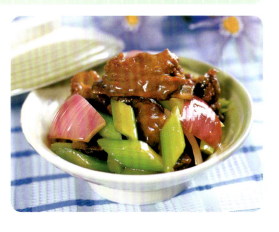

# 山药

- 别名：淮山、薯蓣
- 性味：性平，味甘
- 归经：归脾、肺、肾经

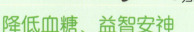

**降低血糖、益智安神**

- 营养成分：含多种氨基酸和糖蛋白、黏液质、胡萝卜素、维生素C、维生素B₂等营养元素。
- 烹饪提示：山药切片后需立即浸泡在盐水中，以防止氧化发黑。

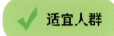 一般人群均可食用，对糖尿病患者、腹胀者、病后虚弱者、慢性肾炎患者、长期腹泻者尤其适宜。

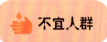 山药有收涩的作用，故大便燥结者不宜食用。另外，有实邪者忌食山药。

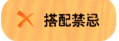
- 山药 + 猪肝 同食破坏维生素C
- 山药 + 黄瓜 同食破坏维生素C
- 山药 + 南瓜 同食破坏维生素C

## 山药  + 芝麻 　▶ 同食可补充钙质，预防骨质疏松

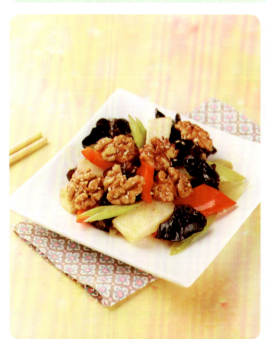

**材料**：山药90克，水发木耳40克，西芹50克，彩椒60克，核桃仁30克，熟白芝麻少许

**调料**：盐3克，白糖10克，生抽、水淀粉、食用油各适量

**做法**：①山药洗净去皮，切片；木耳、彩椒、西芹均洗净切块。②锅中注水烧开，加盐、食用油、山药煮半分钟，再倒入木耳、西芹、彩椒煮半分钟捞出；锅中注油烧热，放核桃仁炸香捞出；锅底留油，放白糖、核桃仁炒匀，撒上白芝麻拌匀。③往热油锅中倒入焯水的食材炒匀，加盐、生抽、白糖调味，淋水淀粉勾芡装盘，放上核桃仁即可。

## 山药 + 红枣　▶皆为补脾佳品，可养胃补血

**材料**：红枣20克，干百合15克，山药150克

**调料**：蜂蜜15克

**做法**：①将洗净去皮的山药切块，再切条，改切成丁。②把洗净的红枣、百合、切好的山药装入碗中。③加入适量蜂蜜，搅拌均匀，把处理好的材料装入盘中。④往蒸锅中注入适量清水，用大火烧开，将装有材料的盘子放入蒸锅中，盖上锅盖，用中火蒸15分钟至食材熟透。⑤揭开锅盖，取出蒸好的食材即可。

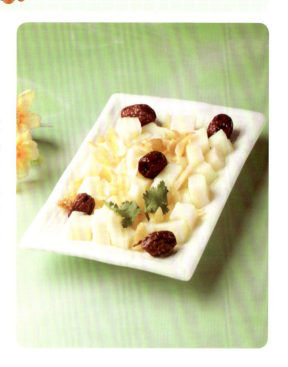

## 山药 + 玉米　▶同食可促进营养吸收，增强免疫力

**材料**：鲜玉米粒60克，彩椒25克，圆椒20克，山药120克

**调料**：盐4克，鸡粉2克，白糖、水淀粉、食用油各适量

**做法**：①彩椒、圆椒均洗净切丁；山药洗净去皮，切丁。②锅中注入适量清水烧开，倒入洗净的玉米粒大火略煮，再倒入山药、彩椒、圆椒，加入食用油、盐拌匀，煮至食材断生，捞出，沥干备用。③锅中注油烧热，倒入焯过水的材料，翻炒匀，加入适量盐、白糖、鸡粉，炒匀至入味。④倒入水淀粉勾芡，盛出即可。

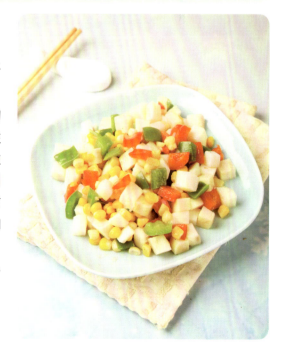

# 土豆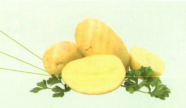

- 别名：马铃薯、洋芋
- 性味：性平，味甘
- 归经：归胃、大肠经

## 降糖降脂、疏通肠道

- 营养成分：糖类、蛋白质、脂肪、维生素、钙、维生素$B_2$、烟酸、磷、钾、铁等。
- 烹饪提示：土豆在食用时一定要去皮，特别是绿皮土豆一定要去皮食用。

**适宜人群**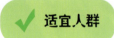
一般人群均可食用，尤其适宜缺铁性贫血、风湿性关节炎、急性肠炎、习惯性便秘、心脑血管疾病等患者食用。

**不宜人群**
肠胃不佳、经常肚胀和拉肚子的人不宜吃土豆。

**搭配禁忌**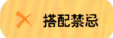
- 土豆 + 香蕉 同食易致面部生斑
- 土豆 + 西红柿 同食会消化不良
- 土豆 + 柿子 同食易形成胃结石

## 土豆  + 黄瓜  ▶ 两者同食有利于身体健康

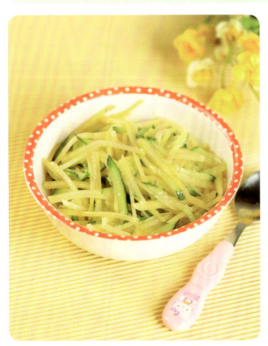

**材料**：土豆120克，黄瓜110克，葱末、蒜末各少许

**调料**：盐3克，鸡粉、水淀粉、食用油各适量

**做法**：①将洗好的黄瓜切丝；去皮洗净的土豆切丝。②锅中注水烧开，放入盐、土豆丝搅拌均匀，煮约半分钟至其断生捞出，沥干水分。③锅中注油烧热，下入蒜末、葱末爆香，倒入黄瓜丝炒至析出水分，放入土豆丝炒至熟透。④转小火，加入盐、鸡粉炒至食材入味，淋入少许水淀粉勾芡即可。

## 土豆  +油豆角  ▶同食有健脾和胃、除烦润燥之效

**材料：** 土豆300克，油豆角200克，红椒40克，蒜末、葱段各少许

**调料：** 豆瓣酱15克，盐、鸡粉各2克，老抽、生抽、水淀粉各5克，食用油少许

**做法：** ①将油豆角洗净切段；土豆洗净去皮，切丁；红椒洗净去籽，切块。②往热油锅中倒入土豆炸至金黄色捞出。③锅底留油，下入蒜末、葱段爆香，倒入油豆角炒至变色，加入土豆炒匀，加水、豆瓣酱、盐、鸡粉、生抽、老抽炒匀调味，加盖，用小火焖5分钟。④揭盖，加入红椒炒匀，略焖片刻后大火收汁，淋入水淀粉勾芡即可。

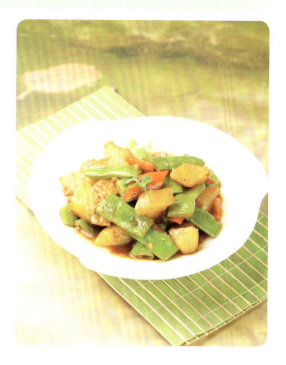

## 土豆 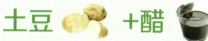 +醋  ▶同食有分解有毒物质的功效

**材料：** 土豆200克，水发木耳40克，彩椒50克，蒜末、葱花各少许

**调料：** 盐2克，鸡粉2克，白糖4克，陈醋7克，香油2克

**做法：** ①将洗净去皮的土豆切丝；洗好的彩椒去籽切丝；木耳洗净切丝。②锅中注水烧开，放入木耳丝煮沸，倒入彩椒、土豆搅匀，煮1分钟至食材熟透捞出，沥干水分。③把焯煮好的食材装入碗中，放盐、鸡粉、白糖、蒜末，淋入陈醋、香油搅拌均匀，使食材入味。④盛出拌好的食材，装入碗中，撒上葱花即可。

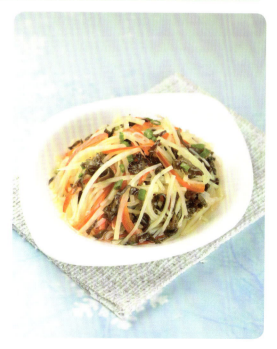

# 红薯

**止血降糖、解毒抗癌**

- 别名：番薯、甘薯
- 性味：性平，味甘
- 归经：归脾、胃经

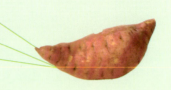

- 营养成分：碳水化合物、膳食纤维、生物类黄酮、维生素A、维生素C、胡萝卜素等。
- 烹饪提示：红薯要蒸熟煮透再吃，因红薯中的淀粉颗粒不经高温破坏，难以消化。

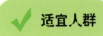 一般人群均可食用，尤其适宜糖尿病患者食用。

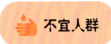 红薯含有大量膳食纤维，很难被消化，胃及十二指肠溃疡者、高血压病者不宜食用。

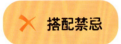
- 红薯 + 西红柿 同食容易形成结石
- 红薯 + 鸡蛋 同食容易导致腹痛

## 红薯  + 糙米   ▶ 同食有通便润肠、减肥的功效

**材料**：水发糙米200克，水发绿豆35克，红薯170克，枸杞少许

**调料**：白糖少许

**做法**：①将洗净去皮的红薯切片，再切条，改切成小块。②砂锅注水烧开，倒入洗好的糙米拌匀，放入洗净的绿豆搅拌均匀，盖上盖，大火烧开后用小火煮约60分钟。③揭盖，倒入切好的红薯，撒上洗净的枸杞拌匀，再盖上盖，用小火续煮15分钟至食材熟透。④揭盖，加少许白糖搅拌片刻，关火后盛出煮好的粥，装入碗中即可。

## 红薯 + 莲子 ▶ 同食可健脾益气，补肾涩精

**材料**：红薯80克，水发莲子70克，水发大米160克

**做法**：①将泡好的莲子去除莲子心；洗好去皮的红薯切片，再切条，改切成丁。②砂锅中注入适量清水烧开，放入去心的莲子，倒入泡好的大米搅匀。③盖上盖，大火烧开后用小火煮约30分钟，至食材熟软。④揭盖，放入红薯丁搅拌匀，再盖上盖，用小火煮15分钟至食材熟烂。⑤揭盖，将锅中食材搅拌均匀。⑥将煮好的粥盛出，装入碗中即可。

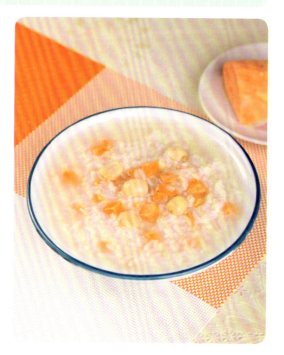

## 红薯 + 猪小排 ▶ 同食可促进营养吸收，增强免疫力

**材料**：红薯200克，猪小排250克，姜片30克

**调料**：盐2克，鸡粉2克，料酒适量

**做法**：①将洗净去皮的红薯对半切开，再切条，改切成丁。②锅中注水烧开，倒入猪小排、料酒煮沸，捞去锅中浮沫，把汆煮好的猪小排捞出。③砂锅注水烧开，放入汆好的猪小排、红薯丁搅拌均匀，盖上盖，烧开后用小火炖40分钟，至食材熟烂。④揭盖，加入盐、鸡粉搅匀调味。⑤盛出，装入碗中即可。

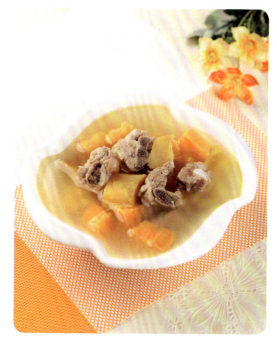

# 马蹄

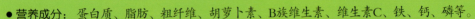

- **别名**：荸荠、水栗
- **性味**：性微寒，味甘
- **归经**：归肺、胃、大肠经

## 清热泻火、解毒利尿

- **营养成分**：蛋白质、脂肪、粗纤维、胡萝卜素、B族维生素、维生素C、铁、钙、磷等。
- **烹饪提示**：生马蹄内可能有姜片虫，不要经常生吃，否则易至姜片虫进入体内。

 **适宜人群**：一般人群均可食用，尤其适宜咽喉干疼、咳嗽多痰、大便不利患者食用。

 **不宜人群**：小儿消化力弱者忌食。

**搭配禁忌**：
- 马蹄 + 牛肉 同食容易伤脾胃
- 马蹄 + 羊肉 同食容易伤脾胃

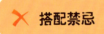 马蹄  +核桃  ▶ 同食有帮助食物消化之效

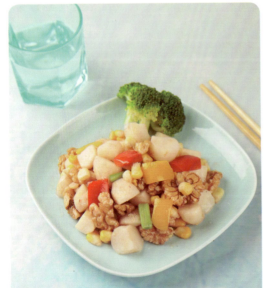

**材料**：马蹄肉200克，玉米粒90克，核桃仁50克，彩椒片35克，葱段少许

**调料**：白糖2克，盐3克，鸡粉2克，水淀粉、食用油各适量

**做法**：①马蹄、彩椒均洗净，切成小块。②锅中注水烧开，倒入玉米粒焯至断生，倒入马蹄肉、食用油、彩椒、白糖拌匀，去除杂质，捞出。③锅中注油烧热，倒入葱段爆香，放入焯水的食材炒匀，放核桃仁炒香。④加入盐、白糖、鸡粉、水淀粉炒匀调味，盛出装盘即可。

Part 2 蔬菜搭配着吃更营养

## 马蹄 + 香菇
▶ 同食有益胃助食的功效

**材料：** 马蹄肉100克，香菇60克，葱花少许

**调料：** 盐3克，鸡粉2克，蚝油4克，水淀粉、食用油各适量

**做法：** ①将洗净的马蹄肉切成片；洗好的香菇去蒂，切粗丝。②锅注水烧开，加入盐、香菇丝搅匀，煮约半分钟，再放马蹄肉搅拌均匀，煮约半分钟捞出。③锅中注油烧热，倒入焯煮过的食材翻炒均匀，加入少许盐、鸡粉炒匀调味，倒入适量蚝油炒匀，加水淀粉勾芡。④将炒好的食材盛出，装入盘中，撒上葱花即可。

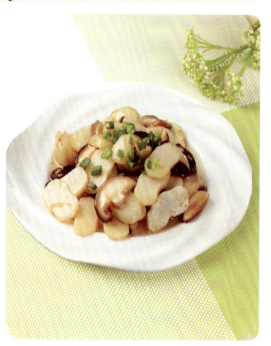

## 马蹄  + 黑木耳
▶ 两者同食可补气血、强身体

**材料：** 彩椒、胡萝卜各100克，水发木耳50克，马蹄90克，蒜末、葱段各少许

**调料：** 盐3克，料酒10克，鸡粉2克，水淀粉4克，食用油适量

**做法：** ①将彩椒、木耳洗净切块；胡萝卜洗净切片；马蹄洗净去皮，切片。②锅中注水烧开，加盐、食用油，倒入木耳、马蹄、胡萝卜煮沸，放入彩椒，再次煮沸，捞出。③锅中注油烧热，放入蒜末、葱段爆香，倒入焯过水的食材，炒匀，淋料酒提味。④加盐、鸡粉炒匀调味，淋水淀粉炒匀即可。

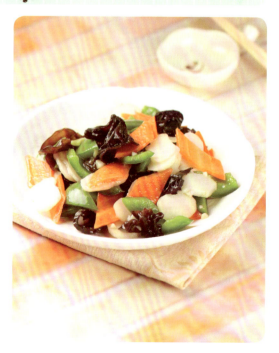

# 百合

**增强免疫、镇静催眠**

- 别名：山丹、强瞿
- 性味：性微寒，味苦
- 归经：归心、肺经

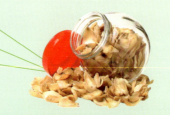

- 营养成分：淀粉、蛋白质、脂肪、钙、铁、硒、B族维生素、维生素C、胡萝卜素等。
- 烹饪提示：将鲜百合的鳞片剥下，洗净后入沸水中浸泡一下，可除去苦涩味。

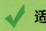 **适宜人群**　一般人群均可食用，尤其适宜体虚肺弱、更年期者食用。

 **不宜人群**　风寒咳嗽、脾虚便溏者忌食。

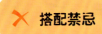 **搭配禁忌**
⊗ 百合 + 羊肉
百合性寒，羊肉性温，两者性味相冲，同食容易致腹泻，伤脾胃

  +鸡蛋 　▶ 同食可滋阴润燥，清心安神

✔ 材料：鲜百合140克，胡萝卜25克，鸡蛋120克，葱花少许

调料：盐4克，鸡粉2克，白糖、食用油各少许

做法：①胡萝卜洗净去皮，切片；鸡蛋打开入碗，加盐、鸡粉搅成蛋液。②锅中注入适量清水烧开，倒入胡萝卜片、鲜百合，拌匀。③加入少许白糖，焯煮至食材断生，捞出，沥干水分，备用。④锅中注油烧热，倒入蛋液炒匀，至其呈蛋花，倒入焯煮过的胡萝卜、鲜百合，炒匀，加盐、鸡粉炒匀调味。⑤撒上葱花，翻炒均匀，关火后盛出菜肴即可。

## 百合  +杏仁 ▶同食有利于营养的吸收

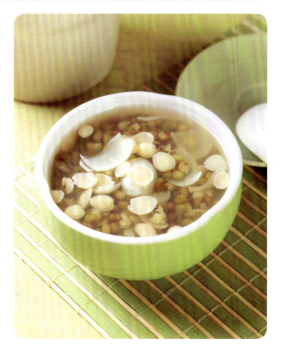

**材料：** 水发绿豆140克，鲜百合45克，杏仁少许

**调料：** 白糖适量

**做法：** ①砂锅中注入适量清水，用大火煮至沸腾。②倒入水发好的绿豆、杏仁，用锅勺搅拌均匀。③盖上锅盖，大火烧开后，转小火煮约30分钟。④揭开锅盖，倒入百合拌匀。⑤盖上锅盖，用小火续煮约15分钟。⑥揭开锅盖，加入适量白糖搅拌至溶化，关火后盛出煮好的甜汤，装在碗中即可。

## 百合  +猪肉  ▶同食有止咳平喘的作用

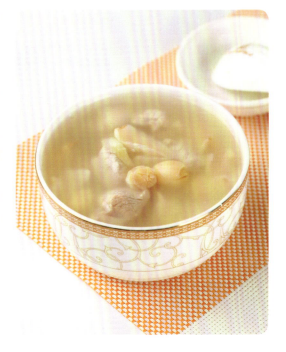

**材料：** 水发莲子80克，干百合30克，猪瘦肉200克，干贝30克

**调料：** 盐2克，鸡粉2克，料酒8克

**做法：** ①将猪瘦肉洗净切丁，备用。②锅中注水烧开，倒入瘦肉丁，搅拌片刻，煮至变色，捞出，沥干水分。③砂锅中倒入适量清水烧开，倒入洗净的干百合、莲子，加入瘦肉，倒入洗好的干贝，淋入适量料酒，搅匀。④盖上锅盖，烧开后用小火煮1小时，至食材熟透。⑤揭开盖，放入少许盐、鸡粉，搅拌片刻，至食材入味。⑥关火后盛出，装入碗中即可。

# 豆角

**别名**：豇豆、长豆角
**性味**：性平，味甘
**归经**：归脾、肠经

## 增进食欲、增强免疫

- **营养成分**：优质蛋白质、适量的碳水化合物及多种维生素、微量元素等。
- **烹饪提示**：食用生豆角或未炒熟的豆角容易引起中毒，因此，一定要煮熟才吃。

### ✓ 适宜人群
一般人群均可食用，尤其适合糖尿病、肾虚、尿频、遗精及一些妇科功能性疾病患者多食。

### 不宜人群
气滞便结者应慎食豆角。

### ✗ 搭配禁忌
⊗ 豆角 + 桂圆
同食容易引起腹胀

⊗ 豆角 + 糖
同食会影响糖的吸收

---

## 豆角  + 蒜 　▶ 同食可开胃消食，杀菌消毒

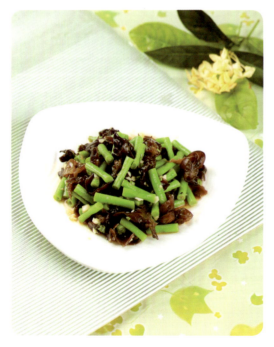

**材料**：水发木耳40克，豆角100克，蒜末、葱花各少许

**调料**：盐3克，鸡粉2克，生抽4克，陈醋6克，香油、食用油各适量

**做法**：①豆角洗净，切小段；木耳洗净，切小块。②锅中注水烧开，加入盐、鸡粉，倒入豆角，注入少许食用油，搅匀，煮约半分钟，再放入木耳，煮约1分30秒，至食材断生后捞出。③将豆角、木耳装入碗中，撒上蒜末、葱花，加入盐、鸡粉，淋入生抽、陈醋，倒入少许香油。④搅拌至食材入味即可。

## 豆角 +鸡肉

▶ 两者同食可以增进食欲

**材料：** 鸡胸肉270克，豆角180克，西红柿50克，蒜末、葱段各少许

**调料：** 盐3克，鸡粉1克，白糖3克，番茄酱7克，水淀粉、食用油各适量

**做法：** ①豆角洗净切段；西红柿洗净切丁；鸡胸肉洗净切丁，加盐、鸡粉、水淀粉拌匀上浆，注油腌渍约10分钟。②锅注水烧开，加入食用油、盐、豆角煮至断生捞出。③锅中注油烧热，倒入鸡肉丁炒至变色，下蒜末、葱段炒香，倒入豆角炒匀。④放入西红柿丁炒软，加番茄酱、白糖、盐调味，倒入水淀粉勾芡即可。

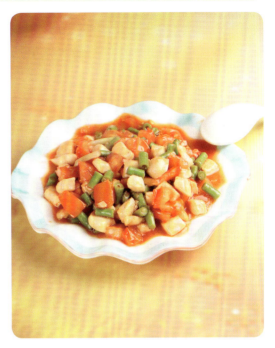

## 豆角 +猪肉

▶ 同食可健脾补肾，生精养血

**材料：** 五花肉200克，豆角120克，姜片、蒜末、葱段各少许

**调料：** 盐2克，鸡粉2克，白糖4克，南乳5克，水淀粉、料酒、生抽、食粉、老抽各适量

**做法：** ①豆角洗净切段，放入沸水锅中，加食粉，焯至七成熟，捞出。②将炒锅烧热，放入五花肉炒出油，放入姜片、蒜末，加南乳，炒匀，淋料酒炒香，加白糖炒匀，放生抽、老抽炒入味，加水、鸡粉、盐，炒匀。④小火焖20分钟，至五花肉熟烂，放豆角，小火焖4分钟至熟，大火收汁，倒水淀粉勾芡，下葱段炒香出锅即可。

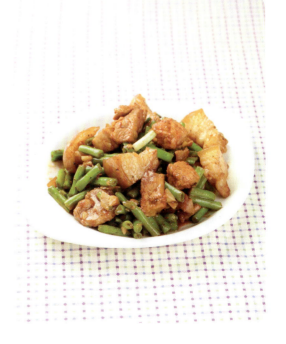

# 四季豆

- 别名：芸豆、豆角
- 性味：性微温，味甘、淡
- 归经：归脾、胃经

**增强免疫力、排毒瘦身**

- 营养成分：维生素A、维生素C、蛋白质、碳水化合物、脂肪、钙、磷、铁、钾等。
- 烹饪提示：将豆角用开水焯一下，捞出撒少许盐，再炒，炒出的豆角翠绿欲滴。

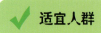

**适宜人群**：一般人群均可食用，尤其适合妇女白带多者、急性肠炎者食用，同时适宜癌症、急性肠胃炎、食欲不振者食用。

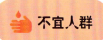

**不宜人群**：腹胀者不宜食用，消化功能不良、慢性消化道疾病患者应该少食。

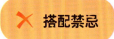

**搭配禁忌**：
- 四季豆 + 醋　同食会破坏营养价值
- 四季豆 + 咸鱼　同食会影响对钙质的吸收

## 四季豆 + 花椒 ▶ 两者同食可促进骨骼生长

**材料**：四季豆200克，红椒15克，花椒、干辣椒、葱段、蒜末各少许

**调料**：盐3克，鸡粉2克，生抽、料酒、豆瓣酱、水淀粉、食用油各适量

**做法**：①将洗净的四季豆去除头、尾，切段；洗好的红椒去籽，切块。②锅中注入适量清水，大火烧开，加盐、食用油、四季豆，焯煮约3分钟至其熟软捞出。③锅中注油烧热，倒入花椒、干辣椒、葱段、蒜末爆香，放入红椒、四季豆翻炒均匀至熟。④加入盐、料酒、鸡粉、生抽、豆瓣酱炒匀调味，倒入水淀粉勾芡即可。

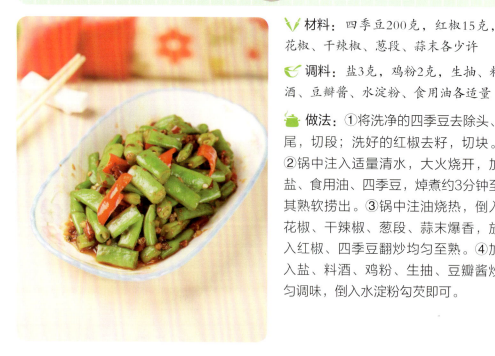

# 豆腐

- 别名：方璧、白玉
- 性味：性微温，味甘、淡
- 归经：归脾、胃经

**健脑益智、降低胆固醇**

- 营养成分：豆蛋白、氨基酸、脂肪、碳水化合物、维生素和矿物质元素等。
- 烹饪提示：豆腐在烹饪前泡在淡盐水中30分钟，这样既不易碎，又可去除豆腥味。

### ✓ 适宜人群
一般人群均可食用，是老人和孕、产妇的理想食品，也是儿童生长发育的重要食物。

### 不宜人群
严重肝病、肾病、黄豆过敏者不宜食用。

### ✗ 搭配禁忌
- 豆腐 + 菠菜　同食影响钙的吸收
- 豆腐 + 核桃　同食不利于营养吸收

## 豆腐 + 海带 ▶ 可促进碘的吸收，预防碘缺乏

**材料**：蛤蜊300克，豆腐200克，水发海带100克，姜片、蒜末各少许

**调料**：盐3克，鸡粉2克，料酒5克，生抽、水淀粉、香油、食用油各适量

**做法**：①将豆腐、海带洗净切块。②锅注水烧开，加入盐、海带搅拌均匀，煮约半分钟，倒入豆腐块拌匀，煮约半分钟捞出。③锅中注油烧热，放入蒜末、姜片爆香，倒入焯过水的食材翻炒匀，放料酒、生抽炒匀，注水煮至沸腾，倒入洗净的蛤蜊拌匀，炖煮约3分钟，加入盐、鸡粉炒匀，倒入水淀粉勾芡，淋入香油炒香装盘，撒上葱花即可。

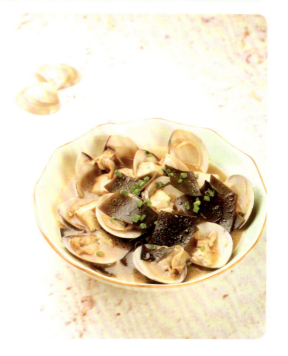

## 豆腐 + 草鱼 ▶ 可促进钙的吸收、骨骼生长

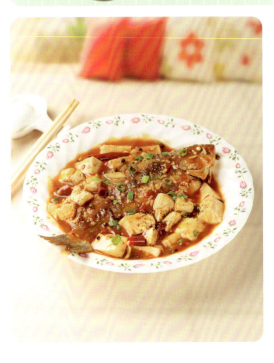

**材料：** 净鲫鱼300克，豆腐200克，醪糟汁40克，干辣椒3克，花椒、姜片、蒜末、葱花各少许

**调料：** 盐2克，豆瓣酱7克，花椒粉、老抽各少许，生抽5克，陈醋8克，水淀粉、花椒油、食用油各适量

**做法：** ①将豆腐洗净切块，备用。②锅中注油烧热，放鲫鱼小火煎至断生，放干辣椒、花椒、姜片、蒜末炒香，倒醪糟汁、水、豆瓣酱、生抽、盐、花椒油拌匀，放入豆腐块、陈醋提味，用小火焖煮约5分钟，起锅装盘。③将余下汤汁烧热，淋老抽、水淀粉勾芡，制成味汁，浇在鱼身上，点缀上葱花，撒上少许花椒粉即可。

## 豆腐 + 猪血 ▶ 同食能补铁补血，保护心血管

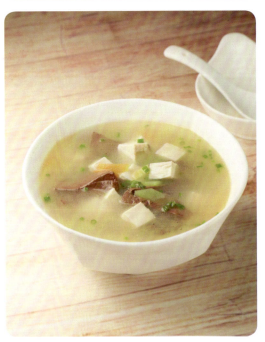

**材料：** 莴笋100克，胡萝卜90克，猪血150克，豆腐200克，姜片、葱花各少许

**调料：** 盐2克，鸡粉3克，胡椒粉少许，香油2克，食用油少许

**做法：** ①将胡萝卜、莴笋均洗净去皮，切片；豆腐、猪血均洗净切块。②锅中注油烧热，下姜片爆香，倒水烧开，加入盐、鸡粉、莴笋、胡萝卜拌匀，倒入豆腐块，加入猪血，加盖，用中火煮2分钟，至食材熟透。③揭盖，加入少许胡椒粉，淋入香油拌匀，略煮至食材入味。④装入汤碗中，撒上葱花即可。

# 绿豆芽

- 别名：银芽
- 性味：性凉，味甘
- 归经：归胃、三焦经

**清热解暑、解毒利尿**

- 营养成分：蛋白质、纤维素、钙、磷、铁、B族维生素等。
- 烹饪提示：烹饪绿豆芽时油盐不宜太多，下锅后要迅速翻炒，适当加些醋即可。

## 适宜人群
一般人均可食用，尤其适宜长期吸烟、饮酒者食用。

## 不宜人群
脾胃虚寒的人不宜多吃豆芽。

## 搭配禁忌
- 绿豆芽＋猪肝　同食会有损营养素的吸收
- 绿豆芽＋皮蛋　同食容易导致腹泻

## 绿豆芽 ＋ 韭菜 ▶ 同食有解毒、补肾、减肥的作用

**材料**：韭菜段60克，绿豆芽70克，高汤适量

**调料**：鸡粉2克，盐2克，食用油适量

**做法**：①热锅注油烧热，放入韭菜段炒香。②倒入洗净的绿豆芽，炒匀炒香。③加入高汤拌匀，用大火煮约1分钟至食材熟透。④加少许鸡粉、盐调味拌煮片刻至食材入味。⑤关火后盛出煮好的汤料即可。

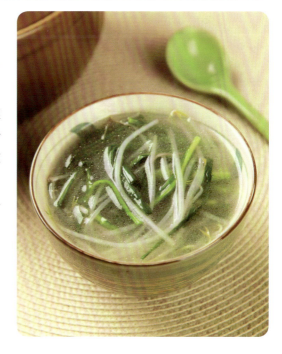

# 豆腐皮

预防骨质疏松、养胃

- **别名**：干豆腐、千张
- **性味**：性平，味甘
- **归经**：归大肠、脾经

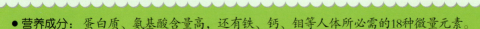

- **营养成分**：蛋白质、氨基酸含量高，还有铁、钙、钼等人体所必需的18种微量元素。
- **烹饪提示**：豆皮在凉拌食用前可用开水烫一下，用以除菌。

### ✓ 适宜人群
一般人群均可食用，尤其适宜身体虚弱、营养不良、气血双亏、年老羸瘦之人食用。

### 不宜人群
婴儿、幼儿人群应忌食或少食。

### ✗ 搭配禁忌
⊗ 豆腐皮 + 菠菜
同食会影响营养的吸收

⊗ 豆腐皮 + 蜂蜜
蜂蜜富含活性酶，同食引起腹泻

## 豆腐皮  +辣椒  ▶ 同食有开胃消食、增强免疫力之效

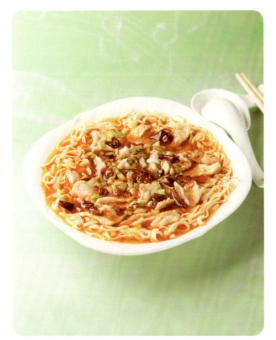

**材料**：千张丝300克，红椒粒40克，瘦肉250克，姜片、蒜末、干辣椒、葱花各少许

**调料**：盐、鸡粉、水淀粉、辣椒油、陈醋、生抽各4克，豆瓣酱、食用油各适量

**做法**：①将洗好的瘦肉切片，放盐、鸡粉、水淀粉、食用油腌渍10分钟；千张丝加盐、鸡粉、食用油煮1分钟，捞出装盘。②锅中注油烧热，放姜片、蒜末、红椒粒、豆瓣酱炒匀，加水、辣椒油、陈醋、生抽、盐、鸡粉煮沸，倒入肉片煮约1分钟，盛放在千张丝的盘中，撒上葱花、干辣椒、热油即可。

# 豆干

**补充钙质、保护心脏**

- 别名：豆腐干、白干
- 性味：性平，味甘
- 归经：归大肠、脾经

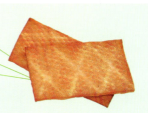

- 营养成分：蛋白质、脂肪、碳水化合物、钙、磷、铁等。
- 烹饪提示：豆干不易入味，所以在烹饪前可先用调味料与水焖煮一下。

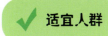 一般人皆可食用，尤为适宜身体虚弱、营养不良者、高脂血症、高胆固醇、肥胖者及血管硬化者食用。

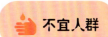 老人、缺铁性贫血患者、糖尿病患者、肥胖、高血脂病者以及豆类过敏者慎食。

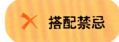
- 豆干 + 葱　同食会影响钙质的吸收
- 豆干 + 蜂蜜　同食容易引起腹泻

## 豆干  +金针菇 　▶ 功效相辅，同食能促性欲

**材料**：金针菇85克，豆干165克，彩椒20克，蒜末少许

**调料**：盐、鸡粉各2克，香油适量

**做法**：①将金针菇洗净，切去根部；彩椒、豆干均洗净切丝。②锅中注水烧开，倒入豆干，拌匀，焯去腥味，捞出。③另起锅，注水烧开，倒入金针菇、彩椒，拌匀，煮至断生，捞出。④将金针菇、彩椒装入碗中，放入豆干拌匀，撒上蒜末，加入盐、鸡粉、香油拌匀，至食材入味。⑤盛入盘中，摆好盘即可。

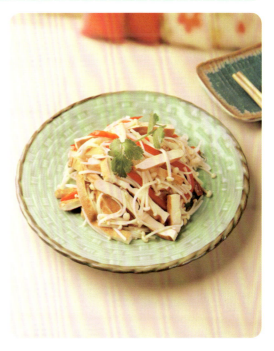

# 腐竹

**降低胆固醇、降低血脂**

- 别名：支竹、甜竹
- 性味：性平，味甘
- 归经：归大肠、脾经

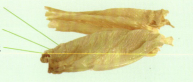

- 营养成分：蛋白质、钙、锌、铁、磷、膳食纤维、卵磷脂、异黄酮素、维生素E等。
- 烹饪提示：腐竹须用凉水泡发，这样可使腐竹整洁美观，如用热水泡，腐竹易碎。

 **适宜人群**　一般人皆可食用，尤其适合老年人、高血脂病者食用。

 **不宜人群**　肾炎、肾功能不全者最好少吃，糖尿病、酸中毒病人以及痛风患者或正在服用四环素、优降灵等药的病人也应慎食。

**搭配禁忌**

- 腐竹 + 葱　同食会影响钙质的吸收
- 腐竹 + 蜂蜜　蜂蜜富含活性酶，同食易引起腹泻

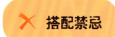 **+芹菜**  ▶ 同食有降压降脂、抗疲劳的作用

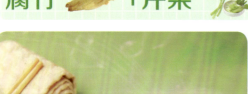

**材料**：芹菜85克，胡萝卜60克，水发腐竹140克

**调料**：盐2克，鸡粉2克，胡椒粉1克，香油适量

**做法**：①芹菜洗净切段；胡萝卜洗净去皮，切丝；水发腐竹切段。②锅中注入适量清水烧开，倒入芹菜、胡萝卜，拌匀，大火略煮，倒入腐竹，煮至食材断生，捞出沥干。③将焯过水的食材装入碗中，加入适量盐、鸡粉、胡椒粉、香油，拌匀，至食材入味。④将拌好的食材盛出，装入盘中，摆好盘即可。

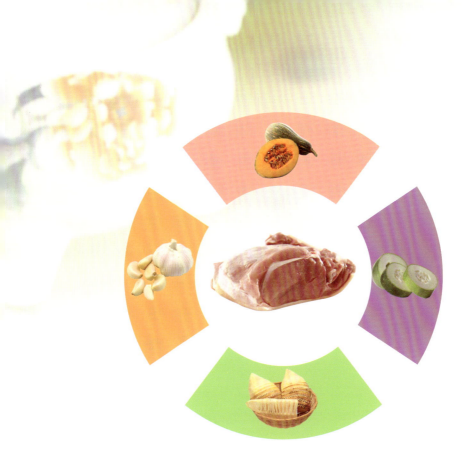

# 各种肉类的最营养搭配

## Part 3

　　肉类能够及时补充人体所消耗的各种蛋白质、多种矿物质等成分，是人们大脑和身体生长发育、滋补保健不可或缺的一类食物。比如，猪肉、牛肉、鸡肉、羊肉等都是人们经常食用的营养肉类。大多数情况下，肉类都会跟一种或多种食材混搭来烹饪，或做炒菜，或做煲汤，等等。此外，肉类与素菜搭配可以融合荤素的营养和口味，与药材搭配可以提升食疗功效。怎么混搭能够既美味又营养呢？本章将带您一起了解这些肉类的混搭秘笈。

# 猪肉

滋阴润燥、补虚养血

- 别名：豕肉、豚肉
- 性味：性平，味甘、咸
- 归经：归脾、胃、肾经

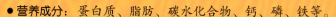

- 营养成分：蛋白质、脂肪、碳水化合物、钙、磷、铁等。
- 烹饪提示：烹调猪肉前勿用热水清洗，否则会流失很多营养，同时口味也欠佳。

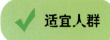 一般人都可食用，尤其适宜阴虚、头晕、贫血、大便秘结、营养不良之人，燥咳无痰的老人，产后乳汁缺乏的妇女食用。

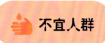 体胖、多痰、舌苔厚腻者慎食；患有冠心病、高血压、高血脂者忌食肥肉；凡有风邪偏盛之人应忌食猪头肉。

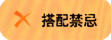 
- 猪肉 + 田螺 同食易损伤肠胃
- 猪肉 + 茶 同食易引发便秘
- 猪肉 + 羊肝 同烹炒易产生怪味

## 猪肉 + 南瓜

▶ 同食可延缓肠道对脂肪的吸收

**材料**：土豆、南瓜各300克，肉末120克，葱花、蒜末少许

**调料**：盐4克，鸡粉2克，料酒、食用油各少许

**做法**：①南瓜、土豆均洗净去皮，切成块状，入蒸锅蒸约15分钟至熟，取出，分别压成泥状，装盘备用。②锅中注油烧热，倒入蒜末炒香，倒入备好的肉末，炒至变色。③淋入料酒，炒香，放入压好的南瓜泥和土豆泥，炒至食材混合均匀。④加入盐、鸡粉拌炒均匀，关火盛出，装入盘中。⑤在菜肴上撒上葱花装饰即可。

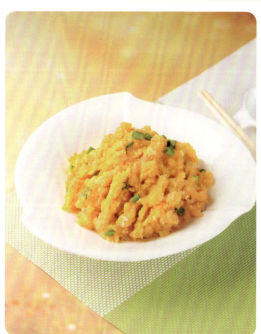

Part 3　各种肉类的最营养搭配

## 猪肉  +黑木耳　▶同食降低胆固醇，防治心血管病

**材料：** 猪肉250克，莴笋片、黑木耳片各150克

**调料：** 盐3克，干红辣椒段10克，鸡精2克，酱油、醋、食用油各适量

**做法：** ①将猪肉洗净切片。②锅中倒油烧热，放干红辣椒爆香，下入猪肉炒至变色，加入莴笋、黑木耳炒熟。③加盐、鸡精、酱油、醋炒匀调味，加水焖片刻，起锅装盘即可。

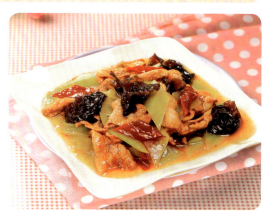

## 猪肉  +冬瓜　▶同食可防止人体内脂肪堆积

**材料：** 冬瓜400克，猪肉50克，榨菜适量

**调料：** 酱油、糖、盐、味精、料酒、蒜末、姜末、葱花、高汤、食用油各适量

**做法：** ①冬瓜洗净去皮、切块，刻十字花刀；猪肉、榨菜分别洗净切末。②锅入油烧热，放肉末、榨菜、姜末、蒜末炒匀，加调味料炒匀。③放入冬瓜，加高汤、葱花煮熟即可。

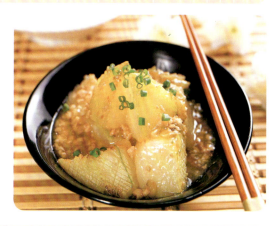

## 猪肉  +大蒜　▶延长维生素$B_1$在人体内的时间

**材料：** 带皮五花肉250克，蒜泥适量

**调料：** 味精2克，葱花、姜片各少许，酱油、香油、辣油各适量

**做法：** ①将带皮五花肉去毛，洗净。②锅中注清水煮沸，放入处理干净的五花肉，加葱花、姜片煮40分钟至熟。③把五花肉捞出后过凉，切成薄片装盘，将蒜泥和所有调料调成味汁，蘸食即可。

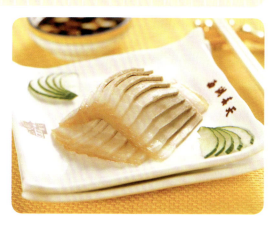

## 猪肉 + 青椒

▶ 同食可为人体提供丰富营养

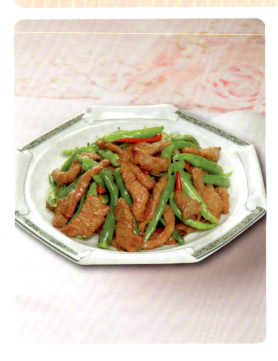

**材料：** 青椒200克，猪瘦肉150克，红椒25克

**调料：** 水淀粉20克，老抽10克，盐3克，鸡精2克，食用油适量

**做法：** ①青椒洗净，切段；红椒洗净，切片；猪瘦肉洗净，切片，加盐、水淀粉和老抽搅拌均匀。②锅中注油烧热，放猪瘦肉爆炒至九成熟，装盘备用；另起锅注油烧热，放入青椒段爆炒，再倒入猪瘦肉片和红椒片一起翻炒，加盐炒入味，最后加鸡精炒匀，出锅装盘即可。

## 猪肉 + 茄子

▶ 同食可降低胆固醇，稳定血糖

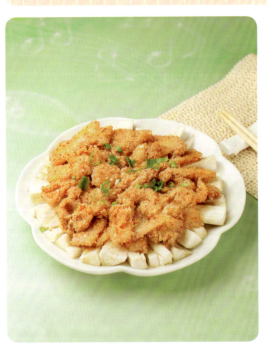

**材料：** 茄子350克，五花肉200克，蒜末、葱花各少许

**调料：** 盐、鸡粉各2克，料酒、香油、生抽各4克，蒸肉粉40克，食用油少许

**做法：** ①将洗净的茄子切条；洗好的五花肉切片，装入碗中，加少许料酒、盐、鸡粉、生抽，撒上蒜末、蒸肉粉，拌匀，淋入香油，拌匀，腌渍10分钟，至其入味，制成肉酱。②取一蒸盘，摆上茄条，放入酱料。③蒸锅上火烧开，放入蒸盘。④盖上锅盖，用大火蒸约10分钟，至食材熟透，揭盖，取出蒸盘，撒上葱花，浇上少许热油即可。

## 猪肉 + 白萝卜 ▶ 同食具有促进消化的功效

**材料：** 白萝卜150克，瘦肉90克，姜丝、葱花各少许

**调料：** 盐3克，鸡粉2克，水淀粉、食用油各适量

**做法：** ①将洗净去皮的白萝卜切成丝；洗好的瘦肉切成丝，加入盐、鸡粉、水淀粉抓匀，淋入少许食用油，腌渍约10分钟至入味。②锅中注油烧热，放入姜丝，大火爆香，放入切好的白萝卜丝，翻炒均匀。③倒入适量清水，加入盐、鸡粉拌匀调味，盖上锅盖，大火煮沸后用中火煮2分钟至熟。④揭盖，放入肉丝搅散，大火煮至食材熟透，装碗，撒入葱花即可。

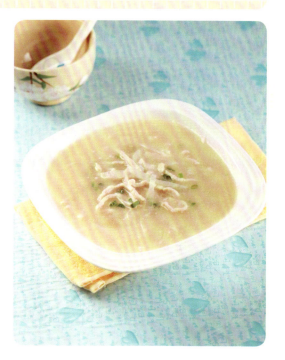

## 猪肉 + 竹笋 ▶ 同食可清热化痰、解渴益气

**材料：** 猪肉250克，春笋200克

**调料：** 鸡精1克，生粉2克，盐、姜、红椒、葱各3克，食用油少许

**做法：** ①将猪肉洗净切丝；春笋洗净切条焯水；葱、姜、红椒洗净切条；②猪肉用盐、鸡精、生粉抓匀，锅倒油烧热，下肉丝煸炒至变色后盛起。③另起油锅烧热，下入姜丝略炒，下入春笋炒熟后，再下肉丝回锅炒香，调入盐、鸡精，放入红椒丝、葱段炒匀，出锅即可。

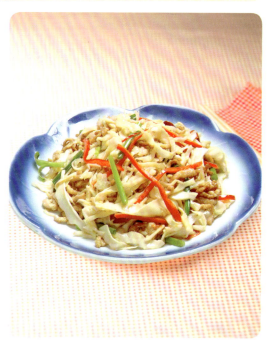

# 猪肝

**补肝明目、补血养血**

- 别名：猪肝无别名
- 性味：性温，味甘、苦
- 归经：归肝经

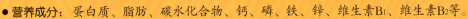

- 营养成分：蛋白质、脂肪、碳水化合物、钙、磷、铁、锌、维生素B₁、维生素B₂等。
- 烹饪提示：猪肝的烹调时间不能太短，要使肝完全变成灰褐色，看不到血丝才好。

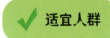 一般人群均可食用，尤其适宜癌症患者及放疗、化疗后食用；贫血、常在电脑前工作、爱喝酒的人可多食用一些。

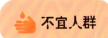 患有高血压、冠心病、肥胖症及高血脂的人忌食猪肝，因为肝中胆固醇含量较高。

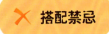
- 猪肝 + 山楂 同食会降低营养
- 猪肝 + 鲫鱼 同食会引发不良反应
- 猪肝 + 鹌鹑 同食易导致色素沉着

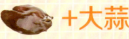  ▶ 同食可增强杀菌、补血之效

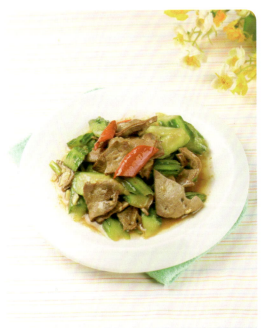

**材料**：丝瓜100克，猪肝250克，红椒25克，蒜末20克，姜片、葱段各少许

**调料**：盐3克，鸡粉2克，生抽3克，料酒6克，水淀粉、食用油各适量

**做法**：①将洗净去皮的丝瓜切块；洗好的红椒去籽切片；洗净的猪肝切片，加盐、鸡粉、料酒、水淀粉拌匀，腌渍约10分钟。②锅注水烧开，倒入猪肝片拌匀，煮约1分钟捞出。③锅中注油烧热，放入姜片、蒜末爆香，倒入猪肝片炒匀，放入切好的丝瓜、红椒炒透，加料酒、生抽、盐、鸡粉炒至入味，注水略煮片刻，倒入水淀粉炒匀，撒上葱段炒香即可。

## 猪肝 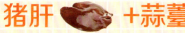 +蒜薹 　▶同食可补益大脑和神经

**材料**：何首乌20克，猪肝300克，蒜薹250克

**调料**：淀粉、原味豆瓣酱、盐、食用油各适量

**做法**：①猪肝洗净切片，氽熟备用；蒜薹洗净切段；将何首乌洗净入沸水中煮成药汁，与淀粉拌匀。②锅中注油烧热，倒原味豆瓣酱、猪肝、蒜薹翻炒，加盐调味，淋上药汁即可。

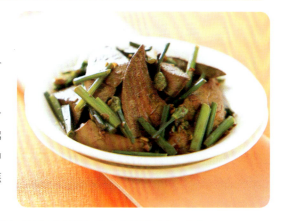

## 猪肝 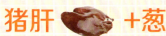 +葱 　▶同食可促进营养素的吸收

**材料**：合欢皮5克，佛手3克，猪肝200克，姜片8克，葱段30克，蒜片少许

**调料**：料酒8克，盐2克，鸡粉2克

**做法**：①将处理好的猪肝切成片，氽去血水，备用。②砂锅中注水烧开，放入合欢皮、佛手、姜片，放入蒜片，倒入猪肝，淋入料酒，放入葱段。③烧开后用小火煮30分钟，至食材熟透。④加盐、鸡粉调味即可。

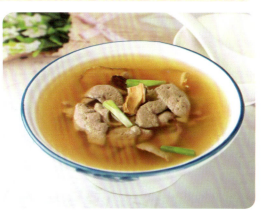

## 猪肝 +胡萝卜 　▶同食富含维生素A，可补血明目

**材料**：胡萝卜100克，猪肝150克，芹菜段10克，生姜丝5克

**调料**：盐4克，鸡精1克

**做法**：①将洗净的猪肝切片；胡萝卜洗净切菱形片；芹菜切段。②将猪肝片、胡萝卜片、青椒片入沸水中，焯至断生后捞出。③锅中加油烧热，下猪肝和其他食材炒匀，加调味料翻炒入味即可。

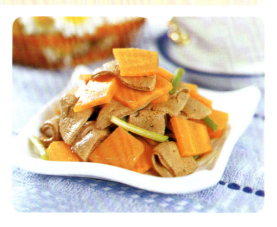

# 猪肚

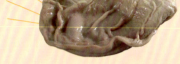

- 别名：猪胃、猪堵
- 性味：性微温，味甘
- 归经：归脾、胃经

**补虚健脾、消食化积**

- 营养成分：蛋白质、脂肪、碳水化合物、维生素及钙、磷、铁等。
- 烹饪提示：猪肚烧熟后切好，加点汤水，放进锅中蒸，猪肚会涨厚，鲜嫩好吃。

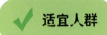 **适宜人群**　一般人群均可食用，尤其适宜虚劳羸弱、脾胃虚弱、中气不足、气虚下陷、小儿疳积、腹泻、胃痛者以及糖尿病患者食用。

 **不宜人群**　湿热痰滞内蕴者及感冒者不适宜食用。

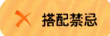 **搭配禁忌**
- ✗ 猪肚 + 白糖　易引起心肌细胞氧化
- ✗ 猪肚 + 樱桃　易引起消化不良
- ✗ 猪肚 + 芦荟　同食会影响对方的功效

## 猪肚 + 生姜　▶ 同食可阻碍胆固醇的吸收

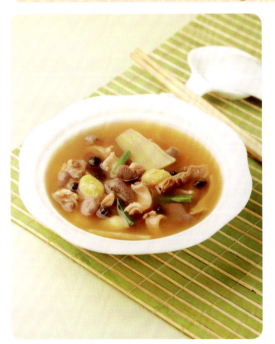

**材料**：白果20克，覆盆子15克，猪肚400克，姜片40克，葱段少许

**调料**：盐2克，鸡粉2克，料酒10克，胡椒粉适量

**做法**：①处理好的猪肚切成条。②锅中注水烧开，放入猪肚，淋入适量料酒，汆煮片刻，捞出。③砂锅中注入适量清水烧热，放入洗净的白果、覆盆子，撒入姜片，倒入猪肚，淋入料酒，搅拌均匀。④盖上盖，烧开后用小火再炖1小时，至食材熟透。⑤揭开盖，加少许盐、鸡粉、胡椒粉调味，盛出，撒上葱段即可。

## 猪肚  +莲子 ▶ 同食有补虚损、健脾胃的作用

**材料：** 山药、茯苓、薏米、芡实各15克，莲子60克，猪肚1副，虫草5克

**调料：** 盐适量

**做法：** ①将猪肚洗净，去肥油，氽烫后洗净，切片；山药、茯苓、薏米、芡实、莲子、虫草分别洗净。②将肚片与其他原材料一起放入锅中，加8碗水用大火煮开，再转小火煮40分钟，加盐调味即可。

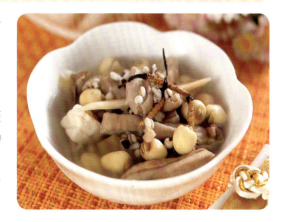

## 猪肚  +金针菇  ▶ 同食可促进消化，增进食欲

**材料：** 猪肚150克，鱿鱼、口蘑、金针菇、秀珍菇、西蓝花各50克，姜1块，玉米1根

**调料：** 香油10克，盐4克，鸡精、胡椒粉各3克，料酒5克

**做法：** ①材料洗净；猪肚、姜均切片；鱿鱼切丝；玉米切节；西蓝花切朵。②将猪肚、玉米、姜片加水煮熟，再加入全部食材和调味料，大火煮熟即可。

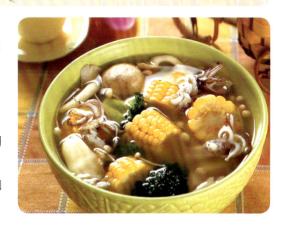

## 猪肚  +西红柿  ▶ 同食具有健脾开胃的功效

**材料：** 西红柿150克，猪肚130克，姜丝、葱花各少许

**调料：** 盐2克，鸡粉2克，料酒5克，胡椒粉、食用油各适量

**做法：** ①西红柿洗净切块；猪肚洗净斜刀切块。②锅中注油烧热，下姜丝爆香，放猪肚略炒，淋料酒炒匀，倒西红柿炒匀。③加清水，用大火煮熟，加盐、鸡粉、胡椒粉调味，撒上葱花即可。

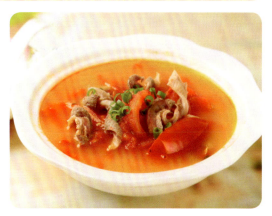

# 猪肺

**止咳、补虚、补肺**

- 别名：红下水
- 性味：性平，味甘
- 归经：归肺经

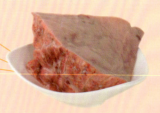

- 营养成分：蛋白质、脂肪、钙、磷、铁、烟酸以及维生素B₁、维生素B₂等。
- 烹饪提示：猪肺为猪内脏，内里隐藏大量细菌，必须洗净且选择新鲜的肺来煮食。

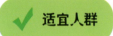 适宜一般人群食用，尤其适宜肺虚久咳、肺结核、肺痿咯血者食用。

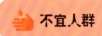 便秘、痔疮患者不宜多食。

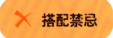
- 猪肺 + 花菜
  同食容易引发滞气

## 猪肺 + 杏仁 ▶ 两者同食有滋阴润肺之功效

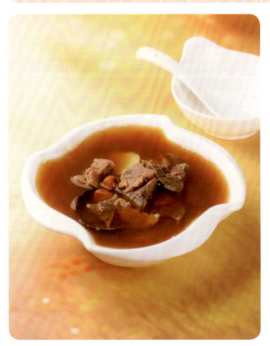

- **材料**：罗汉果5克，南杏仁30克，姜片35克，猪肺400克
- **调料**：料酒10克，盐、鸡粉各2克
- **做法**：①将处理干净的猪肺切成小块，装盘备用。②锅中注入适量清水烧热，倒入切好的猪肺搅散，汆去血水，捞出沥干水分，装入碗中，倒入适量清水，将猪肺洗净。③砂锅中注水烧开，放入洗净的罗汉果、姜片、猪肺、料酒，盖上盖，烧开后用小火炖1小时至食材熟透。④揭开盖，放入少许盐、鸡粉搅拌片刻，至食材入味即可。

## 猪肺  +梨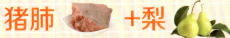

▶ 同食有清热润肺、助消化的作用

**材料：** 雪梨90克，百合70克，茅根15克，猪肺80克，姜片、葱花各少许

**调料：** 盐2克，鸡粉、胡椒粉、料酒各少许，白醋适量

**做法：** ①将雪梨洗净切开去核，切滚刀块；猪肺洗净切块。②锅中注水烧热，倒入猪肺拌匀，煮约4分钟，捞出，放入碗中，加水、白醋清洗干净，沥干水。③砂锅注水烧开，倒入洗净的茅根、姜片、猪肺，大火烧开后用小火煲煮约30分钟。④揭盖，倒入雪梨、洗净的百合、料酒，用小火续煮约15分钟，加盐、鸡粉、胡椒粉拌匀煮至入味，撒上葱花即可。

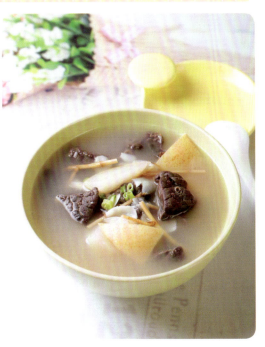

## 猪肺 +白萝卜

▶ 两者同食可改善咳嗽症状

**材料：** 猪肺300克，白萝卜200克，姜片、南杏仁各20克，川贝15克，天门冬10克

**调料：** 盐3克，鸡粉2克，料酒7克

**做法：** ①白萝卜去皮洗净，切方块。②锅注水烧开，倒入处理干净的猪肺拌匀，煮约半分钟氽去血渍，捞出。③将猪肺装入碗中，加水洗净，沥干。④将药材洗净；砂锅注水烧热，倒入姜片、南杏仁、川贝、天门冬、猪肺、料酒，大火烧开后用小火煲煮约60分钟至熟。⑤放入白萝卜，用小火续煮约20分钟，加入少许盐、鸡粉续煮片刻即可。

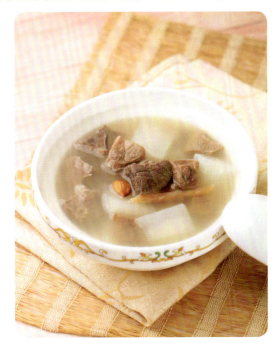

# 猪腰

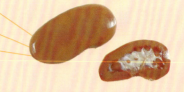

- 别名：猪肾、猪腰花
- 性味：性平，味咸
- 归经：归肾经

**补肾强腰、消滞止渴**

- 营养成分：蛋白质、脂肪、碳水化合物、钙、磷、铁和维生素等。
- 烹饪提示：猪腰加白醋，用水浸泡，腰片会发大，无血水，炒熟后会洁白脆口。

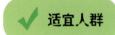 **适宜人群**
一般人群均可食用，尤其适宜肾虚、腰酸腰痛、遗精、盗汗者食用；适宜老年人，肾虚耳聋、耳鸣者食用。

 **不宜人群**
血脂偏高者、高胆固醇者忌食。

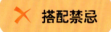 **搭配禁忌**
- 猪腰 + 田螺
田螺大寒，与猪腰功能相冲
- 猪腰 + 白萝卜
同食会影响对方的功效，还影响消化

## 猪腰  + 杜仲   ▶ 同食有养肝、降血压之功效

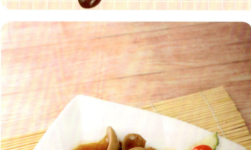

**材料**：杜仲10克，猪腰花片200克，姜片、葱段各少许

**调料**：料酒16克，盐3克，鸡粉、生抽、水淀粉、食用油各适量

**做法**：①往砂锅中注水，加入洗净的杜仲，煮至沸腾，滤出药汁，备用。②锅中注水烧开，倒入猪腰，淋入料酒拌匀煮沸，氽去血水捞出。③锅中注油烧热，放入姜片爆香，倒入氽过水的猪腰，略炒片刻，淋入料酒炒匀提味，倒入药汁混合均匀。④放入适量盐、鸡粉、生抽炒匀调味，加入适量水淀粉勾芡盛出，撒上葱段即可。

Part 3 各种肉类的最营养搭配

# 猪肠

- 别名：肥肠
- 性味：性寒，味甘
- 归经：归大肠经

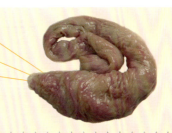

**润燥补虚、润肠通便**

- 营养成分：蛋白质、维生素A、钠、磷、钾、硒、钙、镁、脂肪等。
- 烹饪提示：大肠里面有很多油脂，容易藏有脏东西，烹调之前一定要清洗干净。

**适宜人群**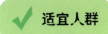
一般人都可食用，尤其适宜大肠病变者如痔疮、便血、脱肛者食用；适宜小便频多者食用。

**不宜人群**
感冒期间忌食；因其性寒，凡脾虚便溏者忌食。

**搭配禁忌**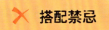
- 猪肠 + 田螺 同食易导致腹泻
- 猪肠 + 虾 同食会降低营养功效

## 猪肠  + 豆腐

▶ 同食可健脾宽中，祛风解毒

**材料**：豆腐400克，肥肠100克

**调料**：葱6克，姜5克，蒜5克，盐3克，鸡精、料酒各2克，豆瓣酱10克，食用油适量

**做法**：①将豆腐洗净，切成丁块状，入沸水锅中煮熟捞出；肥肠洗净，切成小块；姜、蒜均洗净，切成细末；葱洗净，切成葱花。②锅中注油烧热，放入姜末、蒜末、豆瓣酱，炒出香味，倒入处理好的肥肠，翻炒至熟。③往锅中加入少许清水，煮至沸腾。④再加入备好的豆腐，加入盐、鸡精、料酒，炒匀调味，续炒片刻至食材熟透、入味，撒上葱花炒匀即可。

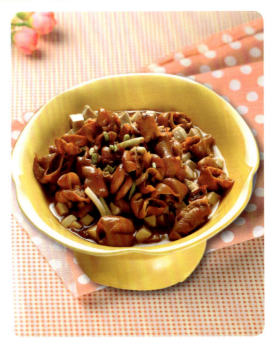

# 猪脑

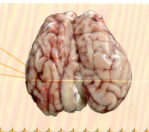

- 别名：猪脑髓
- 性味：性寒，味甘
- 归经：归心、脑、肝、肾经

**补虚补髓、益智健脑**

- 营养成分：钙、磷、铁等元素，另含维生素$B_1$、维生素$B_2$、烟酸、维生素C等。
- 烹饪提示：猪脑肉质较嫩易碎，卤制时最好放在漏勺内。

| | |
|---|---|
| ✓ 适宜人群 | 一般人群都可少量食用，尤其适宜体虚、神经衰弱、头晕者，老人头眩耳鸣者，脑震荡后遗症、健忘者食用。 |
| 👎 不宜人群 | 高胆固醇血症及冠心病患者忌食。 |
| ✗ 搭配禁忌 | ✖ 猪脑 + 酒　易引发动脉硬化　　✖ 猪脑 + 糖　易造成食欲减退　　✖ 猪脑 + 茶叶　容易引起便秘 |

## 猪脑  + 天麻 　▶ 同食有祛风开窍、通血脉的功效

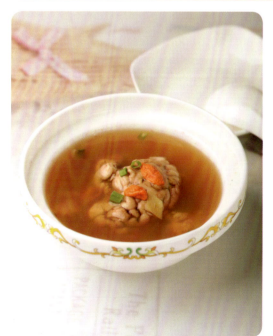

🌿 **材料**：天麻3克，桂圆肉15克，枸杞8克，猪脑1具，姜片、葱花各少许

🥄 **调料**：料酒8克，盐、鸡粉各2克

🍲 **做法**：①往砂锅中注入适量清水烧开，放入洗净的天麻。②盖上盖，小火煮20分钟，至其析出有效成分，揭开盖，将药材捞干净。③放入洗净的桂圆肉、枸杞，撒入姜片，再倒入处理好的猪脑，淋入适量料酒，拌匀。④用小火炖1小时，放入少许盐、鸡粉，搅拌片刻，至食材入味。⑤关火后将炖煮好的食材盛出，装入碗中，撒上葱花即可。

Part 3 各种肉类的最营养搭配

# 排骨

## 滋阴润燥、益精补血

- 别名：肋排、脊骨
- 性味：性平，味甘、咸
- 归经：归脾、胃、肾经

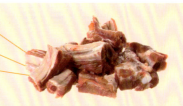

- **营养成分**：除含蛋白质、脂肪、维生素外，还含有大量磷酸钙、骨胶原、骨黏蛋白等。
- **烹饪提示**：炖排骨时放点醋，可使排骨中的矿物质元素溶解出来，营养价值更高。

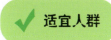 **适宜人群**　一般人都可食用，尤其适宜于气血不足者、幼儿、老人、孕妇等食用。

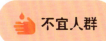 **不宜人群**　湿热痰滞者慎服，肥胖、血脂较高者不宜多食。

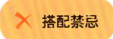 **搭配禁忌**
- ✘ 排骨+菠菜　影响对营养的吸收
- ✘ 排骨+韭菜　影响对营养的吸收
- ✘ 排骨+茶水　影响对营养的吸收

## 排骨 + 莲藕

▶ 同食具有清热、通乳的功效

**材料**：排骨100克，鸡爪70克，莲藕块100克，水发眉豆50克，水发花生50克，高汤适量

**调料**：盐2克

**做法**：①排骨洗净，切小段。②往砂锅中倒入适量的高汤，大火烧开，倒入备好的莲藕块，洗好的眉豆、花生，排骨段、洗净的鸡爪，搅拌均匀。③盖上锅盖，大火烧开后，转中火煮约1小时，至食材熟软。④揭开锅盖，加少许盐，搅匀调味。⑤将煮好的汤料盛出，装入碗中，待稍微放凉即可食用。

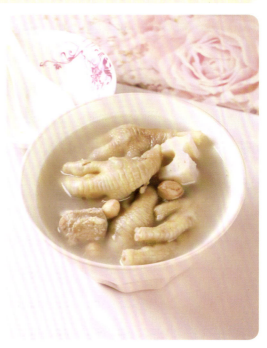

## 排骨 + 山楂  ▶ 两者同食更容易吸收营养

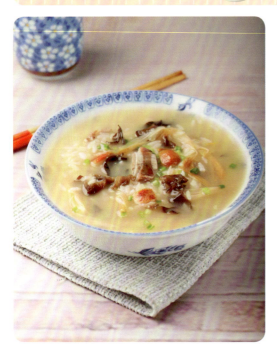

**材料：** 水发木耳40克，排骨300克，山楂90克，水发大米150克，水发黄花菜80克，葱花少许

**调料：** 料酒8克，盐、鸡粉各2克，胡椒粉少许

**做法：** ①洗好的木耳切成小块；洗净的山楂去核，切成小块。②砂锅中注水烧开，倒入大米搅散，加入洗净、切段的排骨拌匀，淋入料酒，搅拌均匀，煮至沸。③倒入木耳、山楂、黄花菜拌匀，用小火煮30分钟，放入少许盐、鸡粉、胡椒粉拌匀调味，盛出煮好的粥，装入碗中，撒上葱花即可。

## 排骨 + 白萝卜  ▶ 同食可补虚养身，健脾开胃

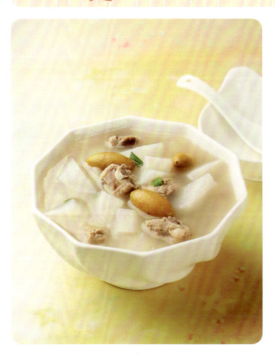

**材料：** 排骨段300克，白萝卜300克，青橄榄25克，姜片、葱花各少许

**调料：** 盐、鸡粉各2克，料酒适量

**做法：** ①将白萝卜洗净去皮，切块。②锅中注入适量清水，用大火烧开，放入洗好的排骨段，搅拌均匀，煮约1分钟，汆去血水，捞出，沥干水分，装盘备用。③砂锅中注入适量清水烧热，倒入排骨、洗净的青橄榄、姜片、料酒，烧开后用小火煮约1小时。④放入白萝卜块，大火煮沸后用小火续煮约20分钟，加入盐、鸡粉拌至入味，装碗，撒入葱花即可。

Part 3　各种肉类的最营养搭配

# 猪蹄

- 别名：猪脚、猪手
- 性味：性平，味甘、咸
- 归经：归胃经

## 补虚损、改善冠心病

- 营养成分：含较多的脂肪和碳水化合物，并含有维生素A、维生素E及钙、磷、铁等。
- 烹饪提示：猪蹄有丰富的胶质，易粘锅，煮的时候要注意翻动，保持受热均衡。

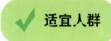
一般人都适宜，尤其适宜血虚、年老体弱、产后缺奶、四肢软弱无力、痈疽疮毒久溃不愈者食用。

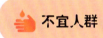
不适宜动脉硬化、高血压患者食用。

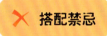
- 猪蹄 + 香菜 同食于身体有损而无益
- 猪蹄 + 黄豆 同食会降低营养功效

 +  ▶ 同食可延缓衰老、增强免疫力

### 猪蹄 + 香菇

**材料**：猪蹄块280克，油菜100克，鲜香菇60克，姜片、蒜末、葱段各少许

**调料**：盐、白糖、鸡粉各3克，豆瓣酱、白醋、生抽各10克，料酒20克，老抽3克，水淀粉5克，食用油适量

**做法**：①香菇洗净去蒂，切块；油菜洗净切开；沸水锅中注适量食用油，放油菜，煮1分钟捞出；猪蹄块入沸水锅中，加料酒、白醋，煮沸捞出。②将油锅烧热，下姜片、蒜末、葱段爆香，倒猪蹄略炒，淋料酒提鲜，加豆瓣酱、生抽炒匀，加水、香菇、盐、鸡粉、白糖、老抽炒入味，小火焖25分钟，倒水淀粉炒匀，起锅，盛放在以油菜围边的盘中即可。

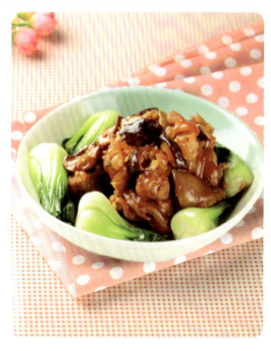

# 猪血

清理肠胃、排毒养颜

- 别名：猪红、血豆腐
- 性味：性平，味咸
- 归经：归肝、脾经

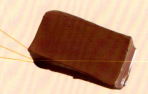

- 营养成分：富含蛋白质、维生素C、维生素B₂、铁、磷、钙、烟酸等营养成分。
- 烹饪提示：猪血做汤时要后放，水烧开后再放猪血，开大火，把汤烧开即起锅。

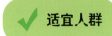　一般人群均可食用，尤其适宜贫血患者，从事纺织、环卫、采掘等工作的人食用，也适宜血虚、头风、眩晕者食用。

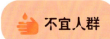　高胆固醇血症、肝病、高血压、冠心病患者应少食，处于上消化道出血阶段者忌食。

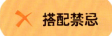
- 猪血 + 何首乌　同食会产生化学反应，降低营养
- 猪血 + 黄豆　同食会产生化学反应，降低营养

## 猪血  + 豆腐 　▶ 同食可解毒清肠，补血美容

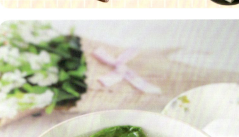

**材料**：猪血300克，豆腐270克，生菜30克，虾皮、姜片、葱花少许

**调料**：盐、鸡粉各2克，胡椒粉、食用油各适量

**做法**：①将洗净的豆腐切成小方块；将洗好的猪血切成小块。②锅中注入适量清水烧开，倒入虾皮、姜片、豆腐、猪血、盐、鸡粉搅拌均匀。③盖上锅盖，用大火煮2分钟。④揭开锅盖，淋入少许食用油，放入洗净的生菜拌匀，撒入胡椒粉搅拌至食材入味。⑤关火后盛出煮好的汤料，装入碗中，撒上葱花即可。

# 牛肉

**补铁补血、增强免疫力**

- 别名：黄牛肉、水牛肉
- 性味：性温，味甘
- 归经：归脾经

- 营养成分：蛋白质、碳水化合物、氨基酸、钾、磷、钠、镁、钙、铁、脂肪等。
- 烹饪提示：牛肉应横着切，将长纤维切断，不能顺着纤维组织切，否则没法入味。

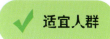 适宜人群　一般人皆可食用，特别适宜生长发育、术后和病后调养、筋骨酸软、贫血久病之人食用。

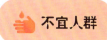 不宜人群　黄牛肉为发物，患疮疥、湿疹、痘痧、瘙痒者应少食或不食；患感染性疾病、肝病、肾病的人慎食。

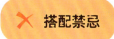 搭配禁忌
- 牛肉 + 板栗　同食会降低营养
- 牛肉 + 白酒　同食易导致上火

## 牛肉  + 芋头

▶ 同食可健胃益气，防治便秘

**材料**：牛肉300克，芋头300克，花椒、桂皮、八角、香叶、姜片、蒜末、葱花各少许

**调料**：盐2克，鸡粉2克，料酒10克，豆瓣酱10克，生抽4克，食用油适量

**做法**：①洗净去皮的芋头切块；牛肉洗净切块，汆去血水。②锅中注油烧热，放入洗净的花椒、桂皮、八角、香叶、姜片、蒜末爆香，倒入牛肉丁、料酒炒匀。③放入豆瓣酱、生抽、盐、鸡粉、水煮沸，用小火焖1小时至食材熟软。④放入芋头拌匀，小火焖20分钟，盛入砂煲中，略煮，撒上葱花即可。

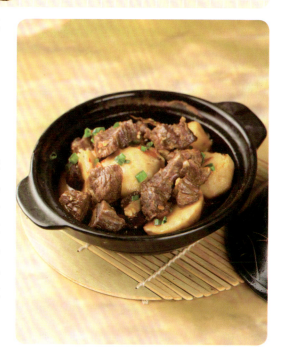

## 牛肉 + 洋葱 ▶ 两者同食可以补脾健胃

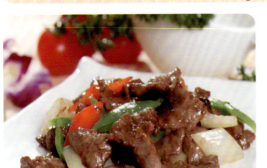

**材料：** 牛肉200克，洋葱片50克，青椒片、红椒片各20克

**调料：** 酱油6克，蛋清、盐、葱段、姜片、生粉、黑胡椒碎、食用油各适量

**做法：** ①牛肉洗净切片，加盐、蛋清、生粉拌匀。②锅加油烧热，放葱段、姜片爆香，下牛肉翻炒，再放洋葱、青椒、红椒炒匀，放酱油、黑胡椒碎、盐调味，起锅装盘即可。

## 牛肉 + 芹菜 ▶ 同食可以促使脂肪加速分解

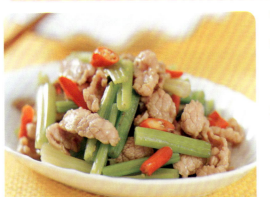

**材料：** 芹菜段150克，牛肉片100克

**调料：** 盐3克，酱油5克，蒜片6克，姜片8克，红辣椒丝30克，葱花6克，食用油适量

**做法：** ①锅加油烧热，下蒜片、葱花和姜片爆香，再加入芹菜、红辣椒丝、盐炒熟，盛出。②锅入油烧热，下入牛肉片、酱油翻炒，把炒好的芹菜和辣椒放进去，一起炒至肉片熟透即可。

## 牛肉 + 香菇 ▶ 同食可养身补虚，开胃调理

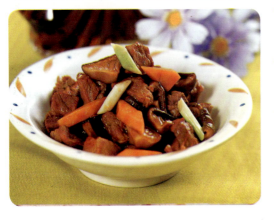

**材料：** 牛肉250克，香菇30克，胡萝卜少许

**调料：** 葱、姜各25克，酱油35克，白糖、料酒、大葱油、生粉、食用油各适量

**做法：** ①牛肉、香菇均洗净切块；葱洗净切段；姜洗净拍碎。②锅入油烧热，爆香葱段、姜碎，加牛肉、胡萝卜、香菇炒匀，倒酱油、料酒、白糖煮熟，用生粉勾芡，淋大葱油即可。

## 牛肉  +土豆 　▶ 同食有保护胃黏膜的功效

**材料：** 牛肉300克，土豆200克，胡萝卜70克，红花20克，花椒、姜片、葱段各少许

**调料：** 料酒20克，盐2克

**做法：** ①将土豆洗好去皮，切方块；胡萝卜洗净去皮，切块；牛肉洗净切方块。②锅中注水烧开，倒入牛肉方块，淋入料酒，煮沸，汆去血水，捞出。③砂锅中注水烧开，倒入牛肉方块，放入洗净的红花、花椒，淋入料酒，加盖，大火烧开后转小火炖约90分钟。④揭盖，倒入土豆、胡萝卜拌匀，盖上盖，用小火再炖15分钟，揭盖，加入盐拌匀调味，盛出，撒上葱段即可。

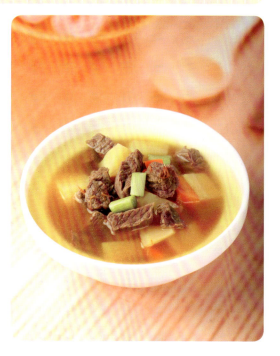

## 牛肉  +白萝卜 　▶ 同食有补五脏、益气血之功效

**材料：** 牛肉、白萝卜各120克，黄芪8克，姜片、葱花各少许

**调料：** 盐2克

**做法：** ①锅中注入清水，用大火烧开，放入洗净切好的牛肉，汆至变色捞出，入冷水过凉捞出。②砂锅注入适量清水烧开，放入牛肉，加入洗净的黄芪，撒入姜片，搅拌均匀。③用大火烧开，再转用小火煮约1.5小时，至食材熟透。④放入洗净切好的白萝卜拌匀，加盖，用小火煮约30分钟后，加少许盐拌匀调味，装碗，撒上葱花即可。

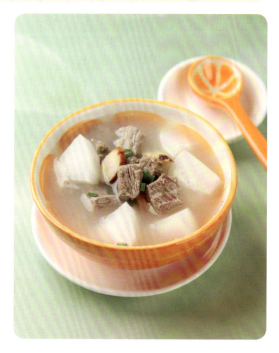

## 牛肉 + 南瓜 ▶ 同食可润肺益气、止咳平喘

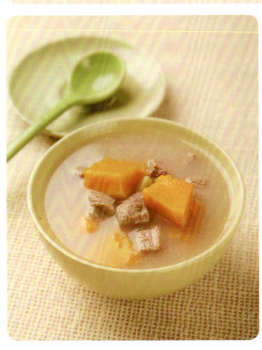

🥬 **材料**：牛肉块300克，南瓜块280克，葱段、姜片各少许

🍲 **调料**：盐2克

🧺 **做法**：①南瓜洗净，切块。②砂锅中注入适量清水，大火烧开，倒入洗净切好的南瓜。③倒入备好的牛肉块，撒上葱段、姜片，搅拌均匀。④盖上锅盖，用大火烧开后，转用小火炖煮约2小时，至牛肉块熟透、南瓜软烂。⑤揭开锅盖，加入盐，拌匀调味，用汤勺掠去浮沫，盛出煮好的汤料，装碗即可。

## 牛肉 + 鸡蛋 ▶ 两者营养丰富，同食可延缓衰老

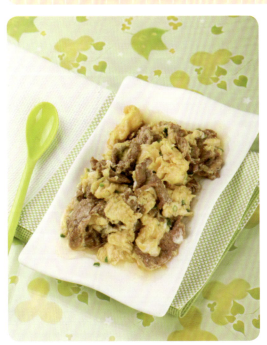

🥬 **材料**：牛肉200克，鸡蛋2个，葱花少许

🍲 **调料**：盐2克，鸡粉2克，料酒、生抽、水淀粉、食用油各适量

🧺 **做法**：①将洗净的牛肉切片，装入碗中，加入少许生抽、盐、鸡粉、水淀粉，抓匀，注入食用油，腌渍10分钟至入味。②将鸡蛋打入碗中，打散调匀，加入少许盐、鸡粉、水淀粉，调匀。③锅中注油烧热，倒入牛肉，炒至变色，淋入料酒，炒香，倒入蛋液，拌炒至熟，撒入少许葱花，炒出葱香味。④将炒好的材料盛出，装盘即可。

# 羊肉

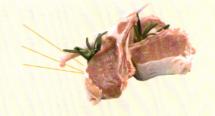

- 别名：膻根、珍郎
- 性味：性温、味甘
- 归经：入脾、肾经

## 温补脾胃、补肾壮阳

- 营养成分：蛋白质、碳水化合物、维生素A、钾、钠、磷、钙、锌、铁、硒等。
- 烹饪提示：羊肉中有很多膜，应先将其剔除，否则炒熟后肉膜硬，难以下咽。

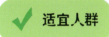 一般人群均可食用，尤其适宜体虚胃寒者。

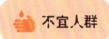 有发热、牙痛、口舌生疮、咳吐黄痰等上火症状者不宜食用，肝病、高血压、急性肠炎患者忌食，发热期间也不宜食用。

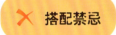
- ✖ 羊肉 + 南瓜 易导致胸闷腹胀
- ✖ 羊肉 + 乳酪 易产生不良反应
- ✖ 羊肉 + 醋 同食易生火动血

## 羊肉  +山药   ▶ 同食能预防脂肪在体内沉积

**材料**：羊肉300克，山药块250克，葱段、姜片各少许

**调料**：盐少许

**做法**：①锅中注水烧开，倒入洗净的羊肉块拌匀，煮约2分钟捞出，过冷水，装盘备用。②锅中注入适量清水烧开，倒入山药块、葱段、姜片、羊肉，搅拌均匀。③盖上盖，用大火烧开后转至小火炖煮约40分钟，加少许盐调味。④揭开盖，捞出煮好的羊肉，装盘。⑤将煮好的羊肉切块，装入碗中，浇上锅中煮好的汤水即可。

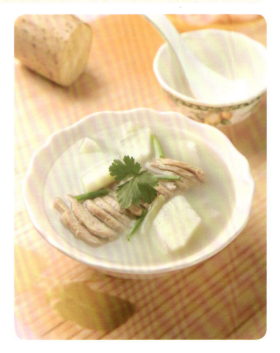

## 羊肉  +豆腐 ▶ 平衡冷热，增强清热止渴作用

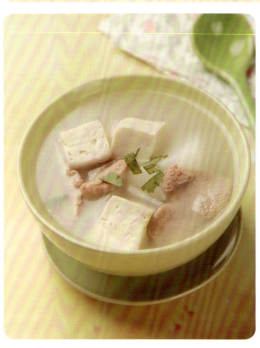

**材料：** 羊肉、豆腐、白萝卜各100克，姜片、葱段、香菜末各少许

**调料：** 盐2克，鸡粉2克，胡椒粉3克，香油适量

**做法：** ①锅中注水烧开，放入洗净切好的羊肉，煮约2分钟，余去血水捞出，过凉水。②砂锅注水烧开，放羊肉、葱段、姜片拌匀，加盖，用中火煮约20分钟。③揭开锅盖，放入洗净切块的豆腐和白萝卜拌匀，盖上盖，用小火煮约20分钟。④揭盖，加盐、鸡粉、胡椒粉、香油拌匀，撒上香菜末略煮片刻即可。

## 羊肉 +生姜 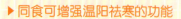 ▶ 同食可增强温阳祛寒的功能

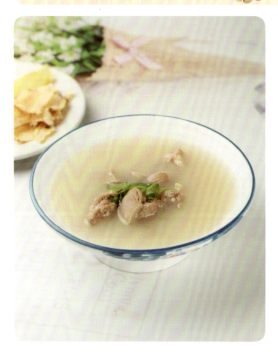

**材料：** 羊肉400克，当归10克，姜片40克，香菜段少许

**调料：** 料酒8克，盐、鸡粉各2克

**做法：** ①锅中注入适量清水，大火烧开，倒入洗净切好的羊肉，拌匀，加入料酒，煮沸，余去血水，捞出，沥干水分，备用；当归洗净。②砂锅注入适量清水烧开，倒入当归和姜片，放入羊肉，淋入料酒，拌匀。③盖上盖，用小火炖2小时至羊肉软烂。④揭开盖子，放盐、鸡粉，拌匀调味，拣去当归和姜片。⑤关火，盛出煮好的汤料，装入盘中，撒上香菜即可。

## 羊肉 + 白萝卜 ▶ 同食有消积滞、化痰热的作用

**材料：** 羊肉块350克，甘蔗段120克，白萝卜150克，姜片20克

**调料：** 料酒20克，盐3克，鸡粉2克，胡椒粉2克

**做法：** ①白萝卜洗净去皮切段。②锅中注水烧开，倒入洗净的羊肉块，煮1分钟，淋入料酒，氽去血水，捞出。③砂锅中注水烧开，倒入羊肉块，放入甘蔗段、姜片，淋料酒，加盖，烧开后用小火炖约1小时至食材熟软。④揭盖，倒入白萝卜拌匀，加盖，用小火续煮20分钟，至白萝卜软烂。⑤揭盖，加盐、鸡粉、胡椒粉调味，用中火续煮片刻，拌匀入味即可。

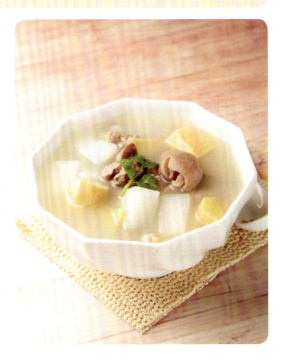

## 羊肉 + 玉米 ▶ 同食有补虚开胃的作用

**材料：** 羊肉120克，玉米粒100克，高汤适量，香菜末少许

**调料：** 盐2克，鸡粉、胡椒粉各3克

**做法：** ①砂锅中注入适量高汤烧开，放入洗净的玉米粒，拌匀。②盖上锅盖，煮约10分钟至熟。③揭开锅盖，加入适量盐、鸡粉、胡椒粉，拌匀调味。④放入洗净切片的羊肉，拌匀，盖上盖，焖煮约15分钟至熟。⑤揭盖，撒上香菜末，略煮片刻。⑥关火后盛出煮好的汤料，装入碗中即可。

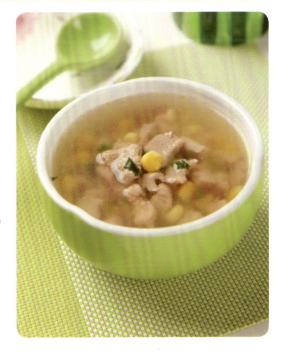

# 兔肉

- **别名**：月精、跳猫子
- **性味**：性凉，味甘
- **归经**：归肝、脾、大肠经

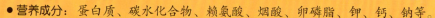

**凉血解毒、健脑益智**

- **营养成分**：蛋白质、碳水化合物、赖氨酸、烟酸、卵磷脂、钾、钙、钠等。
- **烹饪提示**：兔子的外生殖器背面两侧皮下有白鼠鼷腺，味极腥臭，食用时要除去。

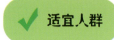 一般人群均可食用，是老人、妇女、肥胖者和肝病、心血管病、糖尿病患者的理想肉食。

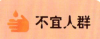 孕妇、经期女性、有明显阳虚症状的女性、脾胃虚寒者不宜食用。

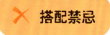
- 兔肉 + 芹菜 会引起脱皮、脱发
- 兔肉 + 鸡蛋 刺激胃肠道，易引起腹泻
- 兔肉 + 橘子 同食易导致腹泻

##   + 葱   ▶ 同食可以排毒养颜、补气益中

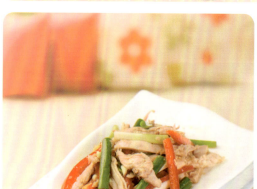

**材料**：兔肉300克，彩椒50克，葱条20克，蒜末少许

**调料**：盐、鸡粉各3克，生抽4克，陈醋8克，香油、食用油各少许

**做法**：①将洗净的彩椒切成丝；洗好的葱条切小段。②锅中注水烧开，倒入洗净的兔肉，盖上盖，用中火煮约5分钟至食材熟透，捞出沥干水分，晾凉后切成肉丝。③把肉丝装入碗中，加入彩椒丝、蒜末、盐、鸡粉、生抽、陈醋、香油拌匀，撒上葱段，拌至食材入味。④取一个干净的盘子，盛入拌好的菜肴，摆好盘即可。

## 兔肉 + 枸杞

▶ 同食具有滋补肝肾的功效

**材料**：兔骨200克，猪骨180克，山药150克，枸杞20克，桂圆肉、姜片各少许

**调料**：鸡粉2克，盐2克，料酒适量

**做法**：①将洗净去皮的山药切条，再改切成小块；兔骨、猪骨均洗净，切小段。②锅中注入适量清水，大火烧开，倒入猪骨、兔骨拌匀，汆煮约1分钟，捞出，沥干水分，备用。③砂锅中注入适量清水烧开，倒入洗净的桂圆肉、枸杞、姜片、汆过水的材料、山药拌匀，淋入少许料酒，加盖烧开后用小火煲约60分钟。④揭盖，加入鸡粉、盐拌匀调味即可。

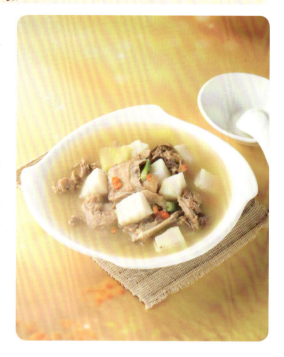

## 兔肉 + 白萝卜

▶ 同食具有开胃消食的功效

**材料**：兔肉500克，白萝卜500克，香叶、八角、草果、姜片、葱段各少许

**调料**：盐2克，料酒、生抽各10克

**做法**：①白萝卜洗净去皮，切块。②锅中注水烧开，倒入洗净的兔肉，汆去血水，捞出。③锅中注油烧热，下姜片、葱段，爆香，倒入兔肉，炒匀，放入洗净的香叶、八角、草果，淋料酒，炒香，倒入生抽，略炒，加清水煮沸，放白萝卜炒匀。④加盖，用小火焖15分钟，至食材熟透，将锅中的食材转到砂锅中，置于旺火上，放入盐拌匀，用大火加热。⑤揭盖，取下砂锅，放入葱段即可。

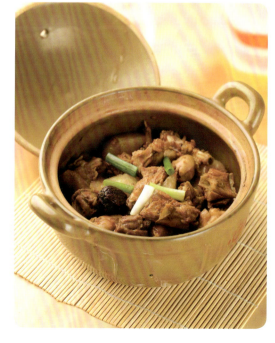

# 鸡肉

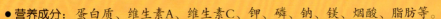

- 别名：酉禽、司晨
- 性味：性微温，味甘
- 归经：归脾、胃经

**温中益气、补精填髓**

- 营养成分：蛋白质、维生素A、维生素C、钾、磷、钠、镁、烟酸、脂肪等。
- 烹饪提示：鸡屁股是淋巴腺体集中的地方，含有多种病毒、致癌物质，不可食用。

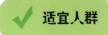
**适宜人群**　一般人群均可食用，老人、病人、体弱者更宜食用。

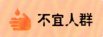
**不宜人群**　感冒发热、内火偏旺者以及患有高血压、血脂偏高的人忌食；鸡肉性温，助火，口腔糜烂、大便秘结者不宜食用。

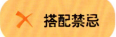
**搭配禁忌**
- 鸡肉 + 芹菜　同食易损伤元气
- 鸡肉 + 鲤鱼　同食会降低功效

## 鸡肉 + 茶树菇

▶ 同食可促进蛋白质的吸收

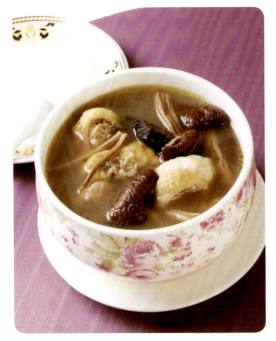

**材料**：鸡肉块300克，水发黑豆60克，灵芝、桂圆肉各15克，茶树菇80克

**调料**：盐2克，料酒、高汤各适量

**做法**：①将所有材料洗净；锅中注入适量清水烧开，倒入洗净的鸡肉块拌匀，煮约2分钟，氽去血水捞出，入冷水过凉，装入盘备用。②砂锅注入高汤，用大火烧开，倒入备好的鸡肉块、茶树菇、灵芝、桂圆肉、黑豆，淋入料酒，搅拌均匀。③盖上锅盖，用大火烧开后转小火炖约3小时，至全部食材熟透。④揭开盖，加入盐拌匀调味即可。

## 鸡肉  +冬瓜 ▶ 同食有消肿、利尿的作用

**材料：** 水发香菇30克，冬瓜块80克，鸡肉块50克，瘦肉块40克，高汤适量

**调料：** 盐2克

**做法：** ①锅中注入适量清水，大火烧开，倒入洗净的鸡肉和瘦肉，搅拌至散，汆去血水，捞出，沥干水分，过凉水，装盘备用。②锅中注入适量高汤，用大火烧开，倒入汆过水的食材，再放入备好的冬瓜、香菇搅拌片刻，加盖，用大火煮15分钟后转中火煮2小时至食材熟软。③揭开锅盖，加入少许盐调味，搅拌均匀至食材入味即可。

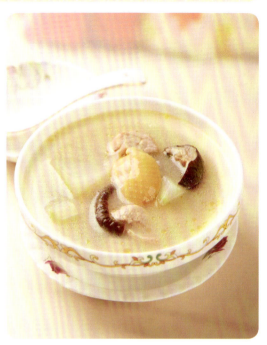

## 鸡肉  +人参  ▶ 同食可补元气，止渴生津

**材料：** 人参20克，桂圆肉15克，西洋参10克，鸡1只

**调料：** 盐4克

**做法：** ①将人参、西洋参洗净，浸泡2小时；桂圆肉洗净。②将鸡宰杀洗净，斩件，汆水。③往瓦煲内注入适量清水，大火煮沸后加入人参、桂圆肉、西洋参、鸡肉，改用小火煲3小时，加入适量盐调味即可。

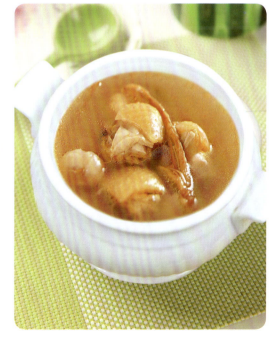

## 鸡肉  +板栗  ▶ 同食可增强功效，促进吸收

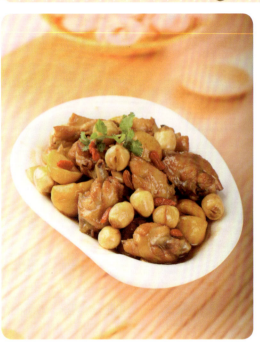

**材料：** 板栗肉120克，水发莲子100克，鸡中翅、枸杞、姜片、葱段各少许

**调料：** 生抽7克，白糖6克，盐、鸡粉、料酒、水淀粉、食用油各适量

**做法：** ①将鸡中翅洗净斩块，加生抽、白糖、盐、鸡粉、料酒拌匀；将油锅烧热，放鸡中翅炸至微黄捞出。②锅底留油，下姜片、葱段爆香，倒入鸡中翅翻炒，加料酒、洗净的板栗、莲子炒匀，加生抽、盐、鸡粉、白糖、水炒匀调味，盖上盖，用小火焖7分钟。③揭开盖，用大火收汁，放入洗净的枸杞炒匀，淋入水淀粉勾芡即可。

## 鸡肉  +黄豆芽  ▶ 同食可降低心血管发病率

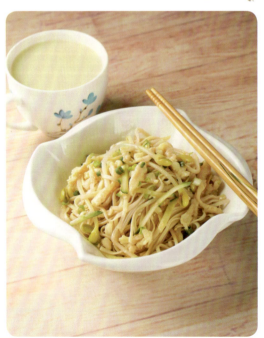

**材料：** 面条80克，黄瓜、黄豆芽各20克，鸡胸肉60克，熟白芝麻、葱花各少许

**调料：** 生抽6克，盐、鸡粉、芝麻酱、水淀粉、香油、食用油各适量

**做法：** ①将黄瓜洗净切细丝；鸡胸肉洗净切细丝，加入盐、鸡粉、水淀粉拌匀上浆，注入食用油腌渍约10分钟。②锅中注水烧开，加入食用油、黄豆芽焯熟捞出；放入面条，煮约2分钟捞出；将油锅烧热，放鸡肉滑油后捞出。③碗中放入面条、鸡肉、黄瓜、黄豆芽、生抽、盐、鸡粉、香油拌匀，加入芝麻酱拌匀，撒上葱花、白芝麻搅拌均匀即可。

## 鸡肉 +青椒 ▶同食可增强食欲，促进脂肪消化

**材料**：鸡块350克，青椒、红椒各80克，蒜苗100克，干辣椒段、姜片、蒜片、葱段各少许

**调料**：盐、鸡粉、生抽、料酒、生粉、豆瓣酱、水淀粉、食用油各适量

**做法**：①将蒜苗洗净切段；青椒、红椒洗净切圈；鸡块加生抽、盐、鸡粉、料酒、生粉拌匀，注入食用油腌渍10分钟，入油锅炸至焦黄色捞出。②锅留底油，下入干辣椒、姜片、蒜片、葱段、蒜苗煸香，倒入鸡块、料酒、豆瓣酱炒匀。③倒入青椒、红椒和蒜苗炒匀，加生抽、盐和鸡粉调味，淋入水淀粉勾芡，盛出即可。

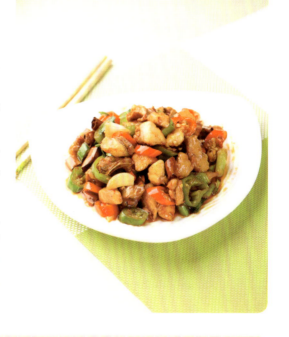

## 鸡肉 +木耳 ▶同食有降低血压、降低血脂之效

**材料**：彩椒70克，鸡胸肉200克，水发木耳40克，蒜末、葱段各少许

**调料**：盐3克，鸡粉3克，水淀粉8克，料酒10克，蚝油4克，食用油适量

**做法**：①将木耳、彩椒洗净切块；鸡胸肉洗净切片，装碗，加盐、鸡粉、水淀粉拌匀，注入食用油腌渍入味。②往沸水锅中加盐、食用油，倒入木耳，煮沸，放入彩椒块，煮至断生，捞出。③锅中注油烧热，放蒜末、葱段爆香，倒入鸡肉片炒至变色，淋料酒炒香。④倒入木耳、彩椒翻炒匀，加入盐、鸡粉、蚝油调味，淋入水淀粉，翻炒均匀，盛出即可。

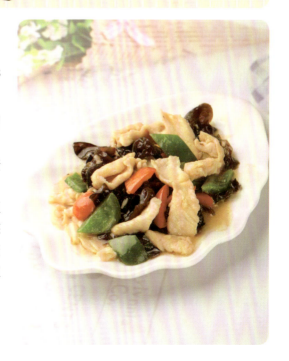

# 鸭肉

- 别名：扁嘴娘、仙凫
- 性味：性凉，味甘、咸
- 归经：归脾、胃、肺、肾经

**养胃滋阴、清肺解热**

- 营养成分：蛋白质、碳水化合物、维生素A、B族维生素、钾、磷、钠、铁、脂肪等。
- 烹饪提示：鸭子的毛较难除去，宰杀之前喂其一些酒，可使毛孔张大，便于去毛。

### 适宜人群
一般人群均可食用，尤其适用于体内有热、上火的人；发低热、体质虚弱、食欲不振、大便干燥和水肿的人更宜食用。

### 不宜人群
对于体质虚寒，受凉引起胃部冷痛、腹泻清稀及寒性痛经以及肥胖、动脉硬化、慢性肠炎患者应少食；感冒患者忌食。

### 搭配禁忌
- 鸭肉 + 甲鱼　易导致消化不良、腹泻
- 鸭肉 + 木耳　同食易引起肠胃不适
- 鸭肉 + 兔肉　同食易引起腹泻

## 鸭肉 + 白菜　▶ 同食可促进胆固醇的代谢

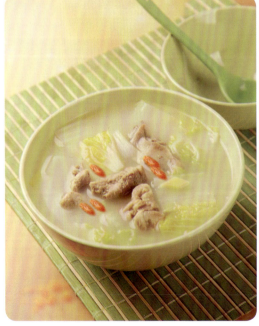

**材料**：白菜段、鸭肉块各300克，姜片、枸杞各少许，高汤适量

**调料**：盐2克

**做法**：①锅中注入适量清水烧开，放入洗净的鸭肉拌匀，煮2分钟捞出，过冷水备用；枸杞洗净。②锅中注入高汤烧开，加入鸭肉、姜片拌匀，盖上盖子，用大火煮开后调至中火，炖约1.5小时，至鸭肉熟透。③倒入白菜段、枸杞，搅拌均匀。④盖上锅盖，煮30分钟后揭开锅盖，加入适量盐搅拌均匀，使食材更入味，关火盛出即可。

## 鸭肉  +山药   ▶同食可去油腻，增强补阴作用

**材料**：鸭肉块500克，山药片40克，冬虫夏草2根、姜片、葱花各少许

**调料**：料酒20克，盐3克，鸡粉2克

**做法**：①锅中注水烧开，倒入鸭肉块搅散，淋入料酒拌匀，汆去血水捞出，沥干水分；山药片洗净。②砂锅中注水烧热，倒入鸭肉块、姜片、山药拌匀。③倒入洗净的冬虫夏草、料酒拌匀，盖上盖，烧开后用小火炖1小时，至食材熟透。④揭开盖，加入少许盐、鸡粉搅拌均匀，略煮片刻至其入味，装入碗中，撒上葱花即可。

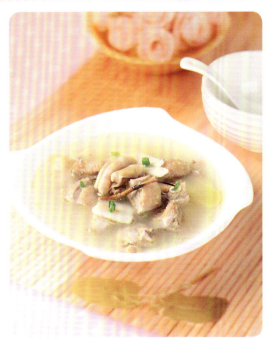

## 鸭肉  +金银花   ▶同食具有清热解毒的作用

**材料**：鸭肉400克，金银花8克，丹参12克

**调料**：盐2克，鸡粉2克，料酒20克

**做法**：①锅中注入适量清水，倒入洗净的鸭肉，加入适量料酒，用大火煮沸，汆去血水捞出，沥干水分，装入盘中，备用。②砂锅中注入适量清水，用大火烧开，放入洗净的金银花、丹参，倒入汆过水的鸭肉，淋入少许料酒。③盖上盖，烧开后用小火炖1小时。④揭盖，放入适量盐、鸡粉搅匀调味。⑤把炖煮好的汤料盛出，装入碗中即可。

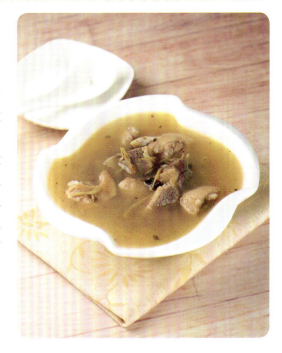

# 鸽肉

- 别名：鸽、飞奴、官鸭
- 性味：性平，味咸
- 归经：归肝、肾经

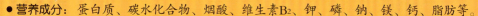

**补肝壮肾、益气补血**

- 营养成分：蛋白质、碳水化合物、烟酸、维生素$B_2$、钾、磷、钠、镁、钙、脂肪等。
- 烹饪提示：鸽子肉脂肪含量较高，建议去皮后食用。

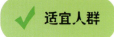 适宜人群：一般人均可食用，对老年人、体虚病弱者、学生、孕妇及儿童有恢复体力、愈合伤口、增强脑力和视力的功用。

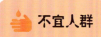 不宜人群：性欲旺盛者及肾功能衰竭者应尽量少吃或不吃。

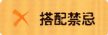 搭配禁忌：
- ❌ 鸽肉 + 猪肝 使皮肤出现黄色沉淀
- ❌ 鸽肉 + 猪肉 同食易导致消化不良
- ❌ 鸽肉 + 木耳 易导致面生黑斑

## 鸽肉 + 枸杞

▶ 同食可补充营养，补血养身

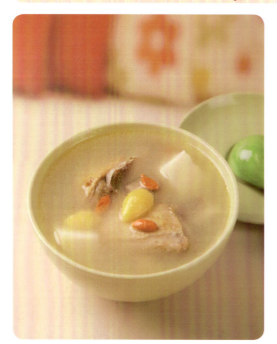

**材料**：山药块200克，白果30克，水发香菇片50克，乳鸽肉200克，姜片、枸杞、葱段各少许，高汤适量

**调料**：鸡粉2克，盐2克，料酒适量

**做法**：①锅中注水烧开，放入洗净的乳鸽肉，搅拌均匀，大火煮5分钟，汆去血水，捞出过冷水，装盘备用。②另起锅，注入高汤烧开，放入乳鸽肉、洗净的白果、香菇片、姜片、葱段、山药块，加入料酒拌匀。③盖上盖，大火煮开后转中火，煮约1.5小时至熟，揭盖，放入洗净的枸杞，加鸡粉、盐，搅拌至入味。④加盖，再煮约10分钟即可。

# 鹌鹑

## 消肿利水、温肾助阳

- 别名：鹑鸟、宛鹑
- 性味：性平，味甘
- 归经：归肺、脾经

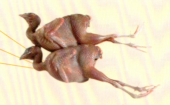

- 营养成分：含蛋白质、维生素B₁、维生素B₂、矿物质元素、脂肪、卵磷脂等营养元素。
- 烹饪提示：烹饪鹌鹑最好不剥皮，否则，没有油脂，会失去皮香肉滑的口感。

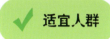 一般人都适宜，特别是营养不良、体虚乏力、贫血头晕者宜食；胃病、神经衰弱、支气管哮喘患者及皮肤过敏者宜食。

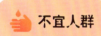 重症肝炎晚期、肝功能极度低下、感冒患者不宜食用。

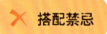

- ✗ 鹌鹑 + 黑木耳 同食影响营养功效
- ✗ 鹌鹑 + 猪肝 同食会降低营养
- ✗ 鹌鹑 + 黄花菜 同食易导致痔疮发作

## 鹌鹑 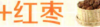 +红枣  ▶ 同食可促进蛋白质的吸收

**材料**：鹌鹑250克，鹿茸15克，红枣30克，枸杞、姜片各少许，高汤适量

**调料**：盐2克

**做法**：①锅中注入适量清水烧开，放入处理好的鹌鹑，搅拌片刻，汆去血水捞出，沥干水分；枸杞洗净。②将鹌鹑过凉，备用。③往砂锅倒入适量高汤，放入汆过水的鹌鹑，再放入备好的红枣、鹿茸、姜片、枸杞搅拌片刻。④盖上锅盖，用大火煮15分钟，转中火煮约3小时至食材熟软。⑤揭开锅盖，加入少许盐，搅拌均匀至食材入味即可。

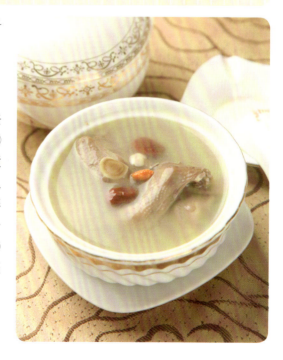

## 鹌鹑 + 山药

▶ 同食可补气养血，改善贫血

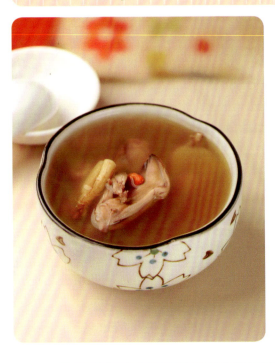

✔ **材料**：鹌鹑肉300克，山药片30克，党参20克，姜片15克，枸杞8克

🥣 **调料**：盐3克，鸡粉2克，料酒12克

🍲 **做法**：①锅中注水烧热，倒入洗净的鹌鹑肉，淋入少许料酒大火煮片刻，氽去血渍，捞出，沥干水分；将中药材洗净。②将砂锅注水烧开，放入姜片、山药片、党参、枸杞、鹌鹑肉，淋入适量料酒提味，搅拌均匀。③盖上锅盖，煮沸后用小火煮约40分钟，至食材熟透。④揭盖，加入少许盐、鸡粉拌匀调味，再转中火续煮片刻，至汤汁入味即可。

## 鹌鹑 + 白萝卜

▶ 同食可补脾益肾、益气养心

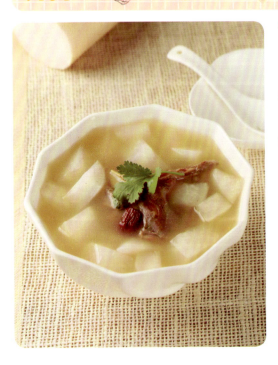

✔ **材料**：白萝卜300克，鹌鹑肉200克，党参3克，红枣、枸杞各2克，姜片、香菜叶各少许

🥣 **调料**：盐2克，鸡粉2克，料酒9克，胡椒粉适量

🍲 **做法**：①白萝卜洗净去皮，切块。②锅中注水烧开，倒入洗净的鹌鹑肉，氽去血渍，淋料酒拌匀，捞出。③砂锅中注水烧开，倒入鹌鹑肉，放入姜片，洗净的党参、枸杞、红枣及料酒，拌匀，加盖，用小火煲30分钟。④揭盖，倒入白萝卜拌匀，加盖，用小火续煮约15分钟至熟透，揭盖，加盐、鸡粉、胡椒粉，撒上香菜叶拌匀调味即可。

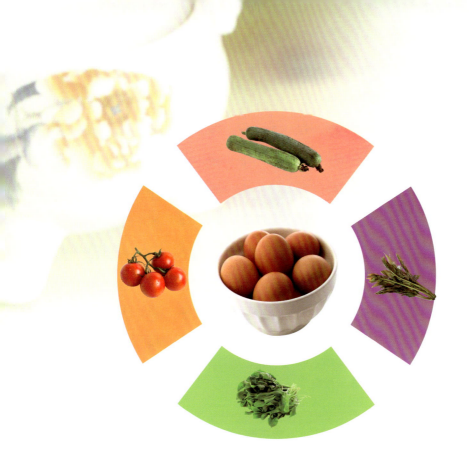

# Part 4
# 蛋类的最营养搭配

蛋类是人们特别喜爱的一类食物。常见的蛋类有鸡蛋、鸭蛋、鸽子蛋、鹌鹑蛋以及皮蛋、咸蛋等，它们具有十分开胃滋补的功效。生活中，很多懂得饮食养生的人们都会选择蛋类与其他食材进行混搭，一来可以改善蛋类固有的口感，二来可以调整饮食结构，充分补充营养素，有些食材还能帮助人体消耗掉那些不利健康的物质。蛋类的混搭一点也不难，一起来瞧瞧吧！

# 鸡蛋

**健脑益智、美容护肤**

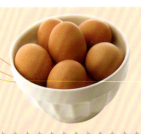

- 别名：鸡卵、鸡子
- 性味：性平，味甘
- 归经：归脾、胃经

- 营养成分：蛋白质、维生素A、B族维生素、维生素D、维生素E、氨基酸等。
- 烹饪提示：炒鸡蛋时，将鸡蛋顺一个方向搅打，并加入少量水，可使鸡蛋更鲜嫩。

**适宜人群**：一般人群均可食用，尤其适宜肝硬化、慢性肾功能衰竭、骨质疏松症、更年期综合征、贫血、女性产后病后者食用。

**不宜人群**：肝炎、高热、腹泻、胆石症、皮肤生疮化脓等病症患者及肾病患者不宜食用。

**搭配禁忌**：
- 鸡蛋 + 豆浆 同食会降低营养
- 鸡蛋 + 大蒜 同食会降低营养
- 鸡蛋 + 茶 影响对蛋白质的吸收利用

## 鸡蛋 + 丝瓜

▶ 同食有润肺，补肾，美肤的功效

**材料**：鸡蛋1个，丝瓜120克，虾皮30克，葱花少许

**调料**：盐3克，鸡粉、料酒、食用油各少许

**做法**：①将鸡蛋打入碗中，打散调匀；将洗净的丝瓜去皮切片；虾皮洗净。②锅中注油烧热，放入虾皮，炒香，淋入少许料酒，炒匀。③注入适量清水，加盖，大火煮沸，揭盖，放入丝瓜。④加上锅盖，调至中火煮1分半，至丝瓜熟软。⑤揭开锅盖，加入少许盐、鸡粉，拌匀调味，倒入蛋液，边倒边搅拌至蛋花成形即可。⑥关火后盛出，撒上葱花即可。

## 鸡蛋  +菠菜 　▶同食可提高对维生素B₁₂的吸收

**材料：** 菠菜、平菇各100克，鸡蛋1个

**调料：** 盐、鸡粉、香油各2克，食用油少许

**做法：** ①将洗净的菠菜去根，切成长段；洗好的平菇切小块；鸡蛋打入碗中，打散调匀。②锅中注入适量清水烧开，放入少许盐、鸡粉，倒入适量食用油。③放入平菇，搅散，煮至沸。④倒入菠菜段，拌匀，煮至熟软。⑤倒入蛋液，拌匀。⑥淋入适量香油，拌匀调味。⑦关火，将煮好的汤料盛出，装入汤碗中即可。

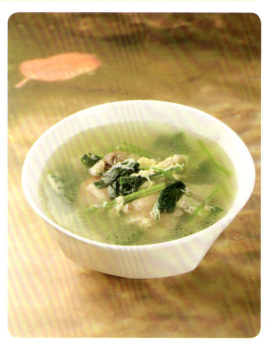

## 鸡蛋  +西红柿 　▶同食具有预防心血管疾病的功效

**材料：** 西红柿100克，鸡蛋2个，洋葱95克，葱花少许

**调料：** 盐3克，鸡粉2克，水淀粉4克，食用油少许

**做法：** ①将去皮洗净的洋葱切块；洗好的西红柿切块；鸡蛋打入碗中，加盐，打散调匀。②锅中注油烧热，倒入蛋液，炒至熟，盛出备用。③锅底留油，倒入洋葱、西红柿，翻炒均匀，放入炒好的鸡蛋，快速翻炒匀，倒入少许清水，炒至熟软。④加入适量盐、鸡粉，炒匀调味。⑤倒入少许水淀粉，快速翻炒均匀。⑥盛出，装入盘中，撒上葱花即可。

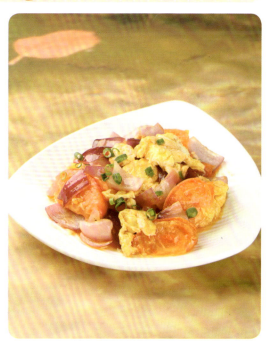

## 鸡蛋 + 苋菜

▶ 同食可增强人体免疫力

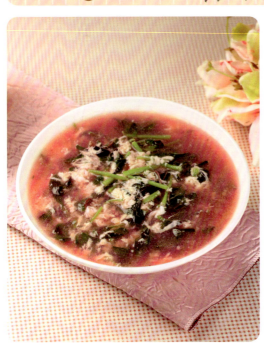

**材料**：鸡蛋2个，苋菜120克

**调料**：盐3克，鸡粉2克，食用油少许

**做法**：①将洗好的苋菜切段，装入盘中备用。②将鸡蛋打入碗中，用筷子打散调匀。③锅中注油烧热，倒入切好的苋菜，翻炒一会儿。④往锅中注入适量清水。⑤盖上锅盖，用大火煮至沸腾。⑥揭开锅盖，放入适量鸡粉、盐，拌匀调味，倒入备好的蛋液，迅速拌匀，煮至沸腾。⑦将锅中煮好的汤料盛出，装入碗中即可。

## 鸡蛋 + 香椿

▶ 同食有润滑肌肤的功效

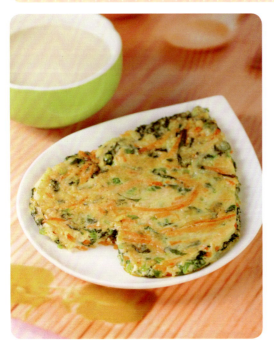

**材料**：香椿60克，土豆100克，南瓜80克，豌豆50克，鸡蛋2个，牛油适量，面粉适量

**调料**：盐2克，食用油少许

**做法**：①香椿洗净切末；南瓜、土豆均洗净去皮，切丝；豌豆洗净。②锅中注水烧开，加盐、食用油，倒豌豆、南瓜、土豆、香椿，煮熟捞出。③取大碗，倒入焯过的食材，打入鸡蛋，加盐拌匀，撒面粉，搅成面糊。④煎锅注油烧热，转小火，倒入面糊，摊呈饼状，转中火煎至成形，放牛油，煎约至熟透，盛出，晾凉后制成"心"形即可。

# 鸭蛋

## 滋阴清肺、强健身体

- 别名：鸭卵、鸭子
- 性味：性凉，味甘、咸
- 归经：归肺、胃经

- 营养成分：水分、蛋白质、脂肪、糖类、维生素A、铁、镁、钾、钠、氯等。
- 烹饪提示：鸭蛋煮熟以后不要立刻取出，而要留在开水中使其慢慢冷却。

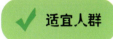
一般人群均可食用，尤其适合肺热咳嗽、咽喉痛、泻痢、甲亢等症者食用。

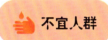
食后气滞痞闷以及患有癌症、高脂血症、高血压病、动脉硬化、胆结石、脂肪肝等病症者，均不宜食用。

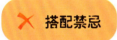
- 鸭蛋 + 甲鱼 同食易损伤肠胃
- 鸭蛋 + 桑葚 同食易引起肠胃不适
- 鸭蛋 + 李子 同食易引起中毒

## 鸭蛋  + 黑木耳 　▶ 同食具有提神健脑的作用

**材料**：茭白300克，鸭蛋2个，水发木耳40克，葱段少许

**调料**：盐4克，鸡粉3克，水淀粉10克，食用油适量

**做法**：①将木耳洗好切块；茭白洗净切片；鸭蛋打入碗中，加盐、鸡粉、水淀粉，打散调匀。②锅中注水烧开，加盐、鸡粉，倒入茭白、木耳拌匀，煮至七成熟，捞出；将油锅烧热，倒蛋液，炒至七成熟，盛出。③另起锅，注油烧热，放入葱段爆香，倒入茭白、木耳炒匀。④放入鸭蛋，翻炒均匀，加盐、鸡粉，炒匀入味，倒入水淀粉炒匀。⑤关火后盛出，装盘即可。

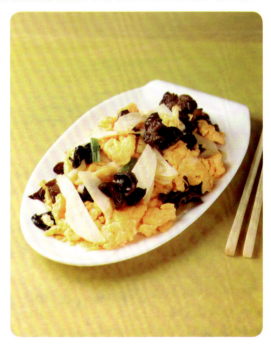

# 鹌鹑蛋

- 别名：鹑鸟蛋、鹌鹑卵
- 性味：性平，味甘
- 归经：归肝、肾经

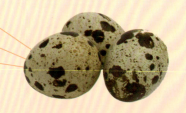

**益智健脑、补血养颜**

- 营养成分：蛋白质、维生素A、维生素$B_1$、维生素$B_2$、铁、磷、钙、脑磷脂等。
- 烹饪提示：鹌鹑蛋一般要先煮熟，然后剥掉外壳，再与其他食材搭配做成菜肴。

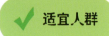 一般人群均可食用，最适合体质虚弱、营养不良、气血不足者和少年儿童生长发育者食用。

 脑血管、胆结石病人不宜食用。

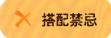
- 鹌鹑蛋 + 香菇 同食易使面生黑斑
- 鹌鹑蛋 + 猪肝 同食会降低营养价值
- 鹌鹑蛋 + 螃蟹 同食易导致中毒

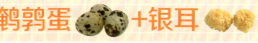

▶ 同食可提神健脑，益气养血

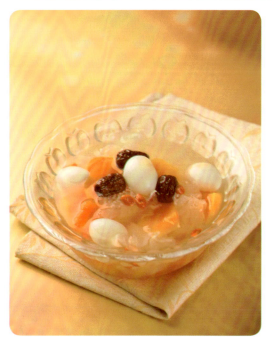

**材料**：木瓜200克，水发银耳、鹌鹑蛋、红枣、枸杞各适量

**调料**：白糖40克

**做法**：①将洗净去皮的木瓜切成条，再切小块；洗好的银耳切小块。②砂锅中注入适量清水烧开，放入洗净的红枣、木瓜、银耳，搅匀。③盖上锅盖，用小火炖约20分钟，至食材熟软。④揭开锅盖，放入鹌鹑蛋、冰糖，煮5分钟，至冰糖溶化。⑤加入洗净的枸杞，再略煮片刻。⑥继续搅拌，使其入味。⑦关火后盛出煮好的食材，装入碗中即可。

## 鹌鹑蛋  +韭菜 　▶同食有缓解肾虚腰痛的功效

**材料：** 韭菜100克，鹌鹑蛋135克，彩椒30克

**调料：** 盐3克，鸡粉、食用油各适量

**做法：** ①将彩椒洗净切细丝；韭菜洗净切长段。②锅中注入适量清水，大火烧开，倒入备好的鹌鹑蛋，煮熟，捞出，沥干水分，去壳备用。③锅中注油烧热，倒入切好的彩椒丝，翻炒均匀。④放入韭菜，翻炒片刻，再倒入熟鹌鹑蛋炒匀。⑤加适量盐、鸡粉翻炒入味。⑥盛出，装入盘中即可。

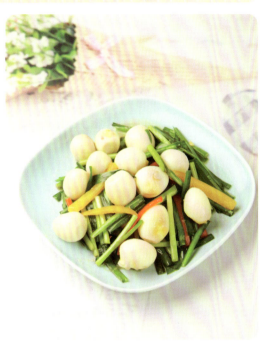

## 鹌鹑蛋  +牛奶 　▶同食有增强免疫力的功效

**材料：** 熟鹌鹑蛋100克，牛奶80克

**调料：** 白糖5克

**做法：** ①熟鹌鹑蛋对半切开，装入盘中备用。②砂锅中注入适量清水，大火烧开，倒入备好的牛奶。③放入切好的鹌鹑蛋，搅拌片刻。④盖上锅盖，大火烧开后，转用小火煮约1分钟，至食材熟透。⑤揭开锅盖，加入少许白糖，搅拌均匀，煮至白糖完全溶化。⑥关火，盛出煮好的汤料，装入碗中，待稍微放凉即可食用。

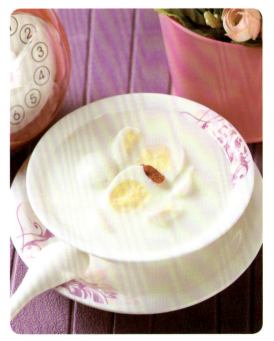

# 鸽子蛋

- 别名：鸽子卵、家鸽卵
- 性味：性平，味甘、咸
- 归经：归心、肾经

**补肾益气、养颜护肤**

- 营养成分：蛋白质、铁、钙、维生素$B_1$、维生素$B_2$等。
- 烹饪提示：鸽蛋煮熟后，蛋白是半透明的，而鹌鹑蛋煮熟后的蛋白跟鸡蛋是一样的。

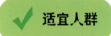 适宜人群
一般人群均可食用，尤其适合久病体虚、神经衰弱、慢性胃炎、贫血患者以及月经不调、气血不足的女性食用。

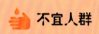 不宜人群
食积胃热者、性欲旺盛者及孕妇不宜食用。

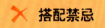 搭配禁忌
鸽子蛋无搭配禁忌

## 鸽子蛋 + 牛奶   ▶ 同食有清凉解渴的作用

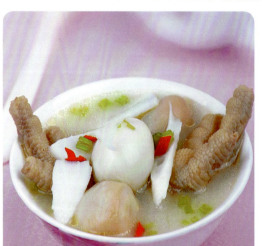

**材料**：鸡爪200克，熟鸽蛋10个，冬笋50克，红椒碎少许

**调料**：盐少许，味精3克，葱丝、姜丝各5克，八角2克，食用油、高汤、牛奶各适量

**做法**：①将熟鸽蛋剥去外壳；冬笋削去外皮，洗净切片；鸡爪洗净。②将锅置火上，倒入适量食用油，烧热，放入葱、姜、八角，爆香。③倒入备好的高汤，下入清洗干净的鸡爪、熟鸽蛋、冬笋，搅拌均匀。④调入适量盐、味精，倒入备好的牛奶，搅拌均匀。⑤用大火将汤煮至沸腾，转小火煮至食材熟透，盛出，撒入红椒碎即可。

## 鸽子蛋 +桂圆 ▶同食可补肾益气，养心安神

**材料：** 熟鸽蛋100克，桂圆肉、枸杞、黄精各10克

**调料：** 冰糖适量

**做法：** ①砂锅中注入水烧开，倒入洗净的桂圆肉、枸杞、黄精。②盖上盖，煮沸后用小火煮约15分钟，至材料熟软。③揭盖，倒入备好的熟鸽蛋。④再盖上盖，用小火煲煮约5分钟，至食材熟透。⑤取下盖子，放入适量冰糖，拌匀，转中火续煮片刻，至糖分溶化。⑥关火后盛出炖煮好的汤料，装入汤碗中，趁热饮用即可。

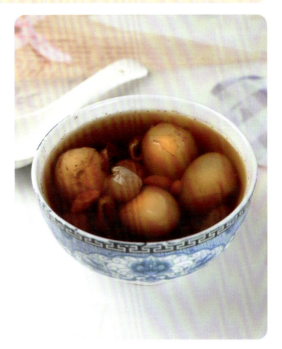

## 鸽子蛋 +香菇 ▶同食可补肝肾、滋阴补血

**材料：** 熟鸽蛋100克，香菇、口蘑各适量，姜片、葱段各少许

**调料：** 盐3克，鸡粉、蚝油、料酒、水淀粉、食用油各适量

**做法：** ①口蘑、香菇均洗净切块。②锅中注水烧开，放入盐、食用油，倒入口蘑、香菇，大火煮约1分钟，至其断生，捞出。③锅中注油烧热，放入姜片、葱段爆香，倒入口蘑、香菇略炒，再放入熟鸽蛋，淋料酒炒香。④转小火，放入蚝油、盐、鸡粉炒匀，再注水，大火煮沸至入味。⑤待汤汁收浓，倒入水淀粉，用中火翻炒至熟，盛出即可。

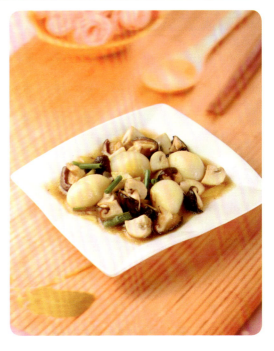

# 皮蛋

**润肺泻热、清凉降压**

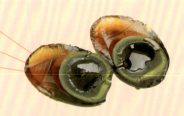

- **别名**：变蛋、灰包蛋
- **性味**：性寒，味辛、涩、甘、咸
- **归经**：入胃经

● **营养成分**：蛋白质、脂肪、碳水化合物、维生素A、维生素E、烟酸、钾、磷、钠等。
● **烹饪提示**：在食用皮蛋时，加点陈醋，因为醋能杀菌，又能中和皮蛋的一部分碱性。

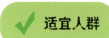 一般人群均可食用，尤适宜肝火旺者食用。

 少儿，脾阳不足、寒湿下痢者，心血管病、肝硬化、肾病患者少食。

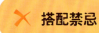
- 皮蛋 + 李子 同食易损伤肠胃
- 皮蛋 + 红糖 同食会产生毒性
- 皮蛋 + 黄鳝 同食易引起腹泻

 +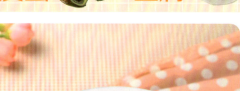

▶ 同食可养肝明目，清热健胃

✔ **材料**：豆腐4块，蛋黄、皮蛋、火腿、盐菜各适量

🥄 **调料**：香菜段、红椒丝各20克，盐、辣椒油、老抽各适量

🍴 **做法**：①将豆腐洗净装盘；蛋黄、皮蛋、火腿、盐菜分别切碎。②将蛋黄、皮蛋、火腿、盐菜分别放在豆腐上，再放上香菜段和红椒丝。③放入盐和老抽，隔水蒸熟，出锅滴入辣椒油即可。

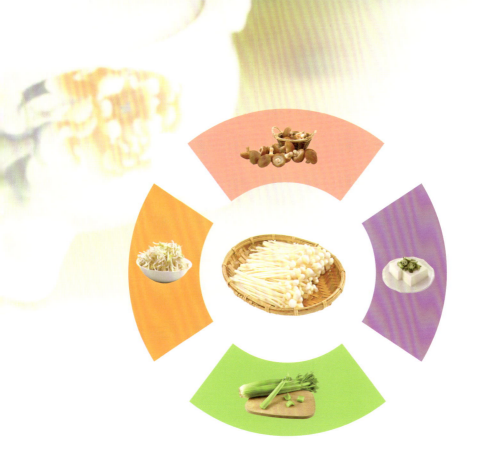

## Part 5 这样搭配可让菌类的营养加倍

很多菌类在古代都是皇亲国戚、达官显贵、商人富贾才有机会品尝的美食，古人也深知菌类的营养价值。而当代社会，人们却有机会食用各种菌类，也倍加珍惜各种菌类的营养价值。菌类也是一类营养特别丰富的食材，在某些领域，比如补血、滋阴、美容等方面更是让人惊奇。但是单纯食用菌类，口感并不好，而简单地与其他食材搭配就能完美地解决这个问题。如果您也想掌握更多的菌类混搭常识，就请细细品读本章吧！

# 黑木耳

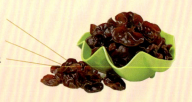

- 别名：云耳、树耳
- 性味：性平，味甘
- 归经：归胃、大肠经

**养血驻颜、增强免疫力**

- 营养成分：碳水化合物、蛋白质、铁、钙、磷、胡萝卜素、维生素等。
- 烹饪提示：将黑木耳放入温水中，加点盐，浸泡半小时可以让木耳快速变软。

### 适宜人群
适宜脑血栓、冠心病、癌症、硅沉着病、结石、肥胖、动脉硬化、缺铁性贫血、痔疮等病症患者食用。

### 不宜人群
出血性疾病、腹泻、慢性肠炎患者以及孕妇慎食。

### 搭配禁忌
- 黑木耳 + 茶　同食影响铁的吸收
- 黑木耳 + 白萝卜　易引起过敏性皮炎
- 黑木耳 + 田螺　同食不利于消化

## 黑木耳 + 红枣　▶ 两者搭配同食有补血养血的功效

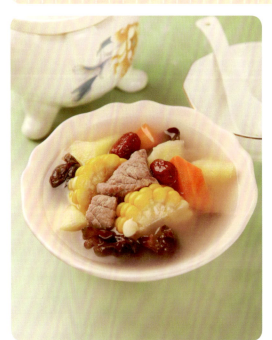

**材料**：瘦肉块80克，黑木耳30克，玉米段20克，胡萝卜块20克，苹果块30克，红枣20克，姜片少许，高汤适量

**调料**：盐2克

**做法**：①锅中注入适量水烧开，倒入洗净的瘦肉块，汆熟捞出，过冷水后备用；黑木耳、玉米段、红枣均洗净。②往砂锅中倒入高汤，放入汆水的瘦肉。③放入黑木耳、玉米、胡萝卜、苹果、红枣、姜片，搅拌均匀。④盖上锅盖，用大火煮15分钟，转中火煮1~3小时至食材熟软。⑤揭开锅盖，加入盐调味，略煮至食材入味即可。

## 黑木耳 +黄瓜　▶同食可清热利水，减肥降脂

**材料：** 水发黑木耳40克，水发腐竹、黄瓜、彩椒、蒜末各适量

**调料：** 盐3克，鸡粉、生抽、食用油、陈醋、香油各适量

**做法：** ①将水发腐竹切段；彩椒、木耳均洗净切块；黄瓜洗净切片。②锅中注水烧开，放入盐、食用油、木耳拌匀煮沸。③加入腐竹拌匀，煮沸，再煮1分钟，倒入彩椒、黄瓜拌匀，略煮片刻，捞出，装入碗中，放入蒜末。④加入适量盐、鸡粉，淋入生抽、陈醋、香油。⑤用筷子拌匀至入味，装盘即可。

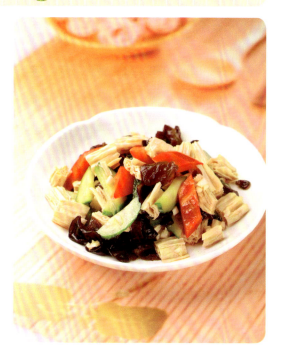

## 黑木耳 +猪腰　▶同食可补气养血，润肺补脑

**材料：** 猪腰200克，水发黑木耳100克，红椒、姜片、蒜末、葱段各少许

**调料：** 盐3克，鸡粉、料酒、生抽、蚝油、水淀粉、食用油各适量

**做法：** ①红椒洗净切块；黑木耳洗净切块；猪腰洗净，去筋膜，切麦穗花刀，切片装碗，加盐、鸡粉、料酒抓匀，倒水淀粉腌渍10分钟。②往沸水锅中倒入黑木耳煮半分钟捞出；猪腰入沸水锅中汆去血水捞出。③锅中注油烧热，下姜片、蒜末、葱段爆香，放红椒炒匀，加猪腰、料酒、黑木耳翻炒。④加生抽、蚝油、盐、鸡粉炒匀调味，最后放入水淀粉勾芡即可。

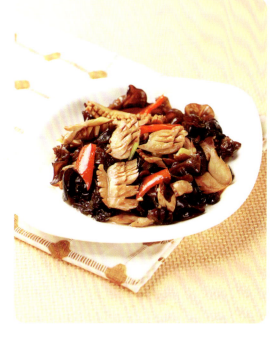

# 银耳

**润肠益胃、美容嫩肤**

- 别名：白木耳、雪耳
- 性味：性平，味甘、淡
- 归经：归肺、胃、肾经

- 营养成分：蛋白质、脂肪、碳水化合物、钙、磷、铁、维生素D、B族维生素等。
- 烹饪提示：银耳宜用开水泡发，泡发后应去掉未发开的部分。

**适宜人群**：适宜肺结核、神经衰弱、盗汗遗精、白细胞减少症、阿尔茨海默病、高血压、肿瘤、肝炎、老年慢性支气管炎等病患者食用。

**不宜人群**：慢性肠炎患者、风寒者慎食。

**搭配禁忌**：
- 银耳 + 白萝卜 同食易患皮炎
- 银耳 + 菠菜 易破坏维生素C
- 银耳 + 蛋黄 同食不利消化

## 银耳  +百合  ▶ 同食可养心安神、润肺止咳

**材料**：水发银耳180克，鲜百合50克，珍珠粉10克

**调料**：冰糖25克

**做法**：①泡发洗好的银耳切块。②砂锅中注入适量清水烧开，倒入切好的银耳，放入洗净的百合。③盖上盖，用小火炖煮20分钟，至食材熟透。④揭开盖，放入珍珠粉，拌匀，烧煮至沸腾。⑤倒入适量冰糖，煮至其完全溶化，持续搅拌片刻，使味道均匀。⑥关火后将煮好的甜汤盛出，装入碗中，即可食用。

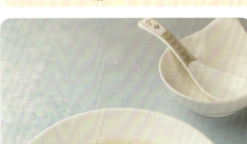

## 银耳  +枸杞  ▶同食可润肤祛斑、解毒保肝

**材料**：水发银耳180克，枸杞少许

**调料**：冰糖适量

**做法**：①将泡发洗好的银耳切成小块，备用；枸杞洗净，备用。②砂锅中注入适量清水烧开，倒入切好的银耳。③盖上盖，用小火炖煮20分钟，至食材熟透，揭开盖，放入枸杞。④盖上盖，煮约10分钟。⑤揭盖，倒入备好的冰糖，煮至冰糖完全溶化。⑥关火后将煮好的甜汤盛出，装入碗中，即可食用。

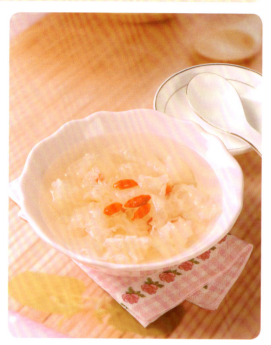

## 银耳 +莲子  ▶同食可滋阴润肺、美容养颜

**材料**：石榴果肉120克，水发银耳150克，水发莲子80克；枸杞少许

**调料**：白糖5克，水淀粉10克，矿泉水少许

**做法**：①将水发银耳切块。②取榨汁机，选择搅拌刀座组合，倒入石榴果肉，加入矿泉水，榨取石榴汁，滤取果汁；枸杞洗净。③砂锅中注水烧开，放入洗好的莲子、银耳，加盖，大火烧开后用小火炖30分钟，至食材熟软，揭盖，倒入石榴汁，拌匀煮沸。④加入白糖、枸杞拌匀，煮片刻至白糖溶化，淋入适量水淀粉，拌匀。⑤关火后盛出，装入汤碗中即可。

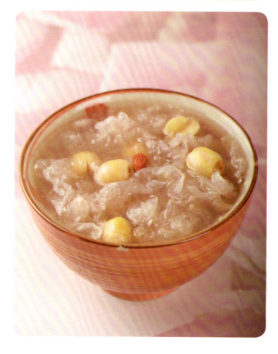

# 香菇
## 益胃和中、降脂降压

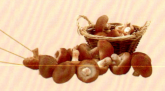

- 别名：冬菇、香菌
- 性味：性平，味甘
- 归经：归胃经

- 营养成分：蛋白质、氨基酸、脂肪、粗纤维、B族维生素、维生素C、矿物质元素等。
- 烹饪提示：往泡发香菇的水中加少许白糖，能很快地发好香菇，使其口感更加鲜美。

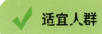 适宜肝硬化、高血压、糖尿病、癌症、肾炎、气虚、贫血、痘疹透发不畅、佝偻病等病症患者食用。

 不宜人群　慢性畏寒型胃炎患者、痘疹头发之人慎食。

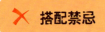 搭配禁忌
- ✘ 香菇 + 鹌鹑　易使面部生黑斑
- ✘ 香菇 + 西红柿　易降低营养价值
- ✘ 香菇 + 野鸡　易诱发痔疮出血

## 香菇 + 鸡肉　▶ 同食可促进蛋白质的吸收

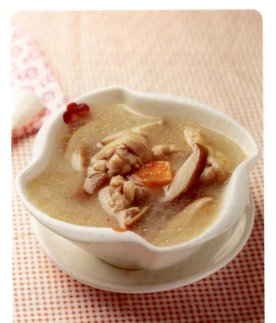

**材料**：鸡腿100克，香菇40克，胡萝卜25克

**调料**：盐2克，料酒4克，鸡汁8克，食用油适量

**做法**：①胡萝卜去皮洗净切片；香菇洗净切丝；鸡腿洗净斩件。②锅中注水烧开，放入斩好的鸡腿肉，煮2分钟至鸡腿肉断生，捞出，沥干水分，备用。③锅中注油烧热，放入香菇丝略炒，倒入鸡腿翻炒均匀，淋入料酒，加入适量清水、胡萝卜片炒散。④加入鸡汁、盐，拌匀煮沸，小火续煮至熟即可。

## 香菇 + 油菜 ▶ 同食能促进消化，防止便秘

**材料**：小油菜100克，香菇、虾仁各50克，姜片、葱段、蒜末各少许

**调料**：盐、鸡粉各3克，料酒、水淀粉、食用油各适量

**做法**：①香菇洗净切片；虾仁去虾线，加盐、鸡粉、水淀粉、食用油腌渍。②将小油菜洗净与香菇焯熟装盘。③热油锅爆香姜、蒜、葱，倒香菇、虾仁炒匀，加调料炒熟装盘即可。

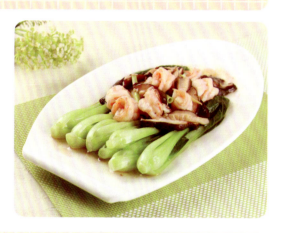

## 香菇 + 猪肉 ▶ 同食可补充营养，促进消化

**材料**：猪瘦肉90克，圆椒、香菇各适量，蒜末、葱段各少许

**调料**：盐3克，蚝油4克，料酒、水淀粉、食用油各适量

**做法**：①圆椒、香菇均洗净切块；瘦肉洗净切片，加盐、水淀粉腌渍。②香菇、彩椒均焯熟。③热油锅爆香蒜末、葱段，倒肉片、料酒炒香，放入香菇、圆椒炒匀，加调料炒匀即可。

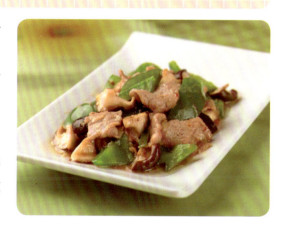

## 香菇 + 豆腐  ▶ 同食可帮助消化，利于吸收

**材料**：鲜香菇、豆腐、姜片、葱段各少许

**调料**：盐、白糖、鸡粉、蚝油、生抽、料酒、水淀粉、食用油各适量

**做法**：①豆腐、香菇均洗净切块，焯熟。②锅中注油烧热，下入姜片、葱段爆香，倒香菇、豆腐块、料酒炒匀，加水煮沸。③加所有调料炒匀，加水淀粉勾芡，撒葱段出锅即可。

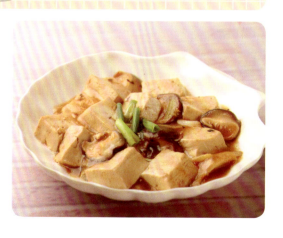

# 平菇

**补虚抗癌、增强体质**

- 别名：侧耳、糙皮侧耳
- 性味：性温，味甘
- 归经：归肺、胃、肾经

- 营养成分：蛋白质、糖、纤维、钙、铁、钠、B族维生素、维生素C、氨基酸等。
- 烹饪提示：烹饪平菇时，不宜加过多的调料，以免失去其本身鲜美的味道。

### ✓ 适宜人群
一般人群均可食用，尤其适合产妇，心血管疾病、肝炎、慢性胃炎、软骨病、高血压、高血脂、尿路结石等病症患者食用。

### 不宜人群
对菌类食品过敏者不宜食用。

### ✗ 搭配禁忌
- 平菇 + 驴肉 易引发心绞痛
- 平菇 + 鹌鹑 同食易引发痔疮
- 平菇 + 野鸡 同食易引发痔疮

## 平菇 + 荷兰豆 ▶ 两者同食有强健身体的作用

**材料**：平菇、荷兰豆各100克，彩椒35克，熟白芝麻、蒜末各少许

**调料**：盐3克、白糖各6克，鸡粉、蚝油、水淀粉、食用油各适量

**做法**：①将彩椒洗好切块；平菇洗净撕块。②锅中注水烧开，加入盐、白糖，淋入食用油，搅匀。③放入平菇，煮半分钟，倒入洗好的荷兰豆，煮沸，放彩椒块，略煮捞出。④锅中注油烧热，下蒜末，爆香，倒入焯好的食材炒匀。⑤加盐、鸡粉、白糖、蚝油，炒匀，淋入水淀粉勾芡，装入盘中，撒上熟芝麻即可。

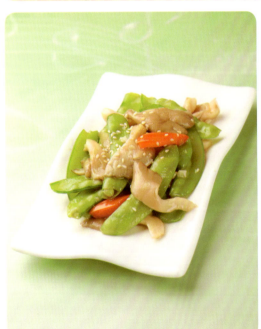

## 平菇  +鸡蛋

▶ 滋补强身,增强身体免疫力

**材料:** 平菇80克,菜心20克,鸡蛋1个

**调料:** 盐2克,料酒、食用油各适量

**做法:** ①锅中注水烧开,放入洗净切好的平菇,焯煮至断生。②捞出平菇,沥干水分,备用。③锅中注入适量清水烧开,倒入汆烫过的平菇,煮沸。④放入洗净的菜心,加入少许盐、食用油,煮软。⑤将鸡蛋打散加盐、料酒调匀,缓缓地倒入锅中,边倒边搅拌。⑥关火后盛出煮好的汤料,装入碗中即可。

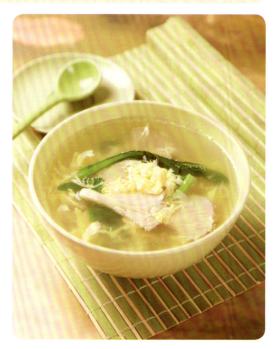

## 平菇  +豆腐

▶ 同食滋补强身功效更强

**材料:** 平菇片200克,豆腐块180克,姜片、葱花各少许

**调料:** 盐3克,鸡粉2克,料酒、食用油各少许

**做法:** ①锅中注入适量食用油,烧至六成热,放入姜片,爆香。②倒入洗净切好的平菇,翻炒均匀。③淋入少许料酒,加入适量清水,加盖,煮约2分钟至沸腾。④揭盖,倒入切好的豆腐,搅拌均匀,盖上盖子,续煮约5分钟,至食材熟透。⑤揭盖,加入盐、鸡粉,拌匀调味。⑥盛出煮好的汤料,装入碗中,撒上葱花即可。

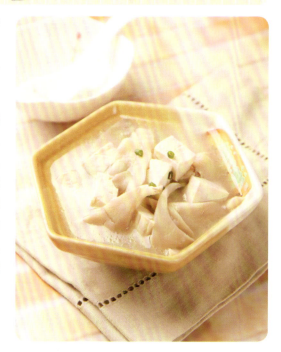

# 金针菇

**补肝益胃、增强免疫力**

- 别名：冬蘑、金菇
- 性味：性凉，味甘滑
- 归经：归脾、大肠经

- 营养成分：蛋白质、维生素C、镁、钾、胡萝卜素、纤维素、磷等。
- 烹饪提示：金针菇焯水不宜太久，否则口感不佳。

| | |
|---|---|
| ✓ 适宜人群 | 一般人群均可食用，尤其适宜气血不足、营养不良的老人和儿童、产妇及肝脏病、心脑血管等疾病患者食用。 |
| 不宜人群 | 脾胃虚寒、慢性腹泻、关节炎、红斑狼疮患者慎食。 |
| ✗ 搭配禁忌 | ❌ 金针菇 + 驴肉 同食易刺激肠胃　　❌ 金针菇 + 牛奶 易导致消化不良 |

## 金针菇  + 芹菜 　▶ 两者同食可抗秋燥、降血压

**材料**：金针菇100克，胡萝卜90克，芹菜50克，蒜末少许

**调料**：盐、白糖各2克，生抽、陈醋、香油、食用油各适量

**做法**：①将金针菇洗净，去根；胡萝卜去皮洗净，切丝；芹菜洗净，切段，备用。②锅中注水烧开，加入少许食用油。③放入胡萝卜、芹菜、金针菇，拌匀，煮约1分钟，捞出，沥干水分。④把焯煮熟的食材装碗，撒上蒜末。⑤加入少许盐、白糖，再淋入适量生抽、陈醋、香油，搅拌至食材入味即可。

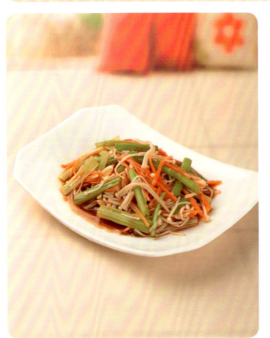

## 金针菇  +豆腐 　▶同食可防治心脑血管疾病

**材料**：豆腐120克，金针菇80克，茼蒿120克，高汤适量

**调料**：胡椒粉2克，香油、米酒各适量

**做法**：①锅中注入高汤煮沸，放入洗好切块的豆腐，倒入洗好去根的金针菇，搅匀。②加入洗净的茼蒿，拌匀。③盖上锅盖，烧开后用小火煮约5分钟至熟。④揭开锅盖，淋入米酒，加入少许胡椒粉，倒入香油，拌匀调味。⑤稍煮至食材完全入味，出锅即可。

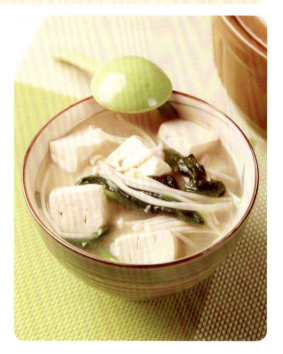

## 金针菇  +黄豆芽 　▶搭配同食有清热解毒的功效

**材料**：猪瘦肉120克，黄豆芽60克，金针菇50克，灵芝、姜片各少许

**调料**：盐3克，鸡粉3克，料酒少许

**做法**：①将黄豆芽洗净切段；猪瘦肉洗净切片。②锅中注水烧开，倒入肉片拌匀，汆煮约半分钟，捞出备用。③砂锅中注水烧开，倒入洗净的灵芝、姜片，放入肉片，淋入料酒。④加盖，烧开后用小火煮约30分钟，揭盖，倒入黄豆芽、金针菇拌匀。⑤盖上盖，小火续煮约15分钟，揭盖，加盐、鸡粉，拌匀调味，盛出肉片汤即可。

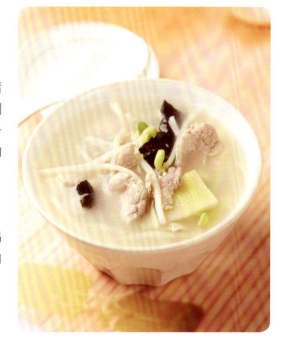

# 草菇

**清热解暑、增强免疫力**

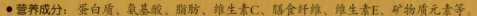

- 别名：稻草菇、脚苞菇
- 性味：性寒，味甘、咸
- 归经：归肺、胃经

- 营养成分：蛋白质、氨基酸、脂肪、维生素C、膳食纤维、维生素E、矿物质元素等。
- 烹饪提示：草菇无论鲜品还是干品，都不宜浸泡时间过长。

**适宜人群**：一般人群均可食用，尤其适宜高血压、高血脂、冠心病、糖尿病等病症患者以及体质虚弱、营养不良、食欲不振者食用。

**不宜人群**：草菇性寒，平素脾胃虚寒之人忌食。

**搭配禁忌**：
> 草菇 + 鹌鹑
易使面部生黑斑

## 草菇 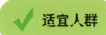 + 虾仁   ▶ 两者同食有补肾壮阳的功效

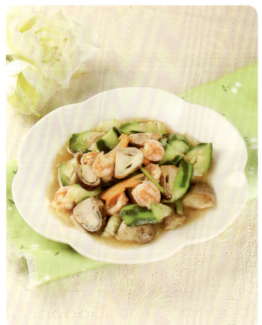

**材料**：丝瓜130克，草菇100克，虾仁、胡萝卜片、姜片、蒜末、葱段各适量

**调料**：盐3克，鸡粉2克，蚝油、料酒、水淀粉、食用油各适量

**做法**：①草菇洗净切块；丝瓜洗净去皮，切段；洗净的虾仁去虾线，加盐、鸡粉、水淀粉拌匀，注入食用油腌渍。②锅中注水烧开，加盐、食用油，倒草菇煮至八成熟，捞出。③锅中注油烧热，下胡萝卜片、姜片、蒜末、葱段爆香，倒虾仁，炒至弯曲。④淋料酒炒香，放丝瓜、草菇炒熟。⑤转中火，倒入水、蚝油炒香，加盐、鸡粉调味，倒水淀粉勾芡即可。

## 草菇  +豆腐

▶ 同食可降压降脂、消脂减肥

**材料：** 豆腐丁300克，草菇丁100克，胡萝卜丁、火腿丁各30克

**调料：** 盐3克，水淀粉20克，姜片、蒜片、葱末各5克，鲜汤适量

**做法：** ①将草菇丁、胡萝卜丁入锅焯水后捞出；再放豆腐丁焯水。②锅中注油烧热，下入姜片、蒜片、葱末、胡萝卜、草菇、火腿炒香，加入鲜汤、豆腐，再加盐调味，用水淀粉勾芡即可。

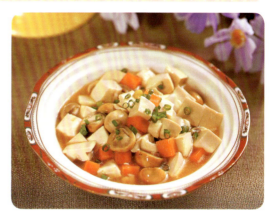

## 草菇  +猪肉

▶ 两者同食有补脾益气的作用

**材料：** 五花肉500克，草菇50克

**调料：** 料酒10克，酱油25克，白糖3克，盐1克，葱结、姜片各5克

**做法：** ①草菇洗净对切；五花肉洗净切大块。②锅中放五花肉、料酒、酱油、白糖、葱结、姜片炒香后倒入砂锅。③往砂锅中放入草菇，加水，大火烧沸后小火焖1小时，加入盐调味，拣去葱结、姜片，盛出即可。

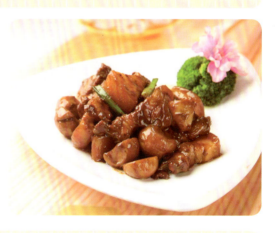

## 草菇 +芦笋

▶ 两者同食有清热益肝之效

**材料：** 芦笋170克，草菇85克，胡萝卜片、姜片、蒜末、葱白各少许

**调料：** 盐、鸡粉各2克，蚝油、料酒、水淀粉、食用油各适量

**做法：** ①草菇洗净切块；芦笋洗净去皮切段；均焯熟。②锅入油烧热，放胡萝卜片、姜片、蒜末、葱白爆香，倒入焯好的食材，加所有调料炒熟，倒水淀粉勾芡即可。

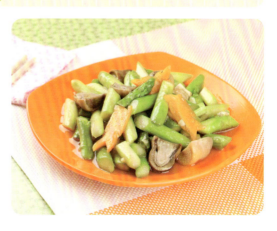

# 猴头菇

- 别名：猴头菌、猴菇菌
- 性味：性平，味甘
- 归经：归脾、胃、心经

**增进食欲、增强免疫力**

- 营养成分：蛋白质、粗纤维、维生素E、钾、钠、钙、镁、铁、锌、磷、烟酸等。
- 烹饪提示：使用淘米水洗涤猴头菇，可以祛除涩味，提高香味，使其口感更柔软。

**适宜人群**　一般人群都可食用，心血管疾病、胃肠病患者尤其适合，低免疫力人群、高强度脑力劳动者也可经常食用本品。

**不宜人群**　对菌类食物过敏者需慎食猴头菇。

**搭配禁忌**
- 猴头菇 + 野鸡
  二者同食易导致胃出血

## 猴头菇 + 黄芪　▶ 两者同食可以滋补身体

**材料**：水发猴头菇100克，鸡胸肉200克，黄芪12克，姜片、葱花各少许

**调料**：盐、鸡粉各2克，料酒9克

**做法**：①将水发猴头菇洗净切片；鸡胸肉洗净切片。②砂锅中注入适量清水烧开，放入洗净的黄芪，撒入姜片。③倒入切好的猴头菇，放入鸡肉片，拌匀，再淋入适量料酒。④盖上盖子，烧开后用小火煮30分钟至熟。⑤揭盖，放入盐、鸡粉，搅匀调味。⑥关火后将煮好的汤料盛出，装入碗中，撒上葱花即可。

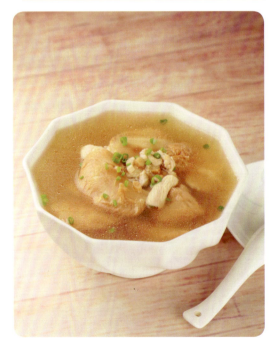

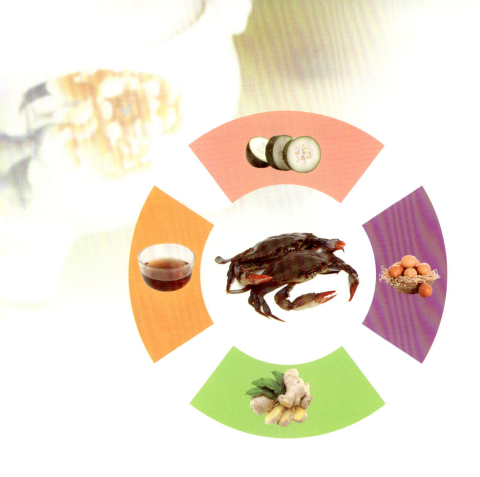

# Part 6
# 常见水产海鲜的最营养吃法

　　水产海鲜一直都是公认的营养美味。人们常说,地上跑的不如天上飞的,天上飞的不如水里游的。从营养成分上来看,这句话是一句非常形象而实用的饮食概括。水产海鲜具有鲜美的口味,大多数还可能带有一定的腥味,所以烹饪起来有诸多学问。烹饪这些食物第一步需了解它们与什么食材搭配。好的混搭,不仅可以提鲜增色,解除腥味,还能帮助析出各自的营养物质,比如鱼类配豆腐。在本章,您将了解到这些实用的知识。

# 鲤鱼

- 别名：龙门鱼、鲤拐子
- 性味：性平，味甘
- 归经：归脾、肾经

**补脾健胃、清热解毒**

- 营养成分：蛋白质、维生素A、钾、磷、钠、钙等。
- 烹饪提示：鲤鱼两侧皮内有一条似白线的筋，在烹制前把它抽出，可去除腥味。

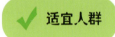
一般人群皆可食用，尤其食欲低下、工作太累和情绪低落、胎动不安者、心脏性水肿、肾炎水肿、咳喘等病患者宜食。

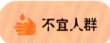
红斑狼疮、荨麻疹、支气管哮喘、小儿腮腺炎、恶性肿瘤、淋巴结核、皮肤湿疹等病症者忌食。

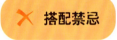
- 鲤鱼 + 鸡肉　两者功能相克
- 鲤鱼 + 鸡蛋　同食易产生异味
- 鲤鱼 + 绿豆　同食易脱水

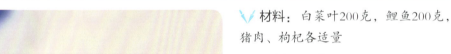

鲤鱼 + 白菜　▶ 两者同食可以防治水肿

**材料**：白菜叶200克，鲤鱼200克，猪肉、枸杞各适量

**调料**：猪骨汤适量，盐3克，花椒6粒，葱花、姜片各3克

**做法**：①将白菜叶洗净切块；鲤鱼处理干净，切成薄片；猪肉洗净，切成薄片备用；枸杞洗净。②净锅上火，倒入备好的猪骨汤，调入盐、姜片、花椒，搅拌均匀。③再放入切好的鲤鱼、猪肉，拌匀，用大火烧开，撇去汤中浮沫。④再下入白菜叶拌匀，转小火煲至食材全熟透。⑤关火后，将汤料装入碗中，撒上葱花、枸杞即可。

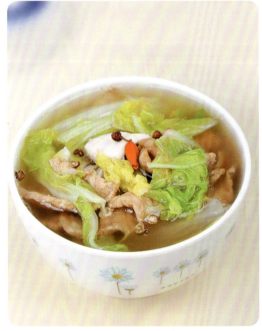

## 鲤鱼  +豆腐

▶ 可促进钙质和蛋白质吸收

**材料：** 鲤鱼1条，酸菜块、五花肉片、羊肉片各250克，红薯粉丝、水豆腐、野山椒各150克，枸杞、红椒圈各适量

**调料：** 猪油、芝麻酱、酱油、高汤、盐、胡椒粉、葱丝、姜丝、食用油各适量

**做法：** ①鱼肉用盐和胡椒粉腌渍；鱼骨洗净斩件。②热油锅煸香除鲤鱼之外的材料，再放入所有调料炒香。③加水煮沸后放入鱼骨、鱼片煮熟即可。

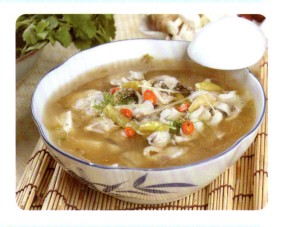

## 鲤鱼 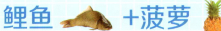 +菠萝

▶ 同食具有消肿解毒的功效

**材料：** 鲤鱼1条，豆腐200克，菠萝100克，红椒丝适量

**调料：** 色拉油适量，盐少许，味精2克，姜片3克，高汤、香菜段各适量

**做法：** ①将鲤鱼收拾干净，斩块；豆腐洗净切块；菠萝去皮切块。②锅入油烧热，爆香姜片，下入鲤鱼略炒，倒入高汤，下入豆腐、菠萝煲至熟，调入盐、味精，放入红椒丝、香菜即可。

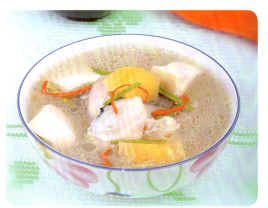

## 鲤鱼  +冬瓜

▶ 同食有利尿消肿的作用

**材料：** 冬瓜300克，鲤鱼275克

**调料：** 盐4克，胡椒粉5克，姜片3克，香菜末2克，花椒6克，枸杞少许

**做法：** ①将冬瓜去皮、籽，洗净切成块；鲤鱼宰杀洗净，斩块备用，枸杞洗净。②净锅上火倒入适量清水，放入姜片、鲤鱼，加水，调入盐、花椒烧开，再下入冬瓜煲至熟，调入胡椒粉，撒入香菜末、枸杞即可。

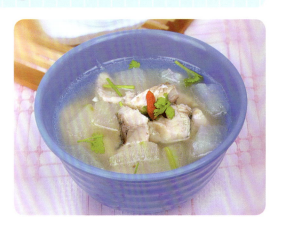

# 鲫鱼

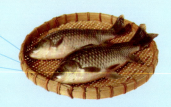

- 别名：河鲫、鲋鱼
- 性味：性平，味甘
- 归经：归脾、大肠经

**明目、健脑、益智**

- 营养成分：蛋白质、胆固醇、钙、磷、钾、镁等。
- 烹饪提示：在熬鲫鱼汤时，可以先用油煎一下，再用开水小火慢熬，味道更鲜美。

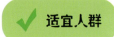 一般人均可食用，尤其适合肝硬化腹水、孕妇产后乳汁缺少以及脾胃虚弱、饮食不香、痔疮出血、慢性久痢等病症者食用。

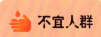 感冒者、高脂血症患者最好不要食用。

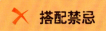
- ❌ 鲫鱼 + 猪肉　易影响营养吸收
- ❌ 鲫鱼 + 猪肝　同食易降低营养
- ❌ 鲫鱼 + 冬瓜　只适宜水肿者

## 鲫鱼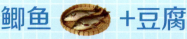 + 豆腐　▶ 可助消化，促进乳汁分泌

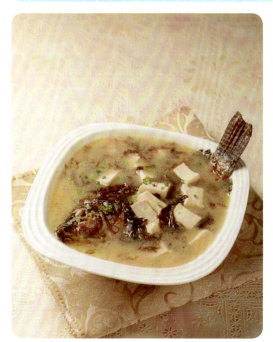

**材料**：鲫鱼300克，豆腐、水发紫菜各70克，姜片、葱花各少许

**调料**：盐3克，鸡粉2克，料酒、胡椒粉、食用油各适量

**做法**：①豆腐洗好切方块，装盘。②锅中注油烧热，放入姜片爆香，放入处理干净的鲫鱼，煎至两面呈焦黄色。③淋入少许料酒，倒入适量清水，加入盐、鸡粉，拌匀。④盖上盖，用大火烧开，再煮3分钟至食材熟透。⑤揭盖，倒入豆腐、紫菜，加入适量胡椒粉拌匀，煮2分钟，至食材熟透。⑥把鲫鱼盛入碗中，倒入余下的汤，撒上葱花即可。

## 鲫鱼  +苦瓜 　▶同食有清热、解毒、降血糖之效

**材料：** 净鲫鱼200克，苦瓜150克，姜片、枸杞各少许

**调料：** 盐、鸡粉各2克，料酒3克，食用油适量

**做法：** ①苦瓜洗净去瓤，切片。②锅中注油烧热，下姜片大火爆香，放入鲫鱼，小火煎至两面金黄色；枸杞洗净。③淋上少许料酒，再注入适量清水，加入鸡粉、盐调味，放入苦瓜片。④盖上锅盖，用大火煮约4分钟，至食材熟透。⑤取下锅盖，搅拌均匀。⑥关火，盛出煮好的苦瓜汤，放在碗中，撒上枸杞即可。

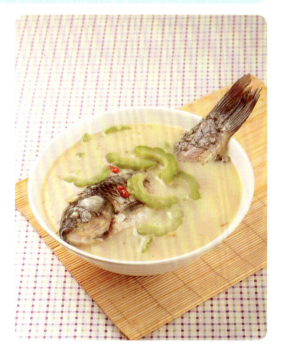

## 鲫鱼  +西红柿 　▶同食有利湿、开胃健脾的作用

**材料：** 净鲫鱼250克，西红柿85克，葱花少许

**调料：** 盐3克，鸡粉2克，食用油少许

**做法：** ①西红柿洗净切片。②锅中注油烧热，放入净鲫鱼，用小火煎至断生。③往锅中注入适量清水，转大火略煮，加盖，用中火煮约10分钟。④揭开盖，倒入西红柿，拌匀，去除汤中浮沫。⑤用中小火煮至熟，加盐、鸡粉，拌匀调味。⑥关火后盛出，装入碗中，点缀上葱花即可。

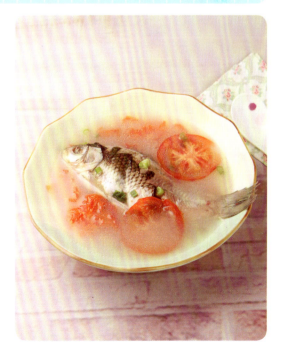

# 鲢鱼

**温中益气、利水止咳**

- 别名：鲢、鲢子
- 性味：性温，味甘
- 归经：归脾、胃经

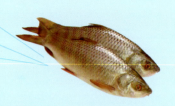

- 营养成分：蛋白质、脂肪、维生素E、钾、磷、钙等。
- 烹饪提示：将鱼去鳞剖腹洗净后，放入盆中倒一些黄酒，能除鱼腥，滋味更鲜美。

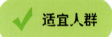 一般人均可食用，尤其适宜脾胃气虚、营养不良、肾炎水肿、小便不利、肝炎患者。

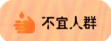 不适于甲亢病人、感冒、发热、痈疽疔疮、无名肿毒、瘙痒性皮肤病、口腔溃疡、大便秘结、红斑狼疮等病症者食用。

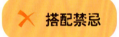
- 鲢鱼 + 西红柿 同食易降低营养
- 鲢鱼 + 猪肉 易产生不良反应

## 鲢鱼  + 豆腐   ▶ 两者同食有解毒美容之效

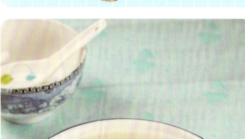

**材料**：鲢鱼肉150克，豆腐100克，姜丝、葱花各少许

**调料**：盐3克，鸡粉3克，胡椒粉、水淀粉、食用油各适量

**做法**：①豆腐洗净切小方块；鲢鱼肉洗净切片，装碗，加盐、鸡粉、水淀粉抓匀，注入食用油腌渍10分钟至入味。②锅中注油烧热，放入姜丝爆香，往锅中注水，盖上盖，用大火煮沸。③揭盖，加盐、鸡粉、胡椒粉调味。④倒入豆腐块拌匀，盖上盖，煮2分钟至熟。⑤揭盖，倒入鱼肉片，搅拌均匀，煮约2分钟至熟。⑥盛出，装入碗中，撒上葱花即可。

Part 6　常见水产海鲜的最营养吃法

# 草鱼

## 暖胃和中、降低血压

- 别名：鲩鱼、草鲩
- 性味：性温，味甘
- 归经：归肝、胃经

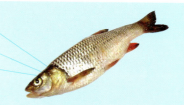

- 营养成分：蛋白质、脂肪、维生素E、钾、磷、钠、钙等。
- 烹饪提示：烹调草鱼时，可以不放味精，味道也很鲜美。

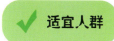 一般人群均可食用，尤其适合冠心病、高血压、高血脂患者、水肿、肺结核、风湿头痛患者、体虚气弱者食用。

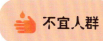 女子在月经期不宜食用。

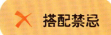　　⊗ 草鱼 + 甘草　　⊗ 草鱼 + 驴肉
　　同食易引起不良反应　同食易生成有毒物质

草鱼  + 豆腐 　　▶ 同食可促进骨骼生长发育

**材料**：豆腐130克，西红柿、草鱼肉各60克，姜末、蒜末、葱花各少许

**调料**：番茄酱10克，白糖6克

**做法**：①将豆腐洗净压烂，剁泥；草鱼肉洗净切丁；西红柿洗净去蒂。②将蒸锅烧开，放入鱼肉、西红柿，加盖，用中火蒸10分钟至熟。③揭盖，取出蒸熟的鱼肉、西红柿，将鱼肉压烂剁泥，西红柿去皮剁碎。④锅中注油烧热，下姜末、蒜末爆香，倒入鱼肉泥、豆腐泥炒匀。⑤加入番茄酱、清水，下入西红柿，炒匀。⑥放入白糖炒匀调味，盛出装碗，撒上葱花即可。

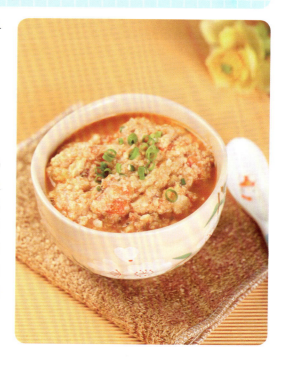

## 草鱼 + 黑木耳 ▶同食可促进血液循环

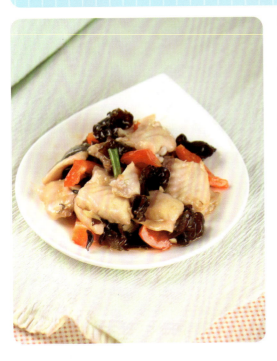

**材料：** 草鱼120克，水发黑木耳、彩椒各40克，姜片、葱段、蒜末各少许

**调料：** 盐3克，鸡粉2克，生抽、料酒、水淀粉、食用油各适量

**做法：** ①黑木耳、彩椒均洗净切块；草鱼洗净切片，装碗，加鸡粉、盐拌匀，倒入水淀粉，拌匀上浆，注入食用油腌渍约10分钟。②热锅注油烧至四成热，放入滤勺，倒入鱼肉，炸至鱼肉断生捞出。③往热油锅中下入姜片、蒜末、葱段爆香，倒入彩椒块、黑木耳炒匀，再倒入草鱼片，淋入料酒，加入鸡粉、盐、生抽炒匀调味。④淋入水淀粉勾芡，翻炒至熟即可。

## 草鱼  + 鸡蛋  ▶同食有温补强身的作用

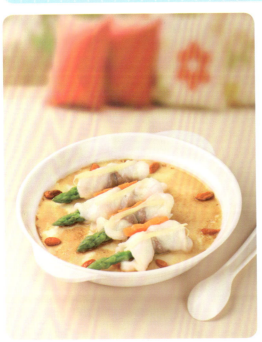

**材料：** 草鱼肉200克，鸡蛋120克，芦笋80克，胡萝卜50克，枸杞、姜丝各少许

**调料：** 盐4克，鸡粉2克，生粉、蒸鱼豉油、水淀粉、香油、食用油各适量

**做法：** ①将鸡蛋打入碗，加盐、鸡粉、水、香油拌成蛋液。②芦笋洗净去皮，切取笋尖；胡萝卜洗净切片；草鱼肉洗净切双飞片，加盐、鸡粉、水淀粉拌匀，注食用油腌渍。③将胡萝卜、芦笋焯熟捞出。④将鱼片滚生粉，放芦笋，卷成鱼卷生坯，蛋液蒸至八成熟，放洗净的枸杞、鱼卷生坯、胡萝卜片、姜丝，蒸熟取出，浇上蒸鱼豉油即可。

Part 6 常见水产海鲜的最营养吃法

# 黄鱼

**开胃益气、补血养神**

- 别名：黄花鱼、石首鱼
- 性味：性平，味咸、甘
- 归经：归肝、肾经

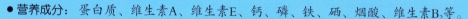

- 营养成分：蛋白质、维生素A、维生素E、钙、磷、铁、硒、烟酸、维生素$B_2$等。
- 烹饪提示：清洗黄鱼不必剖腹，可以用筷子从口中搅出肠肚，用清水冲洗净即可。

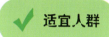 适宜人群　一般人群均可食用，尤其适合贫血、头晕及体虚等病症者食用。

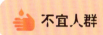 不宜人群　患哮喘、过敏等病症者不宜食用。

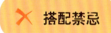 搭配禁忌
- 黄鱼 + 荞麦　同食易消化不良
- 黄鱼 + 牛油　同食会加重肠胃负担
- 黄鱼 + 羊油　加重肠胃负担

黄鱼  +茼蒿　▶同食可以使动、植物蛋白互补

✔ 材料：黄鱼300克，茼蒿100克，姜片少许

✔ 调料：盐4克，鸡粉3克，胡椒粉、料酒各适量

✔ 做法：①将茼蒿洗净，切成长段；黄鱼处理干净。②锅中注入适量清水，用大火烧开。③放入备好的姜片、洗净的黄鱼。④盖上锅盖，用中小火煮约15分钟，至食材熟透。⑤揭盖，淋入少许料酒，略煮一会儿，除去浮沫，倒入茼蒿。⑥加盐、鸡粉、胡椒粉调味，小火煮至熟软即可。

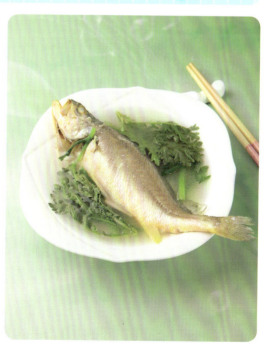

## 黄鱼 +大白菜

▶同食口感好且营养丰富

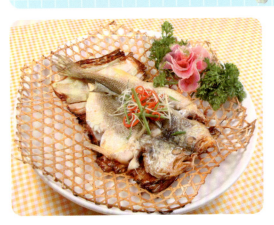

**材料：** 黄鱼200克，大白菜100克

**调料：** 盐3克，料酒5克，葱花8克，红椒、青辣椒丝各20克

**做法：** ①将黄鱼收拾干净，剖开，用盐、料酒腌渍入味；大白菜洗净，切段。②将黄鱼平铺在大白菜上，放入烤箱烤熟。③撒上红辣椒丝、青辣椒丝和葱花即可。

## 黄鱼 +黑木耳

▶益气补血、延缓衰老

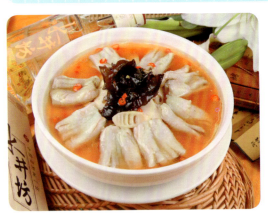

**材料：** 黄鱼500克，黑木耳100克，红椒圈适量

**调料：** 糟卤10克，盐、味精、料酒、食用油各适量

**做法：** ①将黄鱼收拾干净，切片，用盐和料酒腌渍；黑木耳洗净，泡发。②热锅下油，注入适量水，放入黄鱼和黑木耳焖煮。③加入糟卤和红椒圈煮至熟，加入盐、味精调味，盛出即可。

## 黄鱼 +大蒜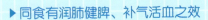

▶同食有润肺健脾、补气活血之效

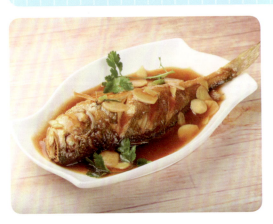

**材料：** 净黄鱼400克，蒜片35克，姜片、葱段、香菜段各少许

**调料：** 盐4克，鸡粉3克，生抽、料酒、生粉、白糖、水淀粉、食用油各适量

**做法：** ①将黄鱼加盐、生抽、料酒腌渍，撒生粉后炸熟。②热油锅爆香蒜片、姜片、葱段，加水、调料煮沸，放入黄鱼，煮熟盛出，用水淀粉勾芡并浇在黄鱼上，撒香菜即可。

# 鲈鱼

**健脾益肾、补气安胎**

- 别名：四鳃鱼、花鲈
- 性味：性平，味甘、淡
- 归经：归脾、胃、肝经

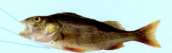

- 营养成分：蛋白质、烟酸、维生素$B_2$、钙、钾等。
- 烹饪提示：将鲈鱼刨开洗净后，在牛奶中泡一会儿，既能去腥，又能增加鲜味。

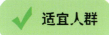 一般人群均可食用，尤其适宜贫血头晕、慢性肾炎、习惯性流产、女性妊娠水肿、胎动不安、产后乳汁缺乏者食用。

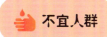 皮肤病疮肿患者最好少食。

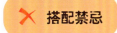
- 鲈鱼 + 奶酪 同食会影响钙的吸收
- 鲈鱼 + 蛤蜊 同食易造成铜、铁的流失

## 鲈鱼 + 生姜 ▶ 同食可补虚养身，补中安胎

**材料**：鲈鱼1条，水发黑木耳45克，黄芪15克，姜片25克，葱花少许

**调料**：盐3克，鸡粉2克，胡椒粉少许，料酒10克，食用油适量

**做法**：①将木耳洗净切块。②砂锅中注水，放入洗净的黄芪，加盖，烧开后用小火炖15分钟，备用。③锅中注油烧热，倒入姜片和处理干净的鲈鱼，煎至金黄色。④加入料酒、清水和药汁，放入黑木耳，加盖，小火煮15分钟至熟。⑤揭盖，加盐、鸡粉、胡椒粉拌匀调味，装碗，撒上葱花即可。

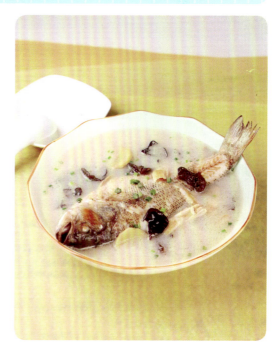

## 鲈鱼  +胡萝卜 ▶ 两者同食有益智健脑的作用

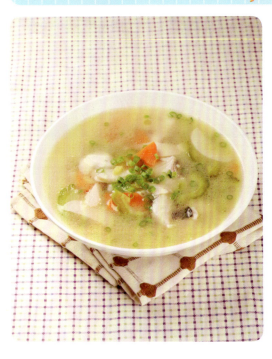

**材料：** 苦瓜100克，鲈鱼肉、胡萝卜、鸡腿菇、姜片、葱花各适量

**调料：** 盐3克，鸡粉2克，胡椒粉、水淀粉、食用油各适量

**做法：** ①鸡腿菇洗净切片；胡萝卜去皮洗净切片；苦瓜洗净切片。②鲈鱼肉洗净切片装碗，加盐、鸡粉、胡椒粉、水淀粉抓匀，注入食用油腌渍。③锅中注油烧热，下姜片爆香，倒入苦瓜片、胡萝卜、鸡腿菇炒匀。④注入清水，加盖，用大火烧开，煮3分钟至熟。⑤揭盖，加盐、鸡粉，倒入鱼片，煮1分钟至熟。⑥盛出装碗，放入葱花即可。

## 鲈鱼  +豆腐 ▶ 同食可促进钙质的吸收

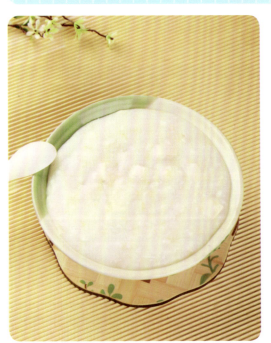

**材料：** 鲈鱼100克，嫩豆腐90克，大白菜、大米各适量

**调料：** 盐少许

**做法：** ①豆腐洗净切块；鲈鱼洗净去骨、鱼皮，将鱼肉放入小碟中；大白菜洗净，剁成碎末。②用榨汁机将洗净的大米磨成米碎。③将装有鱼肉的小碟放入烧开的蒸锅中，蒸熟取出，压碎剁末，装碗。④往汤锅中注水，倒入磨好的米碎，拌煮约半分钟。⑤转中火，倒入鱼肉泥、大白菜末，拌煮至熟。⑥加盐拌匀调味，倒入嫩豆腐，搅碎煮熟，即可。

# 黑鱼

**利水消肿、催乳补血**

- 别名：生鱼、乌鳢
- 性味：性平，味甘
- 归经：归脾、胃经

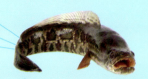

- 营养成分：蛋白质、脂肪、钙、磷、铁及多种维生素等。
- 烹饪提示：黑鱼常用来做鱼片。

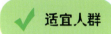 一般人群均可食用，尤其适合孕产妇、风湿病患者、小儿疳病者食用。

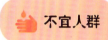 有痔疮者、过敏者忌食。

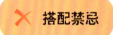 黑鱼 + 茄子
同食容易损肠胃，造成腹痛

## 黑鱼 +西洋菜

▶ 两者同食有润肺止咳之效

**材料**：西洋菜、瘦肉块各50克，净黑鱼300克，胡萝卜块、蜜枣、杏仁、姜片、陈皮各少许，高汤适量

**调料**：盐2克

**做法**：①锅中注水烧开，倒入洗净的瘦肉块，汆熟捞出，过冷水备用；西洋菜、杏仁、陈皮分别洗净。②往炒锅中注油，下姜片爆香，放入净黑鱼，煎香，倒入高汤，煮沸，取出生鱼，装入鱼袋扎好。③往砂锅中注入高汤，放入鱼袋、瘦肉、胡萝卜、蜜枣、陈皮、杏仁、西洋菜。④加盖，大火煮15分钟，转中火煮1~3小时至熟。⑤揭盖，加盐拌匀调味，捞出鱼袋即可。

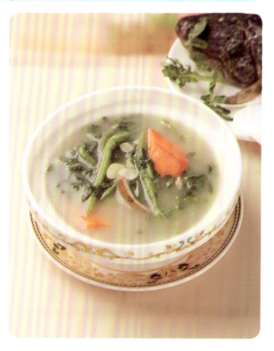

# 鳝鱼

- 别名：黄鳝、长鱼
- 性味：性温，味甘
- 归经：归肝、脾、肾经

**补气养血、补脑益智**

- 营养成分：蛋白质、磷、钾、钙、烟酸、维生素$B_2$等。
- 烹饪提示：将鳝鱼背朝下用刀背拍打一遍，可使烹调时受热均匀，更容易入味。

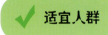
适宜风湿痹痛、四肢酸痛、高血脂、冠心病、动脉硬化、糖尿病、肩周炎患者食用。

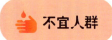
瘙痒性皮肤病、痼疾宿病、支气管哮喘、淋巴结核、癌症、红斑性狼疮等患者不宜食用。

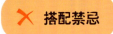
- 鳝鱼 + 南瓜 同食易会引起滞气
- 鳝鱼 + 菠菜 同食易导致腹泻
- 鳝鱼 + 柿子 易导致消化不良

## 鳝鱼 + 韭菜 ▶ 同食可使补肾强精作用倍增

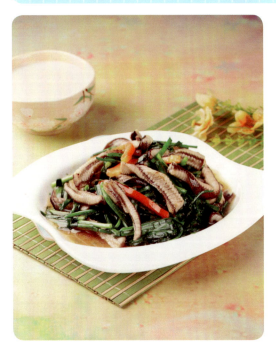

**材料**：鳝鱼肉230克，韭菜180克，彩椒40克

**调料**：盐3克，鸡粉、料酒、生抽、水淀粉、食用油各适量

**做法**：①韭菜洗净切段；彩椒洗净切丝；鳝鱼肉洗净切丝，加料酒、盐、鸡粉、水淀粉拌匀，注入食用油腌渍。②锅中注油烧热，倒入鳝鱼丝炒匀，淋入少许料酒提味，倒入适量生抽炒匀。③放入彩椒丝、韭菜段翻炒均匀。④加入盐、鸡粉，炒匀调味。⑤倒入适量水淀粉，翻炒均匀，至食材熟软、入味。⑥关火后盛出菜肴，装入盘中即可。

## 鳝鱼 + 山药 ▶ 同食能起到健脾开胃的作用

**材料：** 鳝鱼120克，山药35克，巴戟天、黄芪、枸杞各10克，姜片少许

**调料：** 盐、鸡粉各2克，料酒10克

**做法：** ①将处理干净的鳝鱼切段。②锅中注水烧开，放入鳝鱼段，汆煮至变色，捞出备用；山药去皮洗净切段。③砂锅中注水烧开，放入姜片及洗净的枸杞和药材。④倒入鳝鱼段，淋入适量料酒提味。⑤盖上盖，烧开后用小火煮30分钟至食材熟透。⑥揭开盖，放入少许盐、鸡粉，拌匀调味，盛出，装入碗中即可。

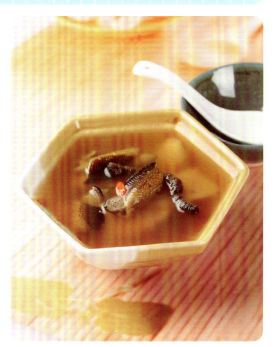

## 鳝鱼 + 党参 ▶ 同食有益气补血的功效

**材料：** 鳝鱼400克，党参、当归各10克，葱条、姜片各少许，金华火腿、鸡汤各适量

**调料：** 盐3克，鸡粉2克，料酒10克，胡椒粉适量

**做法：** ①将鳝鱼洗净切块；金华火腿洗净切片；党参、当归洗净。②锅中注水烧开，倒入金华火腿、鳝鱼块煮沸，捞出装碗。③鸡汤倒入锅中，放入洗净的党参、当归煮20分钟，加料酒、葱条、姜片，放盐、鸡粉、胡椒粉调味。④将煮好的汤料盛入装有火腿和鳝鱼的碗中，再将碗放入烧开的蒸锅，蒸30分钟取出，挑去葱段即可。

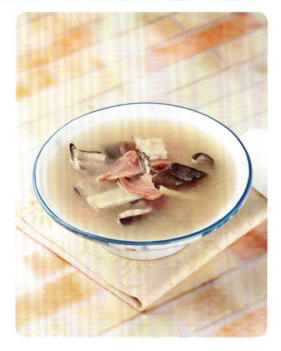

# 泥鳅

- 别名：鳅鱼、黄鳅
- 性味：性平，味甘
- 归经：归脾、肝、肾经

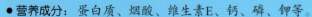

**补中益气、强精补血**

- 营养成分：蛋白质、烟酸、维生素E、钙、磷、钾等。
- 烹饪提示：泥鳅买来后，要先用清水漂养一段时间。

**适宜人群** 一般人群均可食用，尤适宜身体虚弱、脾胃虚寒、营养不良、小儿体虚盗汗者、老年人及有心血管疾病患者食用。

**不宜人群** 体内无阴虚火盛者最好不要食用泥鳅。

**搭配禁忌**
- 泥鳅 + 螃蟹 同食会降低功效
- 泥鳅 + 黄瓜 同食会降低功效

## 泥鳅 + 豆腐 ▶ 同食可清热解毒，增强免疫力

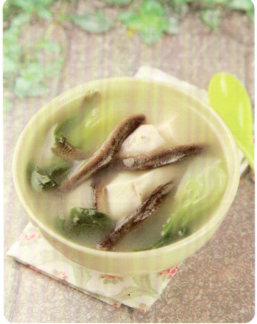

**材料**：泥鳅260克，豆腐150克，油菜45克，姜片少许

**调料**：料酒8克，盐、鸡粉各2克，食用油适量

**做法**：①将泥鳅处理干净，装碗，加盐拌匀，注水，去除黏液，放盘中备用；油菜洗净切瓣；豆腐洗净切块。②锅中注油烧热，倒入泥鳅炒香，淋入少许料酒，炒匀。③注入适量清水，用大火煮沸，撇去浮沫，撒上姜片，放入油菜、豆腐，加盖，大火煮开后转中火煮10分钟至食材熟透。④揭盖，加入盐、鸡粉，搅匀调味。⑤关火后盛出煮好的汤料即可。

## 泥鳅 + 香芋 ▶ 同食有美容养肤的作用

**材料：** 芋头300克，泥鳅170克，姜片、蒜末、葱段、温水各少许

**调料：** 盐、鸡粉各2克，生粉15克、生抽、食用油各适量

**做法：** ①芋头洗净去皮切丁；泥鳅处理干净，装盘，加生抽、生粉拌匀，腌渍约10分钟。②热锅注油烧至五成热，倒入芋头，小火炸至六成熟，捞出。③将泥鳅入油锅中炸至焦脆，捞出。④锅底留油烧热，下姜片、蒜末、葱段爆香，倒入温水拌匀。⑤加生抽、盐、鸡粉煮沸，倒芋头拌匀，加盖，煮约5分钟。⑥揭盖，倒入泥鳅，拌炒入味即可。

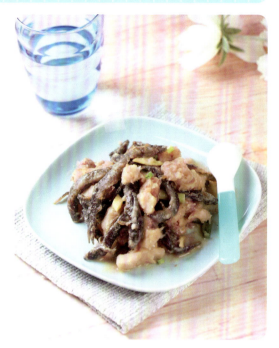

## 泥鳅 + 蒜苗 ▶ 同食具有降低血脂的作用

**材料：** 泥鳅200克，蒜苗60克，红椒35克

**调料：** 盐3克，鸡粉2克，生粉、料酒、生抽、食用油各适量

**做法：** ①将蒜苗洗净切段；红椒洗净切圈；将处理好的泥鳅装碗，加料酒、生抽、盐、鸡粉拌匀，加生粉抓匀。②锅中注油烧至六成热，放入泥鳅，炸2分钟捞出。③锅底留油，放入蒜苗、红椒炒香，倒入泥鳅略炒片刻。④淋料酒炒香，加入适量生抽、盐、鸡粉炒匀调味。⑤盛出炒好的食材，装盘即可。

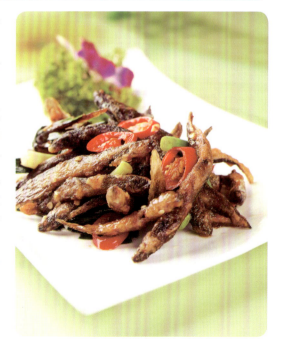

# 带鱼

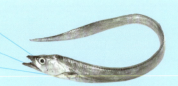

- 别名：刀鱼、裙带鱼
- 性味：性温，味甘
- 归经：归肝、脾经

## 强心补肾、舒筋活血

- 营养成分：蛋白质、脂肪、钾、磷、钠、钙、烟酸等。
- 烹饪提示：带鱼腥气较重，烹调方式宜选红烧、糖醋，不适合清蒸。

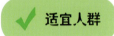 适宜老人、儿童、孕产妇，老年痴呆、气短乏力、久病体虚、血虚头晕、营养不良及皮肤干燥者食用。

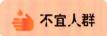 有疥疮、湿疹等皮肤病者，癌症、淋巴结核、支气管哮喘等病患者，肥胖者不宜食用。

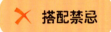
- ❌ 带鱼 + 菠菜 不利于营养吸收
- ❌ 带鱼 + 南瓜 同食易引起滞气

## 带鱼 + 马蹄

▶ 同食可补虚益胃、清热解毒。

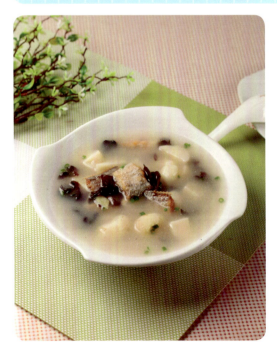

**材料**：马蹄肉100克，水发黑木耳30克，带鱼110克，姜片、葱花各少许

**调料**：盐2克，鸡粉2克，料酒、胡椒粉各适量

**做法**：①将马蹄肉洗净切块；黑木耳、带鱼均洗净切块。②煎锅注油烧热，放入带鱼块，煎两面焦黄，盛出装盘。③砂锅中注水烧开，倒入马蹄肉、木耳，加盖，大火烧开后用小火炖熟。④揭盖，放姜片、料酒，放入带鱼，加盐调味，盖上盖，用小火炖10分钟。⑤揭盖，加鸡粉、胡椒粉拌匀调味。⑥关火，盛入碗中，撒上葱花即可。

# 银鱼

**益脾润肺、强健骨质**

- 别名：冰鱼、玻璃鱼
- 性味：性平，味甘
- 归经：归脾、胃经

- 营养成分：蛋白质、脂肪、钙、磷、铁、维生素B₁、维生素B₂、烟酸等。
- 烹饪提示：将银鱼放入牛奶中浸泡片刻，再取出炸制更香。

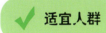
一般人群均可食用，尤其适合体质虚弱、营养不足、消化不良者，以及高脂血症患者、脾胃虚弱者食用。

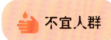
有肺虚咳嗽、虚劳等症者应少食，有宿疾者、皮肤病患者最好不要食用。

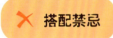
❌ 银鱼 + 甘草　同食对身体不利
❌ 银鱼 + 干枣　同食易腰腹作痛

 + 　▶ 同食可滋阴补血、增强免疫力

**材料**：苋菜150克，水发银鱼30克，姜片少许

**调料**：盐、鸡粉各2克，料酒、食用油各少许

**做法**：①将苋菜洗净切段。②锅中注油烧热，放入姜片，大火爆香。③倒入水发银鱼，翻炒均匀，淋入少许料酒，炒香。④放入切好的苋菜，翻炒均匀，倒入适量清水。⑤盖上盖，用大火煮沸，煮约2分钟至食材熟透。⑥揭开锅盖，加入适量盐、鸡粉，搅匀调味即可。

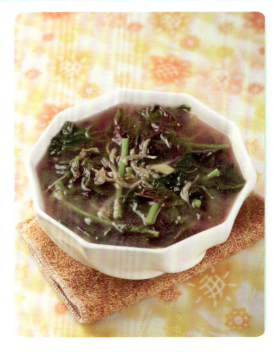

# 鳕鱼

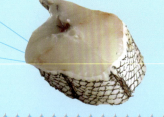

- 别名：明太鱼、大口鱼
- 性味：性平，味甘
- 归经：归肾经

## 降低胆固醇、降低血压

- 营养成分：蛋白质、脂肪、钙、铁、维生素A、B族维生素、维生素C、维生素E等。
- 烹饪提示：鳕鱼肉很细嫩，不宜用大火烹调。

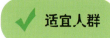 一般人群均可食用，尤其适宜心血管疾病患者食用。

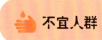 痛风、尿酸过高患者不要食用，否则易产生不良反应。

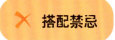　　鳕鱼 + 红酒　　　鳕鱼 + 香肠
　　　　　　同食易产生腥味　　破坏肝功能

### 鳕鱼  + 鸡蛋  ▶ 同食有开胃、增强免疫力的功效

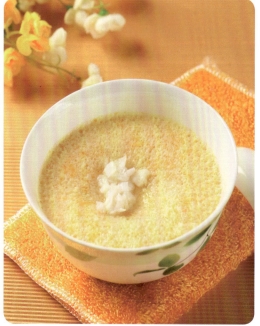

**材料**：鳕鱼100克，鸡蛋2个，南瓜150克

**调料**：盐1克

**做法**：①将洗净的南瓜切片；将鸡蛋打入碗中，打散调匀。②将蒸锅烧开，放入南瓜、鳕鱼蒸15分钟至熟，取出，分别剁成泥状。③往蛋液中加入南瓜、部分鳕鱼，放入少许盐，搅拌均匀。④将拌好的材料装入另一个碗中，放入烧开的蒸锅中，盖上盖，用小火蒸8分钟。⑤取出，放上剩余的鳕鱼肉即可。

## 鳕鱼  +香菇  ▶同食有益智健脑的功效

**材料：** 鳕鱼肉200克，香菇40克，泡小米椒15克，姜丝、葱花各少许

**调料：** 料酒4克，盐、蒸鱼豉油各适量

**做法：** ①将泡小米椒切碎；将洗好的香菇切成条。②将洗净的鳕鱼肉装入碗中，放入适量料酒、盐，拌匀。③将鳕鱼装入盘中，加入香菇，再放上小米椒碎、姜丝。④将装有处理好的鳕鱼的盘子放入烧开的蒸锅中。⑤盖上盖，用中火蒸8分钟至食材熟透，揭开盖，将蒸好的鳕鱼取出。⑥浇上蒸鱼豉油，撒上葱花即可。

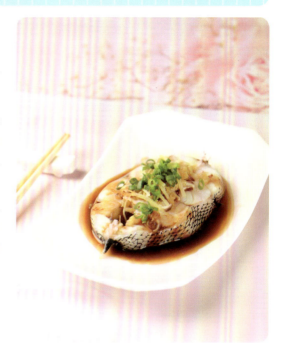

## 鳕鱼  +西红柿  ▶同食可增进食欲，保护心血管

**材料：** 鳕鱼200克，西红柿100克，洋葱、豌豆、鲜玉米粒各40克

**调料：** 盐2克，生粉、料酒各少许，番茄酱、水淀粉、食用油各适量

**做法：** ①洋葱去皮洗净，切粒；西红柿洗净切块；鳕鱼洗净装碗，放料酒、盐拌匀，加生粉拌匀。②锅中注油烧至四成熟，放入鳕鱼，煎至两面焦黄，盛出；将洗净的玉米粒、洗好的豌豆均入沸水锅中焯熟捞出。③锅中注油烧热，倒入洋葱、西红柿炒匀，加入玉米粒、豌豆炒匀。④注水煮沸，加盐、番茄酱调味，倒入水淀粉炒匀制成汤汁。⑤将鳕鱼装盘，浇上汤汁即可。

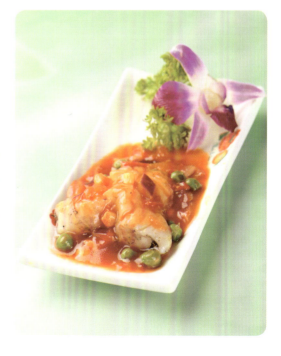

# 鲇鱼

**滋阴养血、补气益中**

- 别名：鲶鱼、胡子鲢
- 性味：性温，味甘
- 归经：归胃、膀胱经

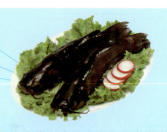

- 营养成分：蛋白质、铁、钠、硒、钾、钙、烟酸、维生素E、脂肪等。
- 烹饪提示：鲇鱼在宰杀后先放入沸水中烫一下，再用清水洗净，即可去掉黏液。

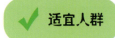
一般人群均可食用，特别适合老年人、儿童、体弱虚损、营养不良、小便不利、水肿者食用。

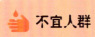
患有痼疾、疮疡的人忌食用，易产生不良反应。

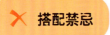
- 鲇鱼 + 牛肉 易产生有害物质
- 鲇鱼 + 鹿肉 易影响神经系统

## 鲇鱼  + 豆腐   ▶ 同食可提高营养的吸收率

**材料**：鲇鱼段150克，豆腐200克，洋葱片80克，泡小米椒30克，香菜段15克，姜片、蒜末、葱段各少许

**调料**：盐4克，鸡粉3克，料酒、生抽各8克，豆瓣酱10克，食用油少许

**做法**：①将豆腐洗净，切小方块。②将鲇鱼段洗净，装入碗中，加生抽、盐、鸡粉、料酒拌匀腌渍片刻后入油锅炸至金黄色，捞出。③锅中注油烧热，放入姜片、蒜末、葱段爆香，放入洋葱和泡小米椒炒匀，放入豆腐，加适量清水，放入豆瓣酱、生抽、盐、鸡粉炒匀调味。④放入鲇鱼，轻轻翻炒均匀，煮约5分钟至入味，撒上香菜段出锅即可。

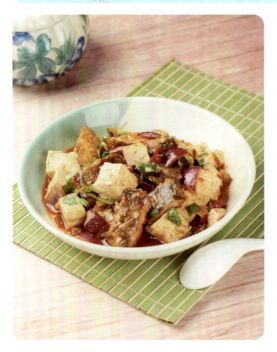

Part 6 常见水产海鲜的最营养吃法

## 鲇鱼 + 菠菜 ▶ 同食可清热解毒、消脂减肥

**材料**：净鲇鱼250克，菠菜75克，姜片、葱片各少许

**调料**：盐3克，料酒、食用油各少许

**做法**：①锅中注油烧热，放入鲇鱼，小火煎出香味。②往锅中注入适量清水，放入姜片、葱片，淋入少许料酒，大火烧开后，转小火炖约10分钟。③加入适量盐拌匀，放入洗净的菠菜，炖至食材全部熟透即可。

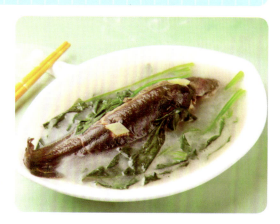

## 鲇鱼 + 茄子 ▶ 两者搭配同食营养丰富

**材料**：鲇鱼300克，茄子150克

**调料**：盐4克，生抽、料酒各7克，葱段、姜片、蒜片、清鸡汤、食用油各适量

**做法**：①将鲇鱼去掉黏液，汆水切段。②茄子洗净去皮，切块，入油锅炒软。③将葱段、姜片、蒜片入油锅爆香，加入清鸡汤，烧开后加入鲇鱼、茄子，用生抽、料酒、盐调味，再用小火炖半小时，撒上葱花即可。

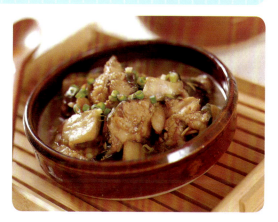

## 鲇鱼 + 酸菜 ▶ 同食可增进食欲、益气补血

**材料**：净鲇鱼块400克，酸菜70克，姜片、葱段、八角、蒜头各少许

**调料**：盐3克，鸡粉2克，生抽、豆瓣酱、白糖、料酒、生粉、食用油各适量

**做法**：①酸菜洗净切片；鲇鱼块加生抽、盐、鸡粉、料酒、生粉腌渍。②往油锅中放入姜片、八角爆香，放酸菜炒匀，加调料、水煮沸，下鲇鱼翻炒均匀，撒上葱段即可。

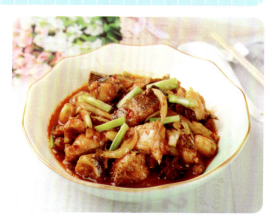

# 鱿鱼

- 别名：柔鱼、枪乌贼
- 性味：性平，味甘、咸
- 归经：归肝、肾经

**补虚养血、滋阴养颜**

- 营养成分：蛋白质、脂肪、维生素E、钠、磷、镁等。
- 烹饪提示：食用新鲜鱿鱼时要去除内脏，因为其内脏中含有大量的胆固醇。

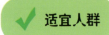 **适宜人群**　一般人群均可食用，尤其适宜骨质疏松、缺铁性贫血、月经不调、阿尔茨海默病患者食用。

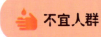 **不宜人群**　内分泌失调、甲亢、皮肤病、脾胃虚寒、过敏性体质患者尽量减少食用。

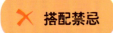 **搭配禁忌**
- 鱿鱼 + 西红柿　易产生有毒物质
- 鱿鱼 + 茄子　同食会降低功效
- 鱿鱼 + 鸭蛋　同食易产生怪味

## 鱿鱼  + 竹笋 　▶ 两者同食可以达到营养互补之效

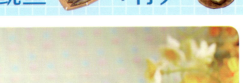

**材料**：鱿鱼90克，竹笋、红椒、姜末、蒜末、葱末各适量

**调料**：盐3克，鸡粉2克，生抽、水淀粉、食用油各适量

**做法**：①竹笋洗净去皮，切丝；红椒洗净切丝；鱿鱼切丝，加盐、鸡粉、水淀粉拌匀，注入食用油腌渍10分钟至其入味。②往沸水锅中加盐，放入竹笋焯熟捞出；鱿鱼入沸水锅中汆熟捞出。③锅中注油烧热，放入姜末、蒜末、葱末爆香，放入红椒丝略炒。④倒入鱿鱼，炒匀，倒入竹笋，放生抽、鸡粉、盐，炒匀至食材入味。⑤加入水淀粉炒匀炒熟，盛出即可。

## 鱿鱼  +辣椒

▶ 同食可刺激食欲、缓解疲劳

**材料：** 鱿鱼须300克，芹菜、干辣椒、花椒各适量，姜片、蒜末各少许

**调料：** 盐、鸡粉各2克，料酒、豆瓣酱、水淀粉、食用油各适量

**做法：** ①芹菜洗净切段；鱿鱼须洗净切段。②锅中注水烧开，揭盖，倒入鱿鱼须汆熟捞出。③锅中注油烧热，倒入干辣椒、花椒、姜片、蒜末，爆香；倒入芹菜段炒软，放入鱿鱼须，翻炒均匀。④淋入料酒，加入豆瓣酱，炒香调味，加盐、鸡粉调味。⑤倒入水淀粉勾芡，盛出即可。

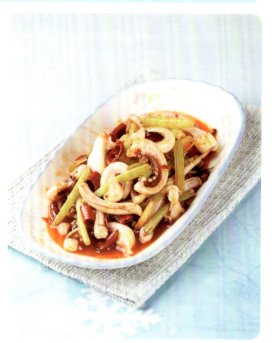

## 鱿鱼  +蒜薹

▶ 同食有保肝护肾之效

**材料：** 鱿鱼肉200克，蒜薹120克，彩椒45克，蒜末少许

**调料：** 豆瓣酱8克，盐3克，鸡粉2克，生抽、料酒、辣椒油、香油、食用油各适量

**做法：** ①蒜薹洗净切段；彩椒洗净切丝；鱿鱼肉切丝，装碗，加盐、鸡粉、料酒拌匀腌渍入味。②锅中注水烧开，加盐、食用油，倒入蒜薹、彩椒焯熟捞出。③往沸水锅中倒入鱿鱼丝，汆1分钟捞出。④蒜薹和彩椒装碗，放入鱿鱼丝，加盐、鸡粉、豆瓣酱、蒜末、辣椒油、生抽、香油，拌至食材入味，盛入盘中摆好即可。

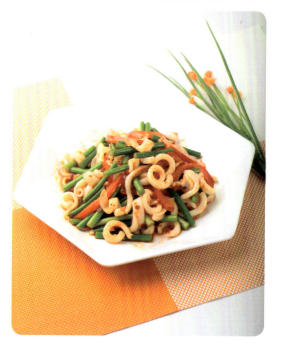

# 墨鱼

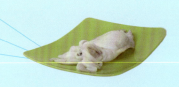

- 别名：乌贼、花枝
- 性味：性微温，味咸
- 归经：归肝、肾经

## 补脾催乳、益血补肾

- 营养成分：蛋白质、碳水化合物、钾、碘、磷、硒、维生素E、叶酸等。
- 烹饪提示：食用新鲜墨鱼时一定要去除内脏，因为其内脏中含有大量的胆固醇。

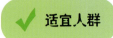 适宜人群：一般人群均可食用，尤其适合想要催乳的产妇、贫血病患者食用。

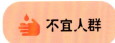 不宜人群：脾胃虚寒的人应少吃，高血脂、高胆固醇血症、动脉硬化等心血管病及肝病患者应慎食。

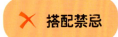 搭配禁忌：
- 墨鱼 + 茄子 同食易引起霍乱
- 墨鱼 + 碱 不利于营养吸收

## 墨鱼 + 韭菜 ▶ 同食有降低胆固醇的功效

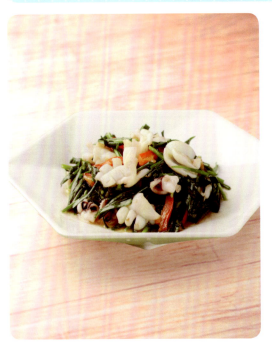

**材料**：韭菜200克，墨鱼100克，彩椒40克，姜片、蒜末各少许

**调料**：盐4克，鸡粉3克，五香粉、料酒、水淀粉、食用油各适量

**做法**：①韭菜洗净切段；彩椒洗净切丝；墨鱼洗净切块。②锅中注水烧开，淋入料酒，倒入墨鱼，煮约半分钟，捞出。③锅中注油烧热，下姜片、蒜末爆香，倒入墨鱼、彩椒丝，翻炒均匀。④淋入料酒炒香，倒入韭菜炒熟。⑤加盐、鸡粉炒匀调味，撒上五香粉炒匀。⑥倒入水淀粉勾芡，至食材熟软、入味即可。

## 墨鱼 + 核桃仁 ▶ 同食可辅助治疗女子闭经

**材料**：鸡肉块80克，红枣、核桃肉、虫草花各30克，水发墨鱼各60克，高汤适量

**调料**：盐2克，料酒8克

**做法**：①锅中注水烧开，倒入鸡肉块，煮3分钟捞出，过冷水备用。②砂锅中注入高汤烧开，倒入鸡肉块，加入洗好的虫草花，拌匀。③将核桃、红枣洗净，和水发墨鱼一起倒入锅中，搅拌片刻，淋入料酒提味。④盖上锅盖，大火烧开后转中火煮3小时至药材析出有效成分。⑤揭开锅盖，加入适量盐调味，搅拌至食材入味后盛出，装入碗中即可。

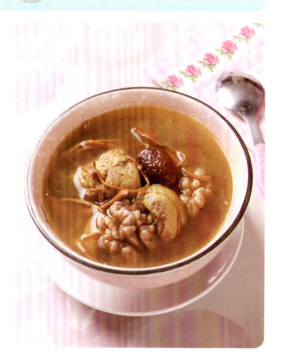

## 墨鱼 + 乌鸡 ▶ 两者同食有滋阴养血的功效

**材料**：乌鸡块350克，墨鱼块200克，鸡血藤、黄精、当归各适量，姜片、葱条各少许

**调料**：盐、鸡粉、胡椒粉各3克，料酒14克

**做法**：①锅中注水烧开，放入洗净的墨鱼块、乌鸡块，淋料酒，煮沸，捞出。②砂锅中注水烧开，放入洗净的鸡血藤、黄精、当归，撒入姜片，倒入墨鱼块、乌鸡块、葱条，淋入料酒。③加盖烧开后，用小火煲煮约60分钟。④揭盖，拣去葱条，加盐、鸡粉、胡椒粉调味即可。

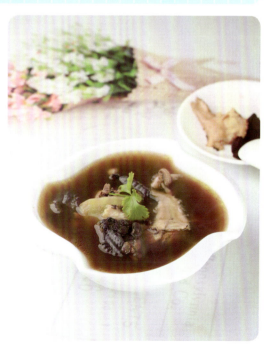

# 虾

- 别名：开洋、曲身小子
- 性味：性温，味甘
- 归经：归脾、肾经

## 补肾壮阳、通乳催乳

- 营养成分：蛋白质、磷、钾、钠、钙、维生素E等。
- 烹饪提示：煮虾的时候滴少许醋，可让煮熟的虾壳鲜红亮丽，壳和肉也容易分离。

### 适宜人群
适宜肾虚阳痿、男性不育症者、腰脚虚弱无力、小儿麻疹、水痘、中老年人缺钙所致的小腿抽筋等病症者及孕妇食用。

### 不宜人群
高脂血症、动脉硬化、肝硬化、风湿性关节炎、皮肤疥癣、过敏性鼻炎、支气管哮喘等病症者不宜食用。

### 搭配禁忌

❌ 虾 + 猪肉　同食会耗人阴精

❌ 虾 + 西瓜　同食易引起腹泻

❌ 虾 + 南瓜　同食易导致中毒

## 虾 + 黄豆芽 ▶ 同食可促进食欲，增强体质

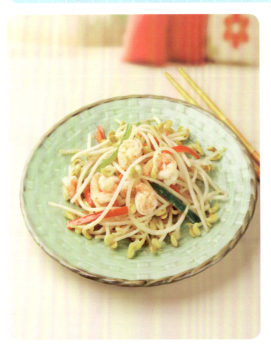

**材料**：黄豆芽100克，虾仁85克，红椒丝、青椒丝、姜片各少许

**调料**：盐3克，料酒2克，鸡粉2克，水淀粉、食用油各适量

**做法**：①虾仁洗净，由背部切开，去除虾线；黄豆芽洗净切去根部。②将虾仁装入碗中，加盐、料酒、水淀粉，拌匀，淋入少许食用油，腌渍约15分钟。③锅中注油烧热，倒入虾仁，炒匀，放入姜片，炒出香味。④放入青椒丝、红椒丝、黄豆芽，炒至软。⑤加盐、鸡粉、料酒炒匀调味，用水淀粉勾芡。⑥关火后盛出菜肴即可。

## 虾  +白菜

▶ 同食有益气润燥的作用

**材料：** 虾仁50克，大白菜160克，红椒25克，姜片、蒜末、葱段各少许

**调料：** 盐3克，鸡粉3克，料酒3克，水淀粉、食用油各适量

**做法：** ①大白菜洗净切块；红椒洗净切块；虾仁洗净去虾线，加盐、鸡粉、水淀粉抓匀，注入食用油腌渍入味。②锅中注水烧开，加盐、食用油，倒入大白菜，煮半分钟捞出。③锅中注油烧热，下姜片、蒜末、葱段爆香，倒入虾仁炒匀，淋料酒炒香。④放入大白菜、红椒，拌炒均匀。⑤加入鸡粉、盐，炒匀调味，倒入水淀粉勾芡，盛出即可。

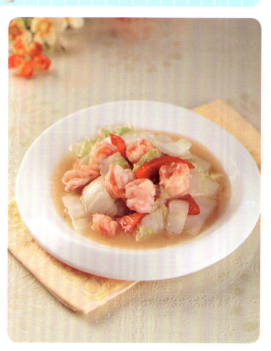

## 虾  +豆腐

▶ 同食有助补充蛋白质和钙质

**材料：** 虾米20克，豆腐90克，白菜200克，枸杞、葱花各少许

**调料：** 盐、鸡粉各2克，料酒9克，食用油适量

**做法：** ①豆腐洗净切方块；白菜洗净切粗丝。②锅中注油烧热，倒入洗净的虾米炒香，放入白菜炒匀，淋入料酒提鲜。③倒入适量清水，加入洗净的枸杞。④盖上盖，用大火煮沸，揭盖，放入豆腐块，再烧开。⑤加入盐、鸡粉拌匀调味。⑥关火后盛出煮好的食材，装入碗中，撒上葱花即可。

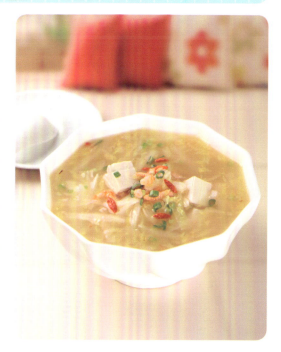

## 虾  + 丝瓜 　▶ 同食有美容养颜的作用

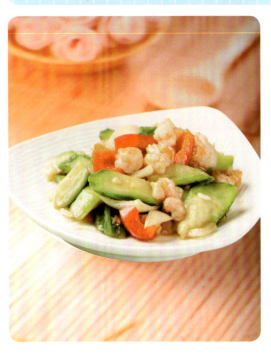

**材料：** 洋葱70克，丝瓜120克，彩椒40克，虾仁65克，姜片、蒜末各少许

**调料：** 盐3克，鸡粉2克，生抽、料酒、水淀粉、食用油各适量

**做法：** ①丝瓜洗净去皮切块；彩椒洗净切块；洋葱去皮洗净切块。②将虾仁洗净去虾线，加盐、鸡粉、水淀粉拌匀腌渍10分钟。③锅中注水烧开，加入食用油、盐、丝瓜、洋葱、彩椒，煮至断生捞出。④锅注油烧热，下蒜末、姜片爆香，倒入虾仁炒匀，淋料酒提鲜。⑤倒入洋葱、彩椒、丝瓜炒匀，加盐、鸡粉、生抽调味。⑥倒入水淀粉勾芡，起锅装盘即可。

## 虾  + 西蓝花 　▶ 搭配同食具有补脾和胃的作用

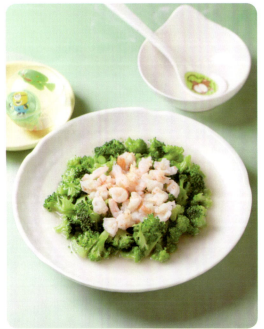

**材料：** 西蓝花230克，虾仁6克

**调料：** 盐3克，鸡粉、水淀粉、食用油各少许

**做法：** ①锅中注水烧开，加入少许食用油、盐。②倒入洗净的西蓝花，拌匀，煮1分钟至其断生，捞出装盘中，晾凉备用。③将晾凉的西蓝花切掉根部，取菜花部分；洗净的虾仁切成小段，装入碗中，加少许盐、鸡粉、水淀粉，拌匀，腌渍10分钟，备用。④炒锅注油烧热，注入适量清水，加少许盐、鸡粉，倒入虾仁，拌匀，煮至虾身卷起并呈现淡红色，关火。⑤将西蓝花摆盘，盛放上虾仁即可。

# 螃蟹

## 清热解毒、养筋活血

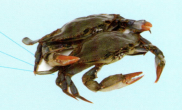

- **别名**：螯毛蟹、梭子
- **性味**：性寒，味咸
- **归经**：归肝、胃经

- **营养成分**：蛋白质、钾、钙、磷、维生素E、烟酸等。
- **烹饪提示**：螃蟹烹制时一定要彻底加热，否则易导致急性胃肠炎或食物中毒。

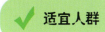 **适宜人群**　一般人群均可食用，尤其适合跌打损伤、筋断骨碎、瘀血肿痛、产妇胎盘残留、骨质疏松症者食用。

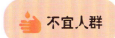 **不宜人群**　伤风、发热、慢性胃炎、胃及十二指肠溃疡、高脂血症、冠心病、风湿性关节炎、痛经等病症者不宜食用。

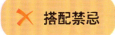 **搭配禁忌**

- ✘ 螃蟹＋茶　同食会产生有毒物质
- ✘ 螃蟹＋花生　同食易导致腹泻
- ✘ 螃蟹＋土豆　同食易引发结石

## 螃蟹＋冬瓜 ▶ 两者搭配同食有养精益气之效

**材料**：花蟹1只，冬瓜100克，姜片、葱花各少许

**调料**：盐3克，鸡粉2克，胡椒粉、料酒、食用油各适量

**做法**：①花蟹处理干净，切成小块；冬瓜洗净去皮，切厚片。②锅中注油烧热，下入姜片，大火爆香，倒入冬瓜片，略炒片刻，再倒入花蟹炒匀，淋入料酒炒香。③往锅中注入适量清水，用大火煮至沸腾，转小火煮至食材熟透。④加入盐、鸡粉、胡椒粉拌匀，续煮至食材入味。⑤关火后盛出，装入碗中，撒上葱花即可。

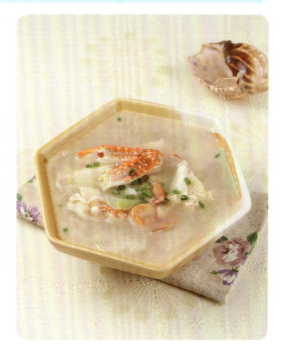

## 螃蟹  +黄酒

▶ 同食可以抑制寒凉，活血通窍

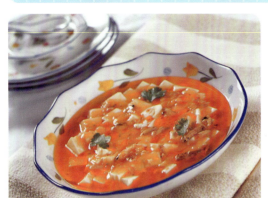

**材料：** 内酯豆腐1盒，蟹黄50克

**调料：** 姜10克，盐4克，素红油、味精、胡椒粉、水淀粉、黄酒、香菜叶、食用油各适量

**做法：** ①将内酯豆腐切块，汆水。②锅中注油烧热，放姜末爆香，倒入蟹黄、黄酒、水烧开。③加盐、味精、胡椒粉、豆腐，小火煮约2分钟，用水淀粉勾芡，淋上素红油，装盘，撒香菜叶即可。

## 螃蟹  +生姜

▶ 两者性味互补，还能杀菌消炎

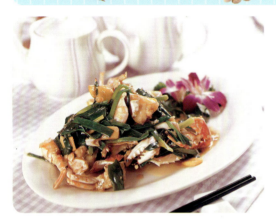

**材料：** 螃蟹500克，姜片、葱段各50克，蒜蓉10克，上汤适量

**调料：** 盐1克，蚝油3克，食用油适量

**做法：** ①螃蟹洗净切块。②锅注油烧热，放螃蟹稍炸，再放入姜片，炸至螃蟹八成熟时起锅沥油。③锅中留少许油，爆香蒜蓉和葱段，放上汤和炸好的螃蟹与姜片，炒熟螃蟹后加盐、蚝油调味即可。

## 螃蟹 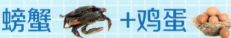 +鸡蛋

▶ 两者搭配同食可以补充蛋白质

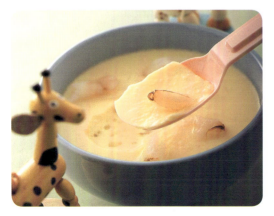

**材料：** 鸡蛋1个，鸡蓉20克，蟹脚肉40克

**调料：** 高汤100克，盐适量

**做法：** ①将鸡蓉、蟹脚肉放入碗中。②将蛋打散，与高汤、盐拌匀，倒入盛鸡蓉的碗中。③往蒸锅中倒入水煮沸，将大碗放入蒸笼中，用大火蒸约10分钟至熟，取出大碗即可。

# 蛤蜊

**防治贫血、滋阴润燥**

- 别名：文蛤、蚶仔
- 性味：性寒，味咸
- 归经：归肺、肾经

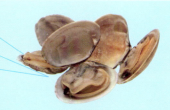

- 营养成分：蛋白质、脂肪、碳水化合物、铁、钙、磷、维生素、氨基酸、牛磺酸等。
- 烹饪提示：蛤蜊烧汤、清炒都很美味，也可洗干净后用开水汆至开口，蘸生抽吃。

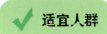 一般人群均可食用，尤其适合阴虚盗汗者和体质虚弱，营养不良者食用。

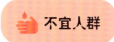 蛤蜊性寒，脾胃虚寒者、寒性胃痛腹痛者忌食，女子月经来潮期间及妇人产后也最好不要食用。

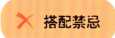
- 蛤蜊 + 芹菜 影响维生素的吸收
- 蛤蜊 + 田螺 同食易引起腹胀
- 蛤蜊 + 橙子 影响维生素C的吸收

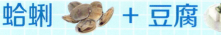 

▶ 两者同食可以祛除湿热

**材料**：蛤蜊肉100克，豆腐块150克，姜片、葱花各少许

**调料**：胡椒粉、鸡粉各3克，盐2克，三花淡奶5克，食用油适量

**做法**：①锅中注入适量清水烧开，倒入洗净切好的豆腐块、蛤蜊肉、姜片，搅拌均匀。②盖上盖，煮约2分钟。③揭开盖，加入适量食用油、胡椒粉、鸡粉、盐，搅拌匀。④倒入备好的三花淡奶，搅拌均匀。⑤盛出煮好的汤料，装入碗中，撒上葱花即可。

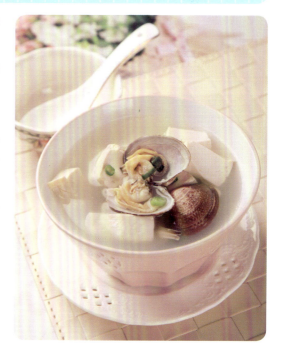

## 蛤蜊 + 鸡蛋

▶ 同食可抗衰老、软化血管

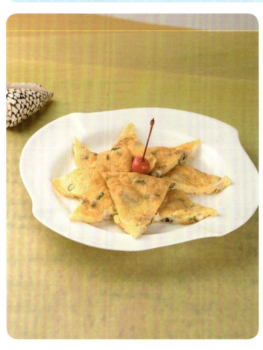

**材料：** 蛤蜊肉80克，鸡蛋2个，葱花少许

**调料：** 盐、鸡粉各2克，水淀粉5克，香油2克，胡椒粉、食用油各少许

**做法：** ①将鸡蛋打入碗中，加盐、鸡粉，打撒调匀。②放入洗净的蛤蜊肉，加入葱花、胡椒粉、香油、水淀粉，拌匀。③锅中注入适量食用油烧热，倒入部分蛋液，炒至六成熟，盛出，放入原来的蛋液中，混合均匀。④煎锅注油烧热，倒入混合好的蛋液，摊开，煎至两面呈金黄色。⑤取出蛋饼，切成扇形块即可。

## 蛤蜊  + 韭菜

▶ 同食有补肾、降低血糖之效

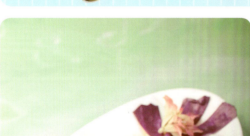

**材料：** 韭菜100克，彩椒40克，蛤蜊肉80克

**调料：** 盐、鸡粉各2克，生抽3克，食用油适量

**做法：** ①将洗净的韭菜切成段；将洗好的彩椒切成条，备用。②锅中注入适量食用油烧热，倒入切好的彩椒、韭菜，拌匀。③放入洗净的蛤蜊肉，搅拌均匀。④加入适量盐、鸡粉，淋入少许生抽，拌匀。⑤快速翻炒片刻，至食材入味，关火，将炒好的食材盛入盘中即可。

# 牡蛎

- 别名：蛎蛤、海蛎子、蚝
- 性味：性寒，味咸、涩
- 归经：归肝、心、肾经

**净化瘀血、滋容养颜**

- 营养成分：碳水化合物、蛋白质、钾、钙、维生素E等。
- 烹饪提示：煮熟的牡蛎，壳是稍微打开的，这表示煮之前是活的。

**适宜人群**：一般人群均可食用，特别适合糖尿病、甲亢、失眠、高血压、动脉硬化、高血脂等病症者及更年期女性、孕妇食用。

**不宜人群**：急慢性皮肤病以及脾胃虚寒、慢性腹泻便溏、痛经等病症者不宜食用。

**搭配禁忌**：
- 牡蛎 + 啤酒　同食易引起痛风
- 牡蛎 + 芹菜　同食会影响锌的吸收

## 牡蛎 + 鸡蛋 ▶ 同食有助补锌，促进骨骼生长

**材料**：牡蛎肉120克，鸡蛋2个，马蹄肉、香菇、肥肉各少许

**调料**：鸡粉4克，盐3克，水淀粉4克，料酒9克，食用油少许

**做法**：①香菇、马蹄肉、肥肉均洗净切粒；牡蛎肉洗净装碗，加鸡粉、盐、料酒拌匀；鸡蛋打入碗中，加鸡粉、盐、水淀粉，打散调匀。②锅中注水烧开，放入牡蛎肉，煮1分钟，捞出；另起锅，注水烧开，加鸡粉、盐、食用油，放入香菇、马蹄，煮1分钟捞出。③锅中注油烧热，放肥肉、马蹄、香菇炒匀，放牡蛎肉，淋料酒提味，加盐、鸡粉炒匀调味，倒入蛋液炒熟盛出即可。

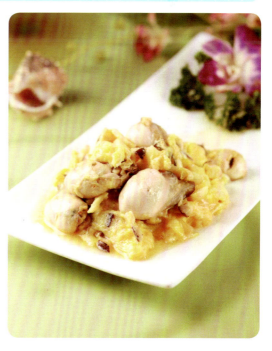

# 干贝

- 别名：江瑶柱、马甲柱
- 性味：性平，味甘、咸
- 归经：归脾、胃经

## 滋阴补肾、降低血压

- 营养成分：蛋白质、钾、磷、维生素E、镁、铁等。
- 烹饪提示：干贝烹调前应用温水浸泡，可以将干贝泡发，缩短烹饪时间。

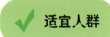 **适宜人群**　适宜食欲不振、消化不良、老年夜尿频多、高脂血症、动脉硬化、冠心病等病症者以及糖尿病者食用。

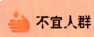 **不宜人群**　儿童不宜食用干贝，容易导致消化不良；痛风患者忌食。

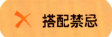 **搭配禁忌**
◎ 干贝 + 香肠
容易形成亚硝胺

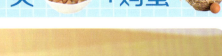

干贝  ＋鸡蛋 　▶ 营养互补，可全面补充营养

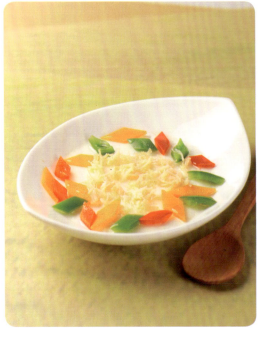

✔ 材料：鸡蛋2个，南瓜50克，彩椒75克，干贝20克

✔ 调料：盐3克，鸡粉、胡椒粉、香油各少许

✔ 做法：①将洗好的彩椒切丁；洗净去皮的南瓜切片；干贝洗净压碎。②将鸡蛋打开，取蛋清装碗，加盐、鸡粉、胡椒粉、香油调匀，加清水，调匀。③锅中注水烧开，放盐，倒入南瓜、彩椒，煮1分钟，捞出。④蛋清倒入碗中，放入烧开的蒸锅中，用小火蒸8分钟，放上彩椒、南瓜，撒上干贝，用大火蒸2分钟至熟。⑤将蒸好的干贝芙蓉蛋取出即可。

# 甲鱼

**益气补虚、滋阴壮阳**

- 别名：鳖、水鱼
- 性味：性平，味甘
- 归经：归肝经

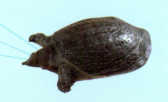

- **营养成分**：蛋白质、脂肪、不饱和脂肪酸、铁、钙、动物胶、角质白及多种维生素等。
- **烹饪提示**：杀甲鱼时取胆囊，将胆汁与水混合涂于甲鱼全身，用清水洗掉，可去腥。

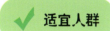 一般人群均可食用，腹泻、疟疾、痨热、肺结核有低热、骨结核、贫血、脱肛、子宫脱垂等症患者尤其适宜。

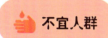 孕妇，产后泄泻、脾胃阳虚、失眠者，肠胃炎、胃溃疡、胆囊炎等消化系统疾病患者不宜食用。

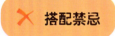
- 甲鱼 + 猪肉 同食易引起腹痛
- 甲鱼 + 柑橘 同食会使蛋白质凝结
- 甲鱼 + 鸡蛋 同食会降低营养

 +  ▶ 同食可补益脾胃、滋补肝肾

**材料**：甲鱼块700克，山药130克，姜片45克，枸杞20克，香菜叶少许

**调料**：料酒8克，盐、鸡粉各2克

**做法**：①将洗净去皮的山药切片。②锅中注水烧开，倒入甲鱼块，淋料酒，氽去血水，捞出。③砂锅中注水烧开，放入洗净的枸杞、姜片，倒入甲鱼块，淋料酒拌匀，大火烧开后用小火炖20分钟。④放入山药，搅拌片刻，用小火再炖10分钟，至全部食材熟透。⑤放入盐、鸡粉，拌匀调味，将炖好的甲鱼汤盛出，装入汤碗中，放上香菜叶即可。

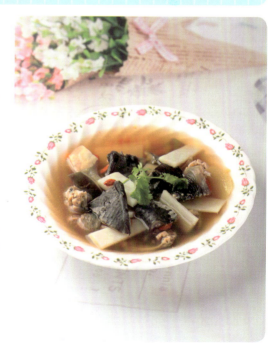

## 甲鱼 + 生姜 ▶ 同食可滋阴补肾、填精补髓

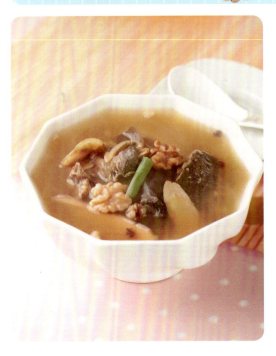

**材料：** 甲鱼块350克，人参15克，核桃仁10克，淮山8克，五味子、陈皮、杏仁、姜片、葱段各少许

**调料：** 盐、鸡粉各2克，料酒9克

**做法：** ①锅中注水烧开，倒入甲鱼块，汆去血渍，淋入料酒，拌匀，去除腥味，捞出甲鱼块，装盘备用。②砂锅中注入适量清水烧开，放入备好的药材、杏仁、核桃仁、姜片、葱段，放入汆过水的甲鱼块，淋料酒，拌匀。③盖上盖，用小火炖煮60分钟至食材熟透，揭开盖，加入少许盐、鸡粉，拌匀调味。④关火后盛出煮好的甲鱼汤即可。

## 甲鱼 + 枸杞 ▶ 同食可补肾强精、延年益寿

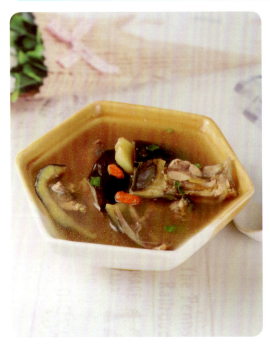

**材料：** 甲鱼块600克，黄芪20克，枸杞8克，姜片、葱花各少许

**调料：** 料酒20克，盐3克，鸡粉3克，胡椒粉少许

**做法：** ①锅中注水烧开，倒入洗净的甲鱼块，加入料酒，搅散，汆去血水，捞出；黄芪、枸杞分别洗净。②砂锅注水烧开，放入姜片、黄芪、枸杞，倒入甲鱼块，淋料酒拌匀。③盖上盖，大火烧开后用小火炖1小时，至食材熟透。④揭开盖，加入盐、鸡粉、胡椒粉调味，拌匀，略煮至食材入味。⑤关火后盛出，装入碗中，撒上葱花即可。

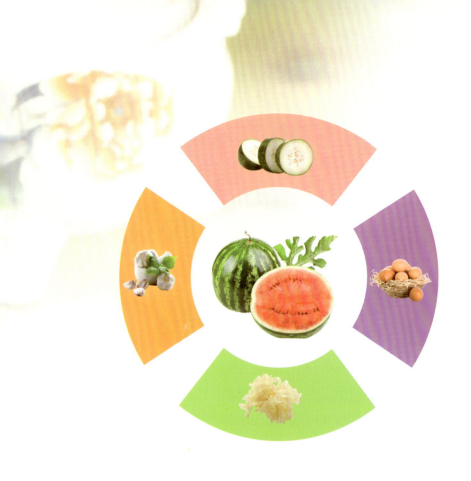

## Part 7

# 水果也能搭配着吃

　　水果缤纷多彩、营养丰富，是人类最值得信任的健康营养食物。一年四季都适合食用水果，而水果也能发挥其季节性的滋补特点，春养肝，夏养心，秋养肺，冬养肾。擅长烹饪的中国人同样深谙养生之道，将各种水果混搭，将水果与其他食材搭配，能够烹饪出更加可口的美味，与单一水果相比，具有更加开胃、营养的特点。水果的混搭有一定的讲究，想知道最健康的搭配方案吗？那么，翻开本章一起研究吧！

# 苹果

生津润肺、消食健胃

- **别名**：滔婆、柰、柰子
- **性味**：性平，味甘、酸
- **归经**：归脾、肺经

- 营养成分：碳水化合物、维生素C、钾、磷、钙、镁等。
- 烹饪提示：苹果核、籽中含有微量的氰化物，有毒性，请注意不要嚼碎和吞食。

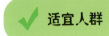
一般人群均可食用，尤其适宜慢性胃炎、神经性结肠炎、便秘、癌症、贫血患者和维生素C缺乏者食用。

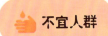
胃寒病者、糖尿病、高血压、缺铁性贫血、脂肪肝、风湿性关节炎、更年期综合征、痛经患者不宜食用。

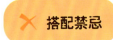
- 苹果 + 绿豆　同食易导致不适
- 苹果 + 白萝卜　同食会导致甲状腺肿大

## 苹果  + 香蕉  ▶ 两者同食可防止铅中毒

**材料**：水发大米80克，香蕉90克，苹果75克，梨60克

**做法**：①苹果洗净，去核、皮，切成小块；梨洗净去皮，切成小块。②将洗好的香蕉剥去皮，把果肉切成条，改切成小丁块，剁碎，备用。③锅中注入适量清水烧开，倒入洗净的大米，拌匀。④盖上锅盖，烧开后用小火煮约35分钟至大米熟软。⑤揭开盖，倒入切好的梨、苹果、香蕉，拌匀，用大火略煮片刻。⑥关火后盛出煮好的水果粥，装入碗中即可。

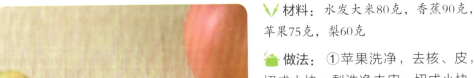

## 苹果  +银耳 　▶同食有润肺止咳的作用

**材料：** 苹果100克，雪梨70克，水发银耳65克

**调料：** 冰糖15克

**做法：** ①将洗好的苹果切开，去核，把果肉切成小块；洗净的雪梨切开，去核，把果肉切成小块；洗好的银耳切成小朵，备用。②砂锅中注入适量清水烧开，倒入切好的银耳。③放入雪梨、苹果，拌匀。④盖上盖，大火烧开后用小火煮约10分钟至熟。⑤揭开锅盖，倒入冰糖，拌匀煮至冰糖溶化。⑥关火后盛出煮好的甜汤即可。

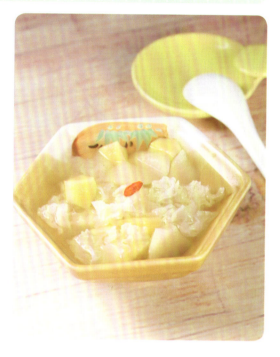

## 苹果  +鱼肉 　▶两者同食有防治腹泻之效

**材料：** 草鱼肉150克，猪瘦肉、苹果各50克，红枣10克，姜片、葱段各少许

**调料：** 盐3克，鸡粉4克，料酒8克，水淀粉3克，食用油少许

**做法：** ①将苹果洗净去核切块；草鱼肉、猪瘦肉均洗净切块；红枣洗净去核；将瘦肉块装碗，加盐、鸡粉拌匀，淋入水淀粉拌匀，腌渍至其入味。②热锅注油烧热，下姜片爆香，倒入草鱼块，煎至两面微黄，淋料酒提味，注水。③放入红枣，加盐、鸡粉，拌匀调味，倒入瘦肉、葱段，盖上盖，焖煮约5分钟至熟，揭盖，倒入苹果块，煮1分钟，盛出即可。

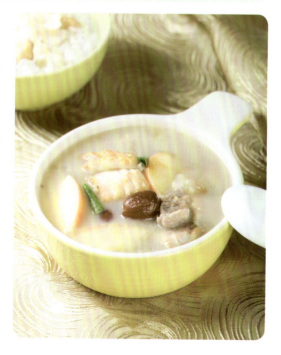

# 梨

- 别名：雪梨、香水梨
- 性味：性凉，味甘微酸
- 归经：归肺、胃经

**生津润燥、清肺止咳**

- 营养成分：碳水化合物、维生素C、钾、磷、钙等。
- 烹饪提示：为防止农药危害身体，最好将梨洗净削皮后再食用。

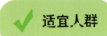
一般人群均可食用，尤其适合咽喉发痒干痛、急慢性支气管炎、肺结核、高血压、小儿百日咳、缺铁性贫血、痔疮患者食用。

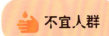
脾虚便溏、慢性肠炎、胃寒病、寒痰咳嗽或外感风寒咳嗽以及糖尿病患者及产妇和经期中的女性等不宜食用。

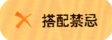
○ 梨＋胡萝卜
同食会降低营养

○ 梨＋羊肉
梨中的酶可将羊肉的酵素分解，阻碍消化

## 梨  ＋猪肺

▶ 搭配同食有清热润肺的作用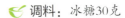

**材料**：雪梨100克，猪肺120克，川贝粉20克，姜片、高汤各少许

**调料**：冰糖30克

**做法**：①锅中注入清水，放入洗净的猪肺，拌匀。②大火煮开后转中火煮约2分钟，余去血水，用勺撇去浮沫。③捞出煮好的猪肺，过冷水，洗净，沥干水后装盘，备用。④砂锅中注入适量高汤烧开，放入洗净去皮切好的雪梨，倒入余过水的猪肺，加入川贝粉、姜片，拌匀。⑤大火烧开后转中火煮约1小时至熟，加入适量冰糖，拌煮至溶化。⑥关火后盛出，将汤料装入碗中即可。

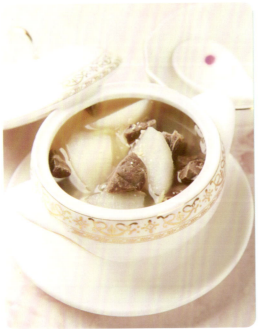

## 梨  +蜂蜜

▶ 同食可滋润咽喉，缓解咳嗽

**材料：** 雪梨120克，鲜百合30克

**调料：** 蜂蜜适量

**做法：** ①雪梨洗净去皮，分切为雪梨盅与盅盖，取雪梨盅，掏空中间，取盅盖，去核。②取蒸盘，摆上雪梨盅与盅盖，填入洗好的百合，盖上盅盖，静置片刻。③将蒸盘放入烧开的蒸锅，用大火蒸10分钟至熟，待水汽散开，浇上蜂蜜，取出食用即可。

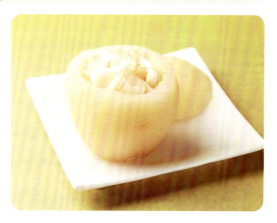

## 梨  +冰糖

▶ 同食可改善呼吸系统和肺功能

**材料：** 雪梨120克，山楂糕100克

**调料：** 冰糖适量

**做法：** ①将雪梨洗净，去皮、核，切丝；山楂糕切丝。②锅中注水烧开，倒入冰糖煮至汤汁浓稠盛出。③将雪梨装碗，倒入切好的山楂糕，淋入适量冰糖汁，搅拌片刻，使冰糖汁溶于食材中。④取一个干净的盘子，盛入拌好的食材，摆好盘即可。

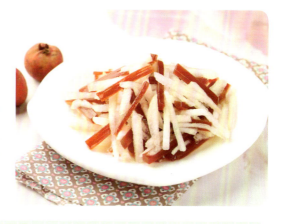

## 梨  +银耳

▶ 同食有润肺止咳的作用

**材料：** 雪梨50克，水发银耳30克

**调料：** 白糖适量

**做法：** ①将洗净去皮的雪梨去核，切成小块备用。②泡发洗好的银耳切去黄色根部，再切成小块。③锅中注入适量清水烧开，倒入银耳、雪梨。④盖上盖，转小火煮20分钟至食材熟软。⑤揭开盖，加入少许白糖，拌匀入味，盛出即可。

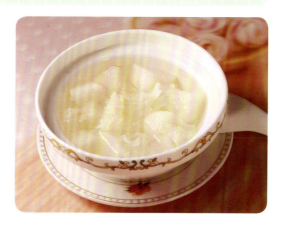

# 香蕉

**清热解毒、滋润肠道**

- 别名：蕉子、蕉果
- 性味：性寒，味甘
- 归经：归脾、胃经

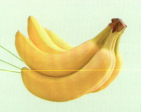

- 营养成分：碳水化合物、维生素C、钾、磷、果糖等。
- 烹饪提示：香蕉一般用于生吃，也可煮、烤、做拔丝香蕉等。

**适宜人群**　一般人群均可食用，减肥者，喉癌、大便干燥难解、痔疮、肛裂患者，癌症病人，更年期综合征、痛经者尤其适合。

**不宜人群**　慢性肠炎、慢性肾功能衰竭、虚寒腹泻、急性风寒感冒咳嗽、糖尿病患者以及胃酸过多、有关节炎的人不宜食用。

**搭配禁忌**
- 香蕉+芋头　同食易引起腹胀
- 香蕉+西瓜　同食容易引起腹泻
- 香蕉+红薯　同食不易消化

## 香蕉 + 牛奶 ▶ 同食可提高对维生素B$_{12}$的吸收

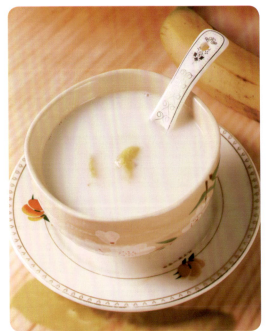

- **材料**：香蕉60克，牛奶少许
- **调料**：白糖适量
- **做法**：①将香蕉剥去外皮，切成小块，备用。②锅中注入适量清水，用大火烧开，将香蕉倒入锅中。③搅拌片刻，盖上锅盖，用小火煮约7分钟至熟。④揭开锅盖，倒入备好的牛奶，搅拌均匀。⑤加入适量白糖，搅拌片刻至白糖完全溶化。⑥关火，将煮好的香蕉甜汤盛出，装入碗中即可。

## 香蕉  +苹果 　▶同食可促进铅排出，防中毒

**材料：** 香蕉100克，苹果70克，黄豆40克

**调料：** 白糖、矿泉水各少许

**做法：** ①将香蕉剥去果皮，切成丁。②苹果洗净去核，切丁；黄豆泡发。③取豆浆机，加入上述材料和适量矿泉水，搅打成豆浆。④滤出煮沸，加少许白糖拌匀即可。

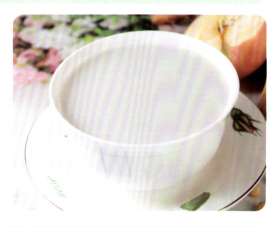

## 香蕉  +冰糖 　▶同食有防治便秘的作用

**材料：** 香蕉120克

**调料：** 冰糖30克

**做法：** ①将香蕉剥去果皮，用斜刀切片，备用。②将香蕉片放入蒸盘，摆好，撒上适量冰糖。③将蒸锅注水烧开，把蒸盘放在蒸锅里。④盖上锅盖，用中火蒸7分钟。⑤揭开锅盖，取出蒸好的食材即可。

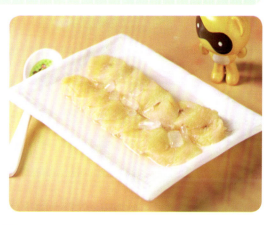

## 香蕉  +百合 　▶同食具有润肺、通便的功效

**材料：** 鲜百合85克，香蕉100克

**调料：** 冰糖适量

**做法：** ①将香蕉剥去果皮，果肉切段，改切成小块。②砂锅中注入适量清水烧开。③倒入洗净的百合、香蕉，搅拌均匀。④盖上盖，大火烧开后用小火煮约15分钟至熟。⑤揭盖，放入冰糖。⑥搅拌均匀，煮至冰糖溶化。⑦关火后盛出煮好的甜汤，装入碗中即可。

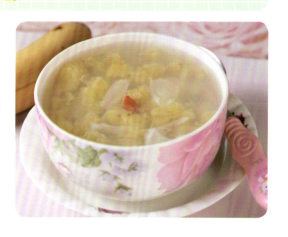

# 西瓜

- 别名：寒瓜、夏瓜
- 性味：性寒，味甘
- 归经：归心、胃、膀胱经

**清肺润肺、清热解暑**

- 营养成分：碳水化合物、钾、钙、维生素C、维生素E等。
- 烹饪提示：西瓜做菜的最佳部位是瓜皮，削去表皮后可烧、煮、炒、焖、拌等。

**适宜人群**　一般人群均可食用，尤其是慢性肾炎、高血压、黄疸肝炎、胆囊炎、膀胱炎、水肿、甲亢、痛风、口疮等症患者。

**不宜人群**　慢性肠炎、胃炎、胃及十二指肠溃疡等属于虚冷体质的人，糖尿病患者，产妇及经期中的女性等不宜食用。

**搭配禁忌**
- 西瓜 + 冰激凌　同食易导致腹泻
- 西瓜 + 猕猴桃　同食易造成营养流失
- 西瓜 + 鲫鱼　降低锌的吸收

## 西瓜 + 苹果　▶ 可抗衰老、美容养颜

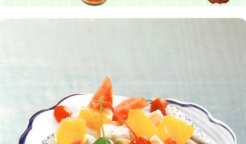

**材料**：哈密瓜、苹果、雪梨、西瓜各50克，火龙果、橙子各25克，西红柿4个

**调料**：沙拉酱、白醋各适量

**做法**：①将所有原材料洗净，改刀装盘。②将沙拉酱、白醋拌匀，备用。③将拌匀的沙拉酱倒在原材料上即可。

## 西瓜  +冬瓜

▶ 可治疗暑热烦渴、尿浊等症

**材料**：西瓜200克，冬瓜175克

**调料**：盐2克，鸡粉2克

**做法**：①将冬瓜带皮洗净、去籽，切成长方块。②将西瓜带皮洗净，切小瓣。③砂锅中注入适量清水，用大火烧开，倒入切好的冬瓜略煮，再放入准备好的西瓜瓣拌匀。④加盖，大火烧开后用小火煮约30分钟。⑤揭盖，加盐、鸡粉拌匀调味。⑥关火后，盛出煮好的汤即可。

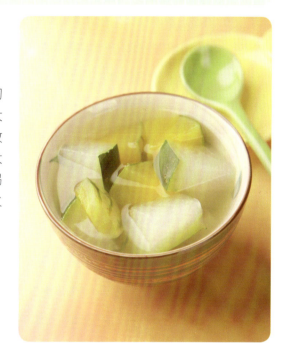

## 西瓜  +鸡蛋

▶ 同食有滋阴润燥的作用

**材料**：西瓜皮、芹菜、西红柿各适量，鸡蛋2个，蒜末、葱段各少许

**调料**：食用油适量，盐、鸡粉各3克

**做法**：①将芹菜洗净切段；将去除硬皮的西瓜皮切条；将西红柿洗净切瓣。②将鸡蛋打入碗中，放盐、鸡粉，打散调匀，制成蛋液，入油锅翻炒至熟，盛出备用。③锅中注入油烧热，倒入蒜末，爆香，倒入芹菜炒匀。④放入西红柿，略炒，加入西瓜皮、炒熟的鸡蛋，略炒片刻。⑤放入盐、鸡粉，炒匀调味。⑥关火后盛出，装入盘中，撒上葱段即可。

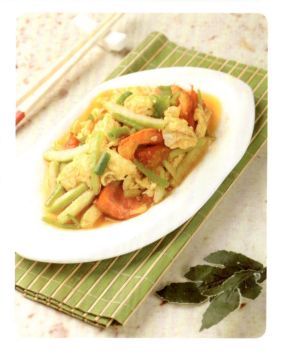

# 草莓

- 别名：红莓、地莓
- 性味：性凉，味酸甘
- 归经：归肺、脾经

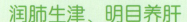

## 润肺生津、明目养肝

- 营养成分：碳水化合物、维生素C、果糖、柠檬酸等。
- 烹饪提示：清洗草莓时，千万不要把草莓蒂摘掉，最好在洗净之后再去掉。

### ✓ 适宜人群
风热咳嗽、咽喉肿痛、缺铁性贫血、肺癌、扁桃体癌、喉癌、坏血病、动脉硬化、冠心病、脑出血患者尤其适宜食用。

### 不宜人群
草莓性凉，脾胃虚弱、肺寒腹泻者及孕妇不宜食用。

### ✗ 搭配禁忌
⊗ 草莓 + 牛肝 + 黄瓜
同食会破坏维生素C

⊗ 草莓 + 樱桃
同食易导致上火

## 草莓 + 牛奶　▶ 同食有助于维生素$B_{12}$的吸收

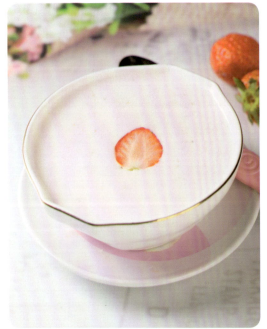

✅ 材料：草莓60克

🥄 调料：牛奶120克，温开水适量

🍳 做法：①将洗净的草莓择去蒂，对半切开，先切一片备用，其余的再切成瓣，改切成丁，装入盘中备用。②取来榨汁机，选择搅拌刀座组合，将切好的草莓倒入搅拌杯中。③往搅拌杯中放入适量牛奶。④再往搅拌杯中注入适量温开水，盖上锅盖。⑤选择搅拌刀座组合的"榨汁"功能，榨取果汁。⑥倒出榨好的草莓牛奶羹，装入碗中，点缀上草莓片即可。

## 草莓 +苹果

▶ 同食可促进肠道蠕动，防止便秘

**材料**：草莓、苹果各90克

**调料**：沙拉酱10克

**做法**：①将洗好的草莓切去果蒂，切成小块，装入盘中，备用。②将洗净的苹果去除果核，切成小瓣，再改切成小块，装入盘中，备用。③把切好的草莓、苹果装入同一个碗中，稍微搅拌片刻。④往碗中加入适量的沙拉酱。⑤用筷子快速搅拌片刻，至食材均匀入味。⑥将拌好的水果沙拉盛出，装入盘中即可。

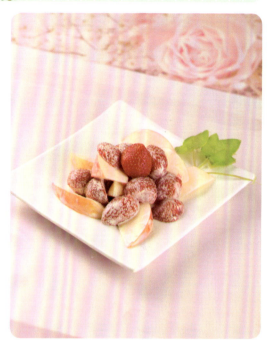

## 草莓 +冰糖

▶ 同食有解渴除烦的功效

**材料**：草莓90克，酸奶100克

**调料**：冰糖适量

**做法**：①将洗净的草莓切去果蒂，再把果肉切开，改切成小块，备用。②锅中注入适量清水，大火烧开，倒入适量冰糖，煮至冰糖完全溶化、汤汁浓稠，盛出晾凉，备用。③取一个干净的碗，倒入洗净切好的草莓块。④放入备好的酸奶，搅拌均匀。⑤淋上煮好晾凉的冰糖汁。⑥快速搅拌片刻，至食材入味。⑦再取一个干净的盘子。⑧盛入拌好的食材，摆好盘即可。

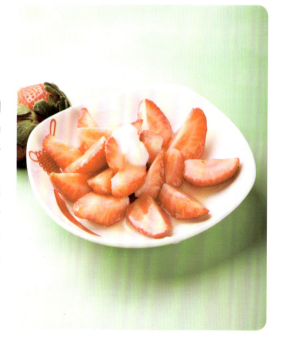

# 荔枝

补脾益肝、理气补血

- 别名：丹荔、丽枝
- 性味：性温，味甘、酸
- 归经：归心、脾、肝经

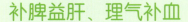

- 营养成分：碳水化合物、蛋白质、钾、维生素C、叶酸等。
- 烹饪提示：荔枝可以放在冰箱冷冻保存，低温保鲜期可以延至一个月左右。

**适宜人群**：一般人群均可食用，尤其适合痛经、体质虚弱、病后津液不足、贫血者、脾虚腹泻或老年人五更泄、胃寒疼痛者食用。

**不宜人群**：女性妊娠及糖尿病患者，上火、阴虚所致的咽喉干疼、鼻出血等症、风湿性关节炎患者不宜食用。

**搭配禁忌**：
- 荔枝 + 猪肝 同食会降低二者营养
- 荔枝 + 李子 多食容易上火
- 荔枝 + 黄瓜 破坏维生素C

## 荔枝 + 红枣 ▶ 同食可促进毛细血管的微循环

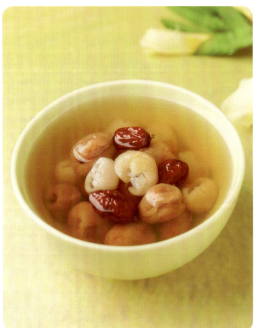

**材料**：红枣、荔枝干各20克，桂圆肉12克

**调料**：冰糖15克

**做法**：①砂锅中注入清水，用大火烧开，倒入洗净的荔枝干、桂圆肉、红枣，搅拌均匀。②盖上盖，大火烧开后用小火煮20分钟至材料熟软。③揭开锅盖，加入冰糖，搅拌均匀。④盖上锅盖，用小火续煮5分钟至冰糖溶化。⑤揭开锅盖，搅拌均匀。⑥关火后盛出煮好的糖水，装入碗中即可。

# 葡萄

**健脾和胃、缓解疲劳**

- 别名：草龙珠、菩提子
- 性味：性平，味甘酸
- 归经：归脾、肺经

- 营养成分：碳水化合物、钾、维生素C、磷、烟酸等
- 烹饪提示：清洗葡萄时先把果粒都摘下来，用清水泡5分钟左右，再逐个清洗。

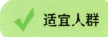
**适宜人群** 一般人群均可食用，尤其适于冠心病、脂肪肝、癌症、肾炎、贫血、风湿性关节炎、缺铁性贫血、肩周炎患者食用。

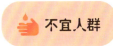
**不宜人群** 糖尿病、便秘、阴虚内热、津液不足者、肥胖者、脾胃虚寒者、服用人参者均不宜食用。

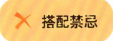
**搭配禁忌**
- 葡萄+虾仁 同食会降低营养价值
- 葡萄+白萝卜 同食易致甲状腺肿大
- 葡萄+海蜇 同食易引起腹胀

## 葡萄  +蜂蜜

▶ 同食可辅助治疗感冒、哮喘

**材料**：葡萄100克，鲜百合80克

**调料**：蜂蜜适量

**做法**：①将洗净的葡萄剥去果皮，把果肉装入小碗中，备用。②砂锅中注入适量清水烧开，倒入洗净的百合，放入备好的葡萄。③盖上盖，煮沸后转小火煮约10分钟，至食材析出营养物质。④关火后盛出煮好的汤料，装入汤碗中。⑤待糖水稍凉，放入蜂蜜拌匀即可。

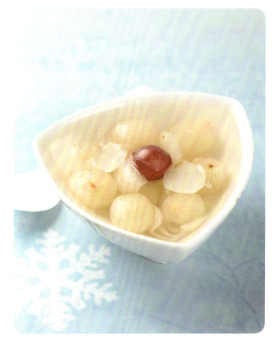

# 桂圆

**补养心脾、养血安神**

- 别名：骊珠、龙目
- 性味：性温，味甘
- 归经：归心、脾经

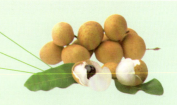

- 营养成分：碳水化合物、钾、维生素C、钙、烟酸等。
- 烹饪提示：桂圆购买回来后切勿清洗，放入冰箱中保存，可存放3天左右。

**适宜人群** 一般人群均可食用，尤其适宜神经性或贫血性头晕失眠者，冠心病、心悸、痛经、健忘、贫血患者以及肿瘤病人食用。

**不宜人群** 有上火发炎症状者，痔疮、糖尿病患者，女性盆腔炎、尿道炎、月经过多者均不宜食用。

**搭配禁忌**
- 桂圆 + 大蒜 两者同食会影响营养素的吸收
- 桂圆 + 猪肉 同食容易引起滞气

## 桂圆 + 百合

▶ 同食可益脾开胃，润肤美容

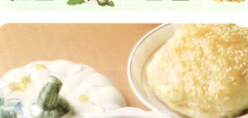

**材料**：鲜百合20克，红枣25克，桂圆肉35克，水发银耳50克，山药60克

**调料**：白糖10克

**做法**：①将洗净去皮的山药切小块。②将洗好的银耳切去黄色的根部，改切成小朵；桂圆肉洗净。③锅中注入适量清水烧开，倒入洗好的红枣、百合。④加入山药，搅拌片刻。⑤放入桂圆，加入银耳，继续搅拌，用中火煮开，转小火再煮约15分钟至熟软。⑥倒入白糖，用勺搅拌均匀，续煮2分钟至其溶化。⑦关火后盛入碗中即可。

## 桂圆  +鸡蛋 ▶同食可补气养血，治血虚头痛

**材料**：水发银耳50克，桂圆肉20克，红枣30克，熟鸡蛋1个

**调料**：冰糖适量

**做法**：①锅中注入适量清水，大火烧开。②放入熟鸡蛋，再加入洗好的银耳、桂圆肉、红枣。③搅拌片刻，盖上锅盖，用大火烧开后继续煮20分钟，至全部食材熟透。④揭开锅盖，加入备好的冰糖。⑤搅拌片刻，至冰糖完全溶化。⑥关火，将煮好的甜汤盛出，装入碗中即可。

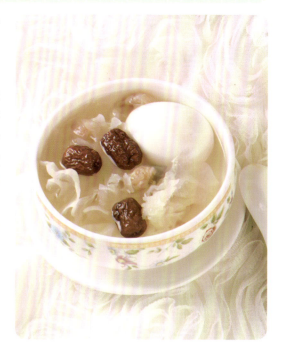

## 桂圆  +银耳  ▶同食具有滋阴补血的作用

**材料**：桂圆肉8克，红枣6克，水发银耳50克，山药80克

**调料**：白糖适量

**做法**：①将洗好的银耳切去黄色根部，切成小块；洗净去皮的山药切成厚块，再切成条，改切丁，备用。②锅中注入适量清水，用大火烧开。③倒入洗净的桂圆肉、红枣，略煮。④放入切好的山药，搅拌均匀。⑤加盖，用大火煮沸后转小火煮15分钟。⑥揭盖，倒入银耳拌匀，放入冰糖，拌匀，再续煮5分钟。⑦待所有食材煮至熟软，再搅动片刻使味道均匀。⑧关火后盛出，装入碗中即可。

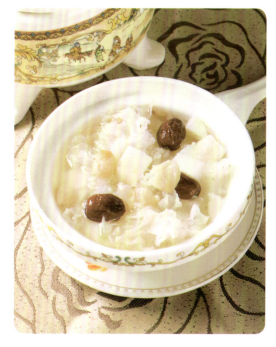

## 桂圆  +红枣 　▶同食有补血养气的功效

**材料**：红枣5克，桂圆肉4克，灵芝4克

**调料**：红糖15克

**做法**：①砂锅中注入适量清水，用大火烧开。②倒入备好的红枣、桂圆肉、灵芝，搅拌均匀，略煮片刻，再拌匀。③盖上锅盖，用小火煲煮约20分钟，至灵芝析出有效成分。④揭开锅盖，加入适量红糖，搅拌均匀，续煮至红糖完全溶化。⑤关火后盛出煮好的汤料，装入碗中，待稍微晾凉后即可食用。

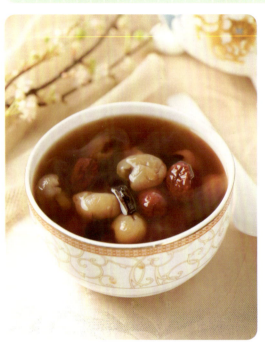

## 桂圆  +莲子 　▶同食可补血安神、健脑益智

**材料**：水发莲子100克，桂圆肉50克，红枣20克，枸杞10克

**调料**：红糖40克

**做法**：①将洗净的莲子剥开，去除莲心，装入小碟中，备用。②砂锅中注入适量清水烧开，倒入洗净的桂圆肉，放入处理好的莲子。③再倒入洗净的红枣和枸杞，用锅勺搅拌均匀。④盖上盖，大火煮沸后转小火炖煮约20分钟，至食材熟软。⑤揭盖，加入红糖，搅拌均匀，用大火续煮一会儿，至其完全溶化。⑥关火后盛出煮好的甜汤，装入汤碗中即可。

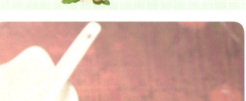

# 猕猴桃

- 别名：阳桃、白毛桃
- 性味：性寒，味酸、甘
- 归经：归胃、膀胱经

**清热降火、润燥通便**

- 营养成分：碳水化合物、膳食纤维、钾、维生素C等。
- 烹饪提示：硬状态的猕猴桃易引起不适感，所以，猕猴桃一定要放熟才能食用。

**适宜人群**：一般人群均可食用，如胃癌、肺癌、乳腺癌、高血压病、冠心病、黄疸肝炎、尿道结石患者、食欲不振者尤为适合。

**不宜人群**：脾胃虚寒、腹泻便溏者、糖尿病患者、先兆性流产和妊娠的女性均不宜食用。

**搭配禁忌**：
- 猕猴桃 + 牛奶 同食易影响消化吸收
- 猕猴桃 + 黄瓜 同食会破坏维生素C
- 猕猴桃 + 胡萝卜 同食会破坏维生素

## 猕猴桃 + 西米

▶ 同食可以解热、止渴、抗癌

**材料**：猕猴桃70克，雪梨100克，西米65克

**调料**：冰糖30克

**做法**：①将洗净的雪梨切瓣，去核、皮，再切成丁。②将洗好去皮的猕猴桃切成小块。③砂锅中注入适量清水烧开，倒入西米，拌匀。④盖上盖，用小火煮20分钟。⑤揭开盖，放入切好的雪梨、猕猴桃，拌匀。⑥倒入冰糖，搅拌均匀，煮至溶化。⑦搅拌片刻，使食材全部入味。⑧关火后将煮好的甜汤盛出，装入碗中即可。

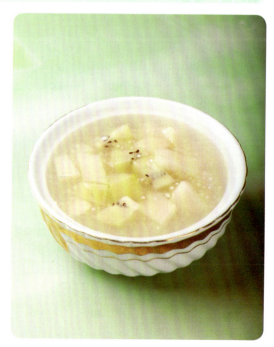

# 菠萝

**健胃消食、生津润肺**

- 别名：番梨、凤梨
- 性味：性平，味甘
- 归经：归胃、肾经

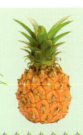

- 营养成分：碳水化合物、钾、维生素C、钙、有机酸类等。
- 烹饪提示：菠萝应将果皮和果刺修净，在稀盐水或糖水中浸渍，浸出苷类再食用。

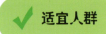　一般人群均可食用，特别适合肾炎、高血压病患者以及伤暑、身热烦渴、肾炎、支气管炎、消化不良者食用。

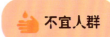　过敏体质的人，溃疡病、肾脏病、凝血功能障碍者，发热及患有湿疹、疖疮者不宜食用。

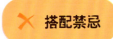

▶ 菠萝 + 牛奶
影响牛奶的蛋白质吸收

▶ 菠萝 + 白萝卜
菠萝中的酶会被破坏

▶ 菠萝 + 鸡蛋
同食会影响消化

## 菠萝  + 苹果 　▶ 同食可清洁肠道、减肥瘦身

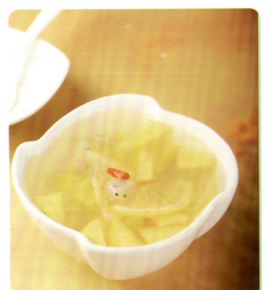

**材料**：火龙果110克，雪梨100克，橙子95克，菠萝肉、苹果各120克，柠檬60克

**调料**：白糖6克

**做法**：①将苹果、雪梨、菠萝肉均洗净切块；火龙果洗净，取果肉，切块；柠檬洗净切薄片；橙子洗净，取果肉，切块，备用。②砂锅中注入适量清水烧开，倒入切好的材料，搅拌均匀，使食材散开。③再盖上盖子，烧开后用小火煮约4分钟，至食材熟软。④揭盖，加入少许白糖，搅拌均匀。⑤转中火略煮片刻，至糖分溶化。⑥关火后盛出，装入汤碗中即可。

## 菠萝  +牛肉

▶ 同食能促进营养成分有效分解

**材料：** 嫩姜100克，菠萝肉100克，红椒15克，牛肉180克，蒜末、葱段各少许

**调料：** 盐3克，食粉、鸡粉各少许，番茄汁15克，料酒、水淀粉、食用油各适量

**做法：** ①嫩姜、牛肉均洗净切片；红椒、菠萝肉均洗净切块。②将姜片加盐抓匀，腌渍5分钟；牛肉片加食粉、盐、鸡粉抓匀，倒水淀粉抓匀，注入食用油腌渍入味；将姜片、菠萝、红椒入锅焯熟捞出。④将蒜末入热油锅爆香，倒牛肉片炒变色，淋料酒炒香，放入焯好的材料炒匀，加番茄汁、水淀粉炒匀，撒上葱段即可。

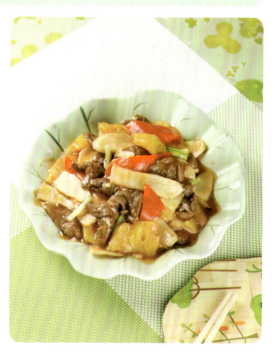

## 菠萝  +鸡肉

▶ 同食利于营养吸收，促进消化

**材料：** 鸡肉块300克，菠萝肉200克，苦瓜150克，姜片、葱花各少许

**调料：** 盐3克，鸡粉2克，料酒少许

**做法：** ①将苦瓜洗净切开，去除瓜瓤，切块；菠萝肉切块。②锅中注水烧开，倒入鸡肉块，余去血渍，捞出。③砂锅中注水烧开，倒入鸡肉块、姜片，淋入料酒，大火烧开后用小火煮约30分钟。④倒入苦瓜块、菠萝块拌匀，用中火煮至熟，加入少许盐、鸡粉拌匀调味。⑤关火后盛出鸡汤，装在碗中，撒上葱花即可。

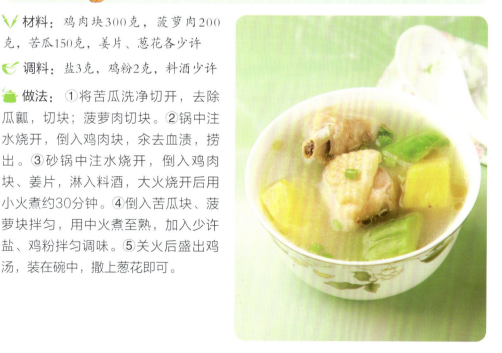

# 山楂

开胃消食、活血化瘀

- 别名：红果、棠棣
- 性味：性温，味甘、酸
- 归经：归脾、胃、肝经

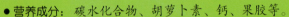

- 营养成分：碳水化合物、胡萝卜素、钙、果胶等。
- 烹饪提示：烹饪山楂不宜用铁锅，因为山楂中的酸会溶解铁锅中的铁，对人体有害。

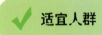 适宜人群　　一般人群均可食用，尤其适于中老年心脏衰弱、高血压、高脂血症、动脉硬化、胆结石、更年期综合征、肥胖症等患者食用。

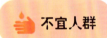 不宜人群　　糖尿病患者，患胃及十二指肠溃疡和胃酸过多者，脾胃虚弱、胃酸过多、气虚便溏者，儿童，孕妇不宜多食。

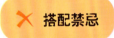 搭配禁忌

- 山楂 + 胡萝卜　导致维生素C被破坏
- 山楂 + 牛奶　易损坏消化功能
- 山楂 + 猪肝　降低营养价值

## 山楂 + 排骨　▶同食可达祛斑消瘀之效

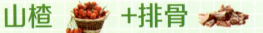

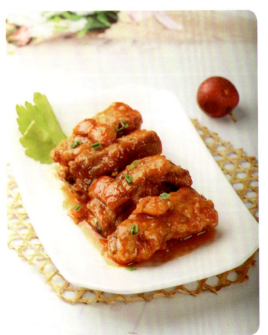

**材料**：山楂90克，排骨400克，鸡蛋1个，葱花少许

**调料**：盐少许，生粉10克，白糖30克，番茄酱25克，水淀粉10克，食用油适量

**做法**：①将山楂洗净去核切块；鸡蛋打开，取蛋黄；排骨洗净，加盐、蛋黄拌匀，放生粉拌匀腌渍10分钟。②锅中注水烧开，倒入山楂，煮5分钟，盛出山楂汁，备用；热锅注油，烧至六成热，放入排骨，炸至金黄色捞出。③锅底留油，倒入山楂汁，放入白糖、番茄酱煮至白糖溶化，淋水淀粉勾芡，倒入排骨炒匀，关火后盛出，装盘，撒上葱花即可。

Part 7　水果也能搭配着吃　213

# 枇杷

**润肺止咳、生津止渴**

- 别名：金丸、卢橘
- 性味：性平，味甘
- 归经：归脾、胃、肺经

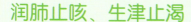

- 营养成分：碳水化合物、蛋白质、钾、钙、维生素C等。
- 烹饪提示：枇杷放在冰箱内会因水汽过多而变黑，储存在干燥通风的地方即可。

**适宜人群**　一般人群均可食用，尤其适宜肺痿咳嗽、胸闷多痰及劳伤吐血者以及坏血病患者食用。

**不宜人群**　脾虚泄泻者、糖尿病患者忌食。

**搭配禁忌**
- 枇杷 + 黄瓜　同食会破坏营养
- 枇杷 + 小麦　两者同食易生痰
- 枇杷 + 虾　同食容易伤脾胃

## 枇杷  +蜂蜜

▶ 同食可润肺止咳、化痰和胃

**材料**：枇杷120克，红枣25克，蜜枣30克，蜂蜜15克

**调料**：白糖20克，水淀粉适量

**做法**：①枇杷洗净去头尾，切去四分之一的果肉，去皮，掏空中间，制成枇杷盏；红枣洗净取肉，切末；蜜枣洗净取肉，切末。②取一小碗，倒入红枣、蜜枣，加入白糖，拌匀，制成酱汁，取蒸盘，放入枇杷盏，填入拌好的酱汁。③将蒸锅上火烧开，放入蒸盘，用中火蒸约15分钟，取出蒸盘。④锅中注水烧热，倒入白糖拌煮至溶化，用水淀粉勾芡，调成味汁，加蜂蜜拌匀，浇在枇杷盏上即可。

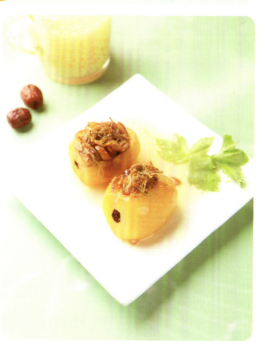

## 枇杷  +银耳

▶ 同食可润肺止咳、化痰和胃

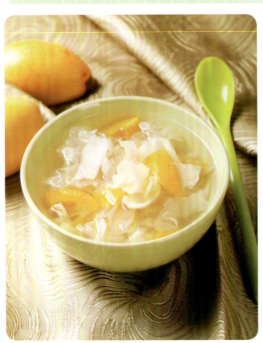

**材料：** 水发银耳70克，鲜百合35克，枇杷30克

**调料：** 冰糖10克

**做法：** ①将洗净的银耳去除根、蒂，切成小块。②将洗好的枇杷切开，去除果核，再切成小块，备用。③锅中注入适量清水烧开，倒入备好的枇杷、银耳、百合。④将锅中材料搅拌均匀，盖上盖，烧开后用小火煮约15分钟。⑤揭盖，加入适量冰糖，拌匀，煮至冰糖完全溶化。⑥关火后盛出炖煮好的汤料即可。

## 枇杷  +川贝

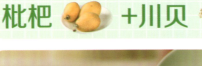

▶ 同食有清热、化痰止咳之效

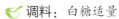

**材料：** 枇杷40克，雪梨20克，川贝10克

**调料：** 白糖适量

**做法：** ①洗净去皮的雪梨去核，切成小块，备用。②洗净的枇杷去蒂，切开，去核，再切成小块。③锅中注入适量清水，用大火烧开，将枇杷、雪梨和洗净的川贝倒入锅中。④搅拌片刻，盖上锅盖，用小火煮20分钟至食材熟透。⑤揭开锅盖，倒入少许白糖，搅拌均匀至白糖溶化。⑥关火，将煮好的糖水盛出，装入碗中即可。

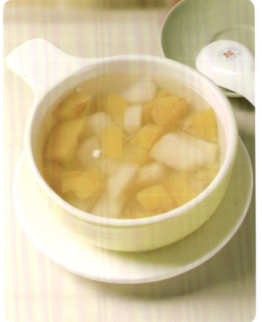

# 火龙果

**美白养颜、预防贫血**

- 别名：青龙果、吉祥果
- 性味：性凉，味甜
- 归经：归胃、大肠经

- 营养成分：碳水化合物、水溶性膳食纤维、B族维生素和维生素C、果糖、葡萄糖等。
- 烹饪提示：火龙果的紫色果皮可生吃，也可凉拌或榨汁加砂糖，冷藏后味更佳。

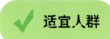
一般人均可食用，尤其适合便秘、高血糖、高血脂患者及爱美女士食用。

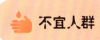
糖尿病人和气郁体质、痰湿体质、瘀血体质的人群少食。

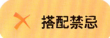
- 火龙果 + 山楂 易引起消化不良
- 火龙果 + 巧克力 同食易影响钙的吸收
- 火龙果 + 黄瓜 破坏维生素C

## 火龙果 + 枸杞

▶ 两者同食具有补血养颜的功效

**材料**：火龙果70克，水发银耳80克，冰糖30克，红枣20克，枸杞15克

**调料**：食粉少许

**做法**：①将银耳洗净切去根部，切小块；火龙果洗净切块，去皮切丁。②锅中注水烧开，撒上食粉，倒入银耳拌匀，用大火煮约1分钟，捞出。③砂锅中注入适量清水烧开，倒入洗净的红枣、枸杞，放入焯过水的银耳，盖上盖，烧开后用小火煮约20分钟，至食材熟软。④揭盖，倒入火龙果肉，撒上冰糖，搅拌均匀，转中火续煮片刻，至冰糖完全溶化，盛出煮好的银耳糖水即可。

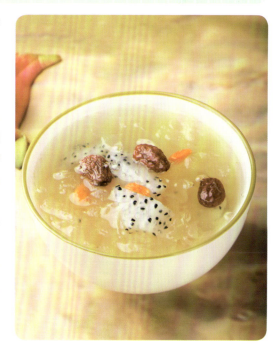

# 柠檬

开胃消食、美容养颜

- 别名：柠果、洋柠檬
- 性味：性微寒，味酸
- 归经：归肝、胃经

- 营养成分：维生素C、糖类、钙、磷、铁、B族维生素、烟酸、柠檬酸、苹果酸等。
- 烹饪提示：柠檬因太酸而不适合鲜食，可以用来配菜、榨汁。

**适宜人群**　一般人群均可食用，特别是消化不良者，维生素C缺乏者，胎动不安的孕妇，肾结石、高血压、心肌梗死患者适宜食用。

**不宜人群**　胃溃疡、胃酸分泌过多、龋齿和糖尿病患者慎食。

**搭配禁忌**
- 柠檬 + 牛奶　影响蛋白质吸收
- 柠檬 + 山楂　影响肠胃消化功能
- 柠檬 + 胡萝卜　易破坏维生素C

## 柠檬 + 鸡肉　▶ 同食具有增加食欲的功效

**材料**：鸡胸肉100克，鸡蛋1个，柠檬1个，面包糠100克

**调料**：盐、鸡粉各少许，生粉35克，食用油适量

**做法**：①鸡胸肉洗净切片，用刀背在鸡胸肉上敲打几下；将柠檬洗净切开，挤出汁，装碗；将鸡蛋打开，取蛋黄，搅散成蛋液。②将鸡肉片装碗，加盐、鸡粉拌匀，淋入柠檬汁、蛋液拌匀，加入生粉，将鸡胸肉裹匀，再将两面裹上面包糠。③热锅注油，烧至五成热，放入处理好的鸡肉片，炸约1分钟，至其熟透。④捞出炸好的鸡肉片，沥干油。⑤把鸡肉片切成小方块，装入盘中即可。

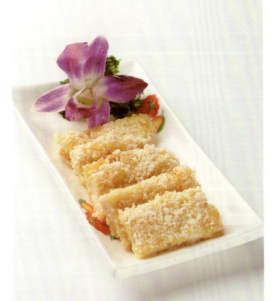

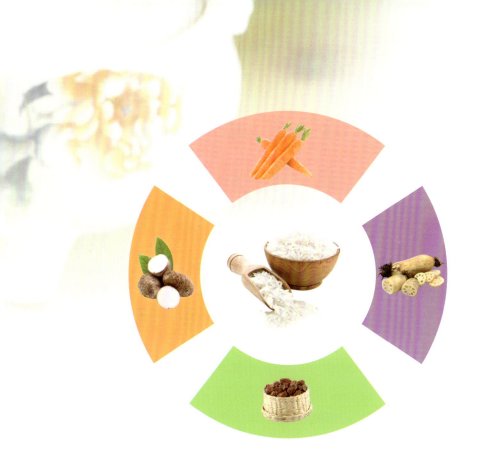

Part 8

# 五谷杂粮更要搭配着吃

《黄帝内经》中就提出"五谷为养,五果为助,无畜为益,五菜为充"的饮食调养原则,由此可以窥探出五谷杂粮的营养价值。如今,当代人将饮食养生的观点上升到了一个前所未有的高度,选择五谷杂粮与其他食材混搭来烹饪。但许多人对于五谷杂粮类的混搭并不了解,而盲目搭配可能会适得其反。本章将为您呈现最健康的五谷杂粮混搭方案,让您的饮食生活更加多姿多彩。

# 大米

**补中益气、健脾养胃**

- 别名：稻米、粳米
- 性味：性平，味甘
- 归经：归脾、胃经

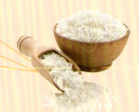

- 营养成分：蛋白质、糖类、钙、麦芽糖、维生素$B_1$等。
- 烹饪提示：大米淘洗好，先往锅中滴入几滴植物油再煮，这样米饭不会粘锅。

**适宜人群** 大米为五谷之首，其营养均衡，一般人群均可食用，尤其适宜病后肠胃功能较弱者食用。

**不宜人群** 大米含糖量较高，糖尿病人最好少食。

**搭配禁忌**
- 大米 + 牛奶 同食会破坏维生素A
- 大米 + 蜂蜜 同食容易引起胃痛
- 大米 + 蕨菜 会降低营养价值

## 大米 +胡萝卜

▶ 同食有助于补充维生素A

**材料**：水发大米140克，苦瓜45克，胡萝卜60克

**做法**：①将洗净去皮的胡萝卜切成薄片，再切成条，最后改切成粒。②将洗好的苦瓜切开，去除瓜瓤，切条，改切成丁，备用。③砂锅中注入适量清水，大火烧开。④倒入备好的大米、苦瓜、胡萝卜，搅拌均匀。⑤盖上锅盖，用大火烧开后，转用小火煮约40分钟至食材熟软。⑥揭开锅盖，搅拌片刻，盛出煮好的苦瓜胡萝卜粥，晾凉后即可食用。

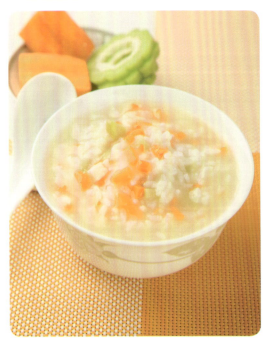

## 大米 +红枣　▶同食可温中祛寒、补血养颜

🌱 **材料**：水发大米130克，水发薏米80克，红枣20克，枸杞、干荷叶各8克

🌱 **调料**：冰糖20克

🍲 **做法**：①砂锅中注入适量清水，用大火烧开，放入洗净的干荷叶搅拌均匀，盖上锅盖，大火煮沸后，转用小火煮约15分钟至熟，捞出荷叶，去除杂质。②倒入洗净的大米、薏米、红枣、枸杞，搅拌均匀，盖上盖子，用大火煮沸后，转小火续煮约30分钟，取下盖，放入适量冰糖，搅拌均匀，煮至糖分完全溶化。③关火后盛出煮好的粥，装入碗中即可。

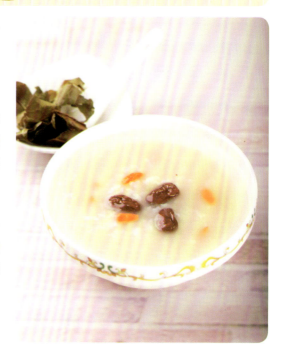

## 大米 +莲藕　▶同食可健脾益血，开胃止泻

🌱 **材料**：水发大米150克，雪梨100克，莲藕95克，水发薏米80克，枸杞少许

🍲 **做法**：①将洗净去皮的莲藕切成丁状；洗好去皮的雪梨去除果核，果肉切成小块。②砂锅中注入适量清水，用大火烧开，倒入洗净的大米、薏米，搅拌均匀，盖上锅盖，用大火煮沸后，转用小火煮约30分钟，至米粒变熟软。③揭开盖，倒入切好的莲藕、雪梨搅拌均匀。④盖上锅盖，用小火续煮约15分钟至食材完全熟透，继续搅拌片刻，撒上枸杞，关火盛出，装入碗中即可。

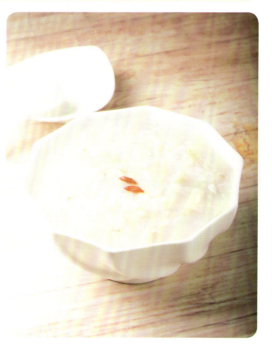

## 大米 + 小米

▶ 同食可以提高营养价值

**材料：** 榛子45克，水发小米100克，水发大米150克

**做法：** ①将榛子洗净放入杵臼中，研磨成碎末，倒入小碟子中，备用。②砂锅中注入适量清水，大火烧开，倒入洗净的大米，放入洗好的小米，搅拌至混合均匀。③盖上锅盖，用小火煮约40分钟，至米粒熟透。④揭开锅盖，搅拌片刻。⑤关火后盛出煮好的粥，装入碗中，放入备好的榛子碎末，待稍微晾凉后即可食用。

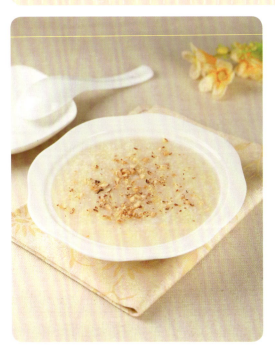

## 大米 + 乌鸡

▶ 同食有促进营养吸收的作用

**材料：** 水发糯米120克，白果25克，水发莲子50克，乌鸡块200克

**调料：** 盐4克，鸡粉2克，料酒少许

**做法：** ①将乌鸡装入盘中，加入盐、鸡粉、料酒拌匀，腌渍约10分钟。②砂锅中注入适量清水烧开，倒入洗净的白果、莲子，放入糯米拌匀。③加盖，烧开后用小火煮约30分钟后揭盖，倒入乌鸡块，拌匀。④加盖，用中小火煮约15分钟后揭盖，加入适量盐、鸡粉，拌匀调味。⑤关火后盛出煮好的乌鸡粥，装入碗中即可。

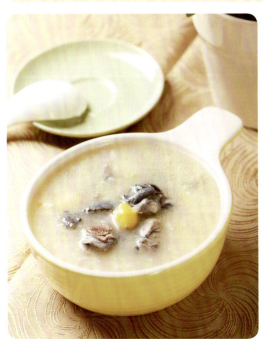

## 大米  +红薯　▶ 同食可滋润胃肠，防腹痛、便秘

**材料：** 水发薏米100克，红薯150克，水发大米180克

**调料：** 冰糖25克

**做法：** ①将洗净去皮的红薯切成小块，再改切成丁，备用。②砂锅中注入适量清水，用大火烧开，倒入大米、红薯丁，放入洗好的薏米，搅拌均匀。③盖上锅盖，用大火烧开后，转用小火煮约40分钟至粥浓稠。④揭开锅盖，放入适量冰糖，搅拌均匀，续煮至冰糖溶化即可。

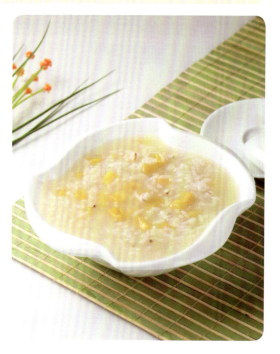

## 大米  +芋头　▶ 同食有促进营养吸收的作用

**材料：** 香芋100克，银鱼干150克，软饭200克，紫菜10克

**调料：** 盐2克

**做法：** ①将去皮洗净的香芋对半切开，改切成片；洗好的银鱼干切成碎末；洗净的紫菜切成碎末。②把香芋片装入盘中，放入蒸锅，用小火蒸约15分钟，取出，剁成香芋泥。③汤锅中注入适量清水，用大火烧开，倒入软饭搅拌至散，放入银鱼干搅拌均匀，盖上锅盖，用小火煮约20分钟至食材熟透。④揭盖，倒入香芋泥，拌匀，煮沸，放入切好的紫菜拌匀，加入适量盐搅拌匀即可。

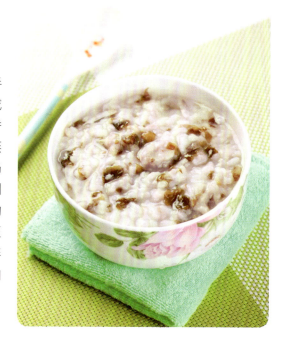

# 小米

- 别名：粟米、稞子
- 性味：性凉，味甘咸
- 归经：归胃、脾、肾经

**滋阴养血、健脾和胃**

- 营养成分：淀粉、钙、磷、铁、维生素$B_1$、维生素$B_2$、维生素E、胡萝卜素等。
- 烹饪提示：小米煮粥营养十分丰富，有"代参汤"之美称。

**✓ 适宜人群**　一般人群均可食用，尤其适宜高脂血症、高血压、脾胃虚弱、反胃呕吐、体虚胃弱、精血受损、食欲缺乏等患者食用。

**不宜人群**　气滞、素体虚寒、小便清长者应少食。

**✗ 搭配禁忌**
◎ 小米 + 杏仁
功能相克，同食容易使人呕吐、泄泻

## 小米  ＋红枣 　▶ 同食可开胃养颜、和胃安眠

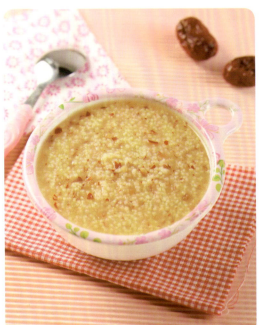

**材料**：小米85克，红枣20克

**做法**：①将蒸锅注入适量清水，上火烧沸，放入装有洗净红枣的小盘子，用中火蒸约10分钟至红枣变软，取出，晾凉。②将蒸好晾凉的红枣切开，取出果核，剁成细末，倒入杵臼中，捣成红枣泥。③往汤锅中注入适量清水烧开，倒入洗净的小米，搅拌几下，使米粒散开，盖上盖子，用小火煮约20分钟至米粒熟透。④取下盖子，搅拌片刻，再加入红枣泥，续煮片刻至沸腾，盛出，装入碗中即可。

Part 8 五谷杂粮更要搭配着吃

# 糖米

**温补脾胃、增进食欲**

- 别名：胚芽米、玄米
- 性味：性温，味甘
- 归经：归脾、胃经

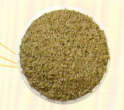

- 营养成分：蛋白质、碳水化合物、膳食纤维、维生素$B_1$、维生素$B_2$、维生素E、维生素K等。
- 烹饪提示：糙米可做饭或粥，单独做饭口感不好，可适当加一点粳米。

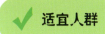 一般人群均可食用，尤其适于肥胖、胃肠功能障碍、贫血、便秘等患者食用。

 消化不良者不宜食用。

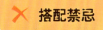 ◎ 糙米 + 牛奶
导致维生素A大量损失

### 糙米  +胡萝卜  ▶ 同食有助于保护儿童视力

**材料**：糙米、粳米、糯米各60克，胡萝卜100克

**调料**：盐少许

**做法**：①将胡萝卜去皮洗净切丁。②取榨汁机，将洗净的糙米、糯米和粳米磨成米碎装入碗中备用，将胡萝卜丁榨成胡萝卜汁，装入碗中待用。③把榨好的胡萝卜汁倒入汤锅中，加入备好的米碎，用锅勺搅拌均匀，用小火将其煮沸，继续搅拌约1分半钟，煮成米糊。④放入少许盐，拌匀入味。⑤起锅，盛出煮好的米糊，装入碗中即可。

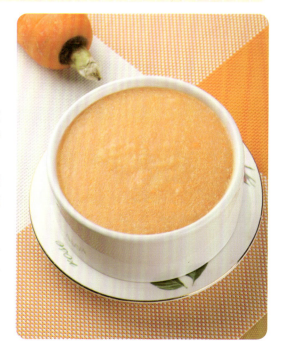

# 糯米

**温补脾胃、美容养颜**

- 别名：江米、稻米
- 性味：性温，味甘
- 归经：归脾、胃、肺经

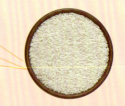

- 营养成分：蛋白质、钙、磷、铁、维生素B₁及淀粉等。
- 烹饪提示：可粥可饭，通常用来制作糕点。

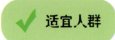 一般人群均可食用，尤其适宜体虚自汗、血虚、头晕眼花、脾虚腹泻之人食用；也适宜肺结核、神经衰弱之人食用。

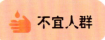 凡湿热痰火偏盛之人忌食；糖尿病患者、脾胃虚弱者、老人、小孩慎食。

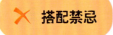
- 糯米 + 鸡肉　易导致消化不良
- 糯米 + 苹果　同食会不易消化
- 糯米 + 酒　易让人酒醉难醒

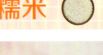  +红枣 　▶ 同食有补血、温中祛寒之效

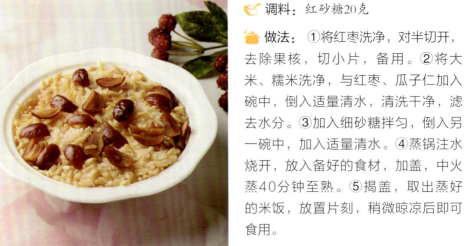

**材料**：水发糯米60克，水发大米50克，红枣10克，瓜子仁15克

**调料**：红砂糖20克

**做法**：①将红枣洗净，对半切开，去除果核，切小片，备用。②将大米、糯米洗净，与红枣、瓜子仁加入碗中，倒入适量清水，清洗干净，滤去水分。③加入细砂糖拌匀，倒入另一碗中，加入适量清水。④蒸锅注水烧开，放入备好的食材，加盖，中火蒸40分钟至熟。⑤揭盖，取出蒸好的米饭，放置片刻，稍微晾凉后即可食用。

## 糯米  +红豆

▶ 同食可改善脾虚腹泻和水肿

**材料**：腰豆150克，水发红豆90克，糯米40克，枸杞15克

**调料**：盐1克

**做法**：①砂锅中注水烧开，放入洗好的红豆、糯米拌匀。②大火烧开后小火煮30分钟至食材熟软，倒入洗净的腰豆、枸杞，混合均匀。③盖上盖，用小火续煮2分钟，至腰豆熟软。④加入少许盐搅拌均匀即可。

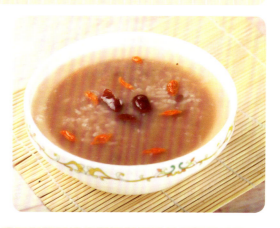

## 糯米  +莲子

▶ 同食可调和脾胃，益气养肺

**材料**：桂圆肉20克，莲子30克，猪肝、糯米各100克

**调料**：盐3克

**做法**：①莲子洗净，去皮、心；猪肝洗净切片、汆水。②糯米用水淘洗干净，与洗净的桂圆肉、莲子一起入锅，加清水适量，熬煮成稀粥，待粥将熟时放入猪肝、盐拌匀，等猪肝熟透即可食用。

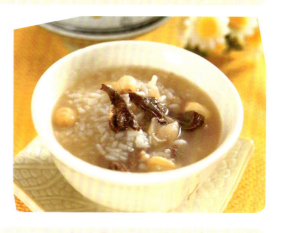

## 糯米  +莲藕

▶ 同食可调和气血，清热生津

**材料**：莲藕450克，糯米150克

**调料**：白糖6克，麦芽糖4克，糖桂花3克

**做法**：①将莲藕洗净，一端切开，将洗净的糯米灌进小孔中，封牢，放入沸水中浸泡1小时。②将浸好的藕放在高压锅中加清水、白糖、麦芽糖炖1小时。③将炖好的藕切片，装盘，淋入原汁，撒上糖桂花即可。

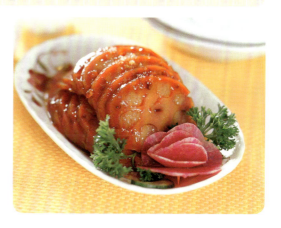

# 小麦

养心益肾、健脾厚肠

- **别名**：麦子、白麦
- **性味**：性凉，味甘
- **归经**：归心、脾、肾经

- **营养成分**：糖类、粗纤维、蛋白质、钙、铁、维生素E等。
- **烹饪提示**：小麦不要磨得太细，否则谷粒表层所含的营养素和膳食纤维会流失很多。

**适宜人群**：一般人群均可食用，尤其适宜心血不足、心悸不安、多呵欠、失眠多梦、高脂血症、体虚、盗汗、多汗等症患者。

**不宜人群**：慢性肝病、糖尿病等病症者不宜多食。

**搭配禁忌**：
- 小麦 + 白萝卜　影响营养的吸收
- 小麦 + 食用碱　降低小麦的营养
- 小麦 + 蜂蜜　同食易引起不适

## 小麦 + 玉米　▶ 同食可以提高蛋白质的吸收率

**材料**：水发小麦80克，水发红豆90克，水发大米130克，鲜玉米粒90克

**调料**：盐2克

**做法**：①砂锅中注入适量清水，用大火烧开，倒入洗净的大米。②放入洗好的玉米，再放入洗净的小麦、红豆，搅拌均匀。③盖上盖子，用大火煮至沸腾，搅拌几下，然后转用小火煮约40分钟，至食材全部熟透。④揭开盖子，放入少许盐，搅拌均匀，调味。⑤关火后将煮好的粥盛出，装入碗中即可。

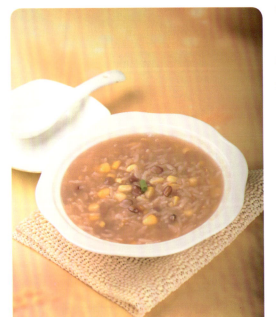

## 小麦  +红枣

▶ 同食可养心健脾，益气养血

💚 **材料**：水发小麦200克，红枣、麦冬各少许

💚 **调料**：白糖少许

💚 **做法**：①砂锅中注入适量清水，用大火烧开。②倒入洗净的小麦，放入洗好的红枣、麦冬。③用锅勺轻轻搅拌均匀，盖上锅盖，用大火烧开后，转小火煲煮约90分钟，至食材熟透、软烂。④揭开锅盖，放入少许白糖，轻轻搅拌几下，续煮至白糖溶化。⑤关火后盛出煮好的小麦粥，装入碗中即可。

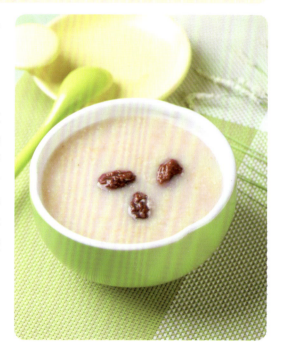

## 小麦  +山药

▶ 同食有助调节脾胃功能之效

💚 **材料**：水发大米150克，水发小麦65克，山药80克

💚 **调料**：盐少许

💚 **做法**：①将洗净去皮的山药切成片，再改切成小丁。②砂锅中注入适量清水，用大火烧开，倒入用水发好的大米和小麦，再撒入山药丁，搅拌均匀。③盖上锅盖，用大火煮至沸腾后，转用小火煮约60分钟，至食材完全熟透、软烂。④揭开锅盖，加入少许盐，搅拌均匀调味。⑤关火后，盛出山药小麦粥即可。

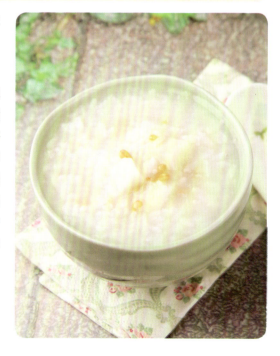

# 薏米

**利水渗湿、健脾止泻**

- 别名：薏苡、薏米
- 性味：性微寒，味甘淡
- 归经：归脾、胃、肺经

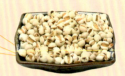

- 营养成分：蛋白质、脂肪、淀粉、糖类、维生素B₁、薏苡素、薏苡仁酯和氨基酸等。
- 烹饪提示：薏米煮粥前用清水浸泡半个小时，然后以小火慢煮。

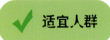 一般人群均可食用，尤其适宜泄泻、湿痹、水肿、肺痈、慢性肠炎、阑尾炎、风湿性关节痛、肩周炎、甲亢等患者食用。

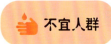 汗少、便秘、尿多者及怀孕早期的妇女不宜食用。

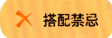
- ✗ 薏米 + 杏仁　易引起呕吐、泄泻
- ✗ 薏米 + 红豆　易引起呕吐、泄泻
- ✗ 薏米 + 海带　影响维生素的吸收

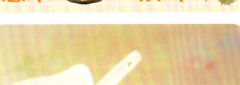

▶ 同食使皮肤保持光泽细腻

**材料**：木瓜300克，水发银耳90克，水发薏米80克，枸杞15克

**调料**：冰糖30克

**做法**：①将洗净去皮的木瓜去籽，切成片；发好的银耳切成小块。②砂锅中注入适量清水，用大火烧开，放入切好的木瓜，加入洗好的薏米，搅拌均匀。③盖上锅盖，大火烧开后，转用小火炖约30分钟，至薏米熟软。④揭开盖，倒入银耳、冰糖搅拌均匀，煮约5分钟至冰糖溶化。⑤倒入洗净的枸杞，搅拌均匀，略煮片刻即可。

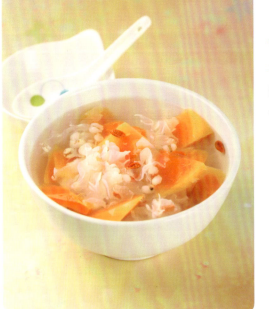

## 薏米  +鸡肉

▶ 同食可光滑皮肤、减少皱纹

**材料：** 冬瓜片300克，鸡肉块200克，猴头菇30克，芡实15克，薏米30克，干贝少许，高汤适量

**调料：** 料酒8克，盐2克

**做法：** ①将所有材料洗净；锅注水烧开，倒入鸡肉煮3分钟，捞出过冷水。②锅中倒入高汤烧开，加猴头菇、干贝、芡实、薏米、冬瓜、鸡块、料酒，烧开后转中火煮3小时，加盐拌匀即可。

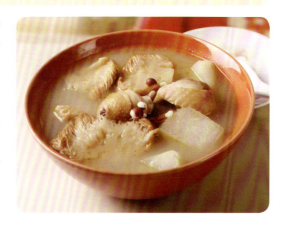

## 薏米 +山药

▶ 同食有润肺益脾的作用

**材料：** 山药50克，枸杞10克，薏米20克

**调料：** 冰糖、水淀粉各少许

**做法：** ①锅中注入适量清水烧热，倒入洗净的薏米，大火煮约30分钟；洗净去皮的山药切块，倒入锅中，煮约10分钟。②倒入洗净的枸杞、冰糖，拌煮至冰糖溶化，加水淀粉勾芡即可。

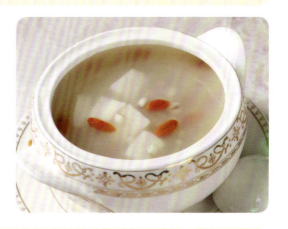

## 薏米  +山楂

▶ 同食可清肠排毒，降脂减肥

**材料：** 鲜山楂50克，水发薏米60克

**调料：** 蜂蜜10克，葱花少许

**做法：** ①将洗好的山楂去除果核，切成小块，备用。②砂锅中注入适量清水，用大火烧开，倒入洗好的薏米、山楂拌匀，盖上锅盖，转用小火煮约20分钟，至食材熟透，滤入碗中，倒入蜂蜜，撒上葱花即可。

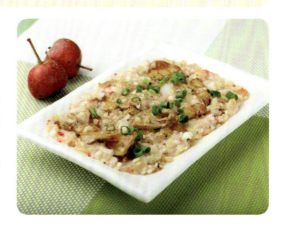

# 玉米

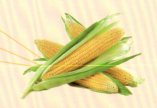

- 别名：苞谷、棒子
- 性味：性平，味甘
- 归经：归脾、胃经

## 健脑益智、防治便秘

- 营养成分：碳水化合物、蛋白质、钾、磷、维生素C等。
- 烹饪提示：吃玉米时，应把玉米粒的胚尖一起吃掉，因为许多营养都集中在这里。

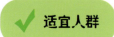 **适宜人群**　一般人群均可食用，尤其适宜便秘、高血压、动脉硬化、高脂血症、冠心病、脂肪肝、痔疮等患者食用。

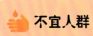 **不宜人群**　腹胀、慢性肾功能衰竭患者不宜食用。

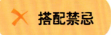 **搭配禁忌**
- 玉米 + 海螺　同食易导致腹痛、腹泻
- 玉米 + 田螺　同食容易导致身体不适

## 玉米 + 小麦　▶ 同食可以提高蛋白质吸收率

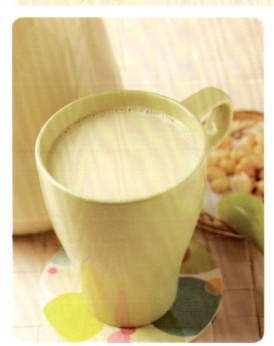

**材料**：水发小麦30克，鲜玉米粒45克，黄豆40克

**调料**：白糖、矿泉水各适量

**做法**：①小麦洗净，略微泡发，沥干，备用。②黄豆预先浸泡至软，洗净；鲜玉米粒洗净，备用。③将黄豆、小麦、玉米一同放入豆浆机中，添加适量矿泉水搅打成豆浆。④煮沸后滤出豆浆，装入杯子中，趁热加入适量白糖，搅拌均匀后即可饮用。

## 玉米  +鸡蛋 ▶ 同食有防治胆固醇过高的功效

**材料：** 鸡蛋120克，鲜玉米粒70克，葛根粉50克，葱花少许

**调料：** 鸡粉2克，盐3克，食用油适量

**做法：** ①往葛根粉中加入少许清水搅拌均匀；锅中注入适量清水烧开，倒入备好的玉米粒，加入盐焯煮至断生，捞出装盘，加入鸡蛋、葛根粉、盐、葱花拌匀，制成蛋液。②锅中注油烧热，倒入蛋液炒匀，盛入碗中拌匀，呈鸡蛋糊。③煎锅中注入适量油烧热，转用小火，倒入鸡蛋糊摊开，转大火煎至成形后翻面，用中火煎约2分钟至两面熟透，盛出，切成小块即可。

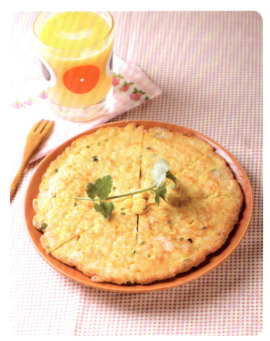

## 玉米  +松子 ▶ 同食可辅助治疗脾肺气虚

**材料：** 鲜莲子150克，鲜玉米粒160克，松子70克，胡萝卜50克，姜片、蒜末、葱段、葱花各少许

**调料：** 盐4克，鸡粉3克，食用油少许

**做法：** ①将去皮洗净的胡萝卜切成丁状；用牙签把莲子心挑去；松子入热油锅滑油约1分钟，捞出，沥干油，装盘备用。②锅注水烧开，加入盐、胡萝卜、玉米粒、莲子煮至八成熟捞出。③锅中注油烧热，放入姜片、蒜末、葱段爆香，倒入焯好的食材炒匀，放盐、鸡粉炒匀。④盛出装盘，撒上松子、葱花即可。

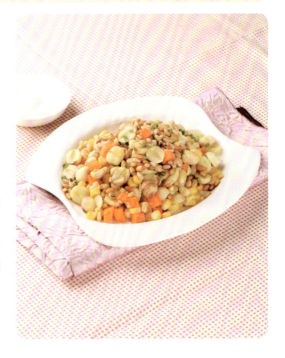

# 黑米

**养血止血、开胃益中**

- 别名：紫米
- 性味：性平，味甘
- 归经：归肾、脾、胃经

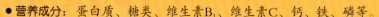

- 营养成分：蛋白质、糖类、维生素B₁、维生素C、钙、铁、磷等。
- 烹饪提示：黑米的米粒外部有一坚韧的种皮包裹，不易煮烂，应先浸泡一夜再煮。

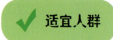 一般人群都可食用，尤其适宜产后血虚、病后体虚者或贫血、肾虚者，年少须发早白者食用。

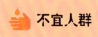 脾胃虚弱的小儿或老年人不宜食用。

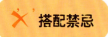 黑米无搭配禁忌

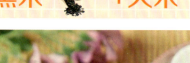 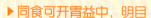

▶ 同食可开胃益中，明目

**材料**：水发大米120克，水发黑米65克，鲜百合40克

**调料**：盐2克

**做法**：①砂锅中注入适量清水，用大火烧开，倒入水发好的大米和黑米，放入洗净的鲜百合，用锅勺轻轻搅拌均匀。②盖上锅盖，用大火烧开后，转用小火煮约40分钟，至全部食材完全熟烂。③揭开锅盖，加入适量的盐，拌匀调味，继续搅拌至食材全部入味。④关火后，盛出百合黑米粥，装入碗中即可。

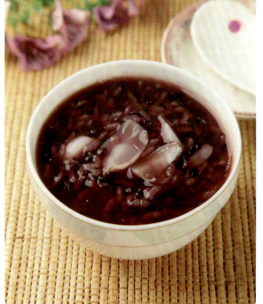

## 黑米  +红豆 ▶同食具有气血双补的功效

**材料**：水发黑米120克，水发大米150克，水发红豆50克

**做法**：①往砂锅中注入适量清水，用大火煮至沸腾。②倒入水发好的红豆、黑米、大米，用锅勺轻轻搅拌均匀。③盖上锅盖，用大火煮至沸腾，转用小火煮约40分钟，至食材均熟透、软烂。④揭开锅盖，搅拌片刻，至食材混合均匀。⑤关火，盛出煮好的黑米红豆粥，装入碗中即可。

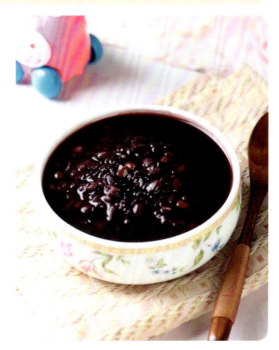

## 黑米  +绿豆  ▶同食具有健脾胃，祛暑热的功效

**材料**：黑米、荞麦、绿豆各50克，燕麦40克，玉米粒90克；熟枸杞少许

**做法**：①把准备好的黑米、荞麦、绿豆、燕麦、玉米粒均放入碗中，加入适量清水，清洗干净。②将洗好的杂粮捞出，装入另一个碗中，再倒入适量清水。③取蒸锅，注入适量清水，大火烧开，放入装有杂粮的碗。④盖上锅盖，用中火蒸约40分钟，至食材熟透。⑤揭开锅盖，把蒸好的杂粮饭取出。⑥在蒸好的杂粮饭上撒熟枸杞点缀，稍微晾凉后即可食用。

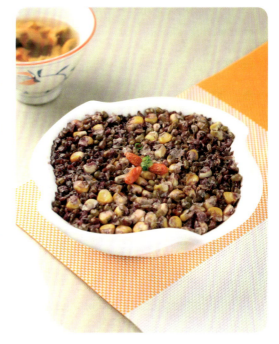

# 燕麦

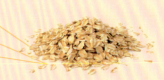

- 别名：莜麦、玉麦
- 性味：性平，味甘
- 归经：归肝、脾、胃经

**增强体力、减肥养颜**

- 营养成分：维生素$B_1$和维生素$B_2$、膳食纤维、钙、磷、铁、铜、锌、锰等。
- 烹饪提示：燕麦多用来做粥，或用来做汤，还经常以麦片的形式作为保健品。

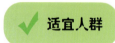 **适宜人群**　一般人群均可食用，尤其适宜产妇催乳、婴儿发育不良以及中老年人食用。

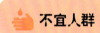 **不宜人群**　虚寒症患者以及孕妇不宜食用。

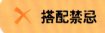 **搭配禁忌**
- 燕麦 + 红薯　同食易产生胀气
- 燕麦 + 菠菜　影响钙的吸收

## 燕麦  + 南瓜 　▶ 同食具有降低血糖的功效

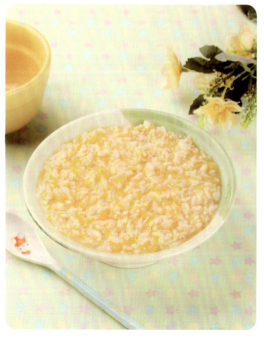

**材料**：南瓜190克，燕麦90克，水发大米150克

**调料**：白糖20克，食用油适量

**做法**：①将洗净装好盘的南瓜放入烧开的蒸锅，蒸至熟软，取出，剁成泥状。②砂锅注入适量清水烧开，倒入水发好的大米、燕麦拌匀，再加少许食用油搅拌均匀。③加盖，慢火煲20分钟至大米熟烂后揭盖，放入备好的南瓜，搅拌均匀，煮沸。④加入适量白糖，搅拌均匀，煮至白糖溶化。⑤将煮好的粥盛出，装入碗中即可。

## 燕麦 + 玉米　▶同食具有丰胸、催乳的功效

**材料：** 大米50克，燕麦、玉米粒各30克，干贝、冬瓜丁、胡萝卜丁、香菇丁、枸杞各少许

**调料：** 盐、米酒各适量

**做法：** ①将大米和燕麦用清水浸泡1小时；干贝泡软后剥成丝；玉米粒、枸杞均洗净。②将水、米酒和所有材料放入锅中，熬煮至材料熟透，加入盐拌匀即可。

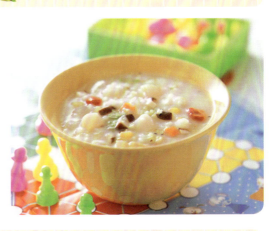

## 燕麦 + 红枣　▶同食具有美容、活血的功效

**材料：** 鸡胸1副，大米100克，黄芪、麦门冬、红枣、枸杞、燕麦、胡萝卜丁、菜花丁、鲜白果各适量

**调料：** 盐少许

**做法：** ①将所有材料洗净；黄芪、麦门冬用棉布袋包起；大米、燕麦泡发。②将鸡胸肉切丁，骨头切块后焯水。③将除枸杞外的材料熬煮1小时后挑除药材包，加盐、枸杞煮至熟即可。

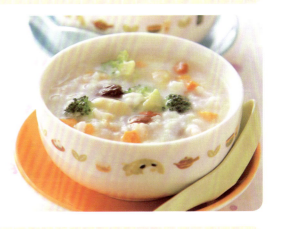

## 燕麦 + 牛奶　▶同食具有降低胆固醇的功效

**材料：** 燕麦片75克，松仁20克，配方奶粉30克

**做法：** ①汤锅中注入适量清水，用大火烧开，倒入准备好的燕麦片。②放入适量洗净的松仁，用锅勺搅拌均匀。③盖上锅盖，用小火煮30分钟至食材熟烂，揭盖，放入适量配方奶粉。④搅拌均匀，用大火煮开。⑤把煮好的粥盛出，装入碗中即可。

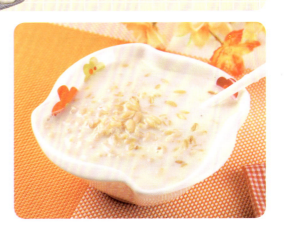

# 芡实

- **别名**：卵菱、鸡头实
- **性味**：性平，味甘、涩
- **归经**：归脾、肾经

**补脾止泄、收敛止泻**

- **营养成分**：蛋白质、淀粉、脂肪、碳水化物、粗纤维、钙、磷、铁、维生素$B_2$等。
- **烹饪提示**：芡实烹调前宜用水浸泡1小时左右，使其变软。

**适宜人群**：一般人均可食用，尤其适宜妇女脾虚白带频多者、老年人尿频者、体虚遗尿儿童食用。

**不宜人群**：阴虚、燥热的人不适合食用。

**搭配禁忌**：芡实无搭配禁忌

## 芡实 + 鱼头　▶ 同食可达益智健脑之效

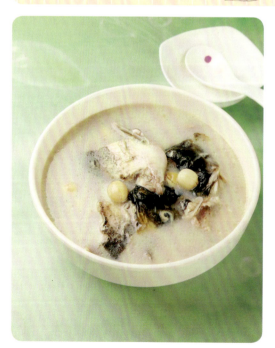

**材料**：鱼头300克，水发莲子200克，水发芡实130克，姜片4克，葱段少许

**调料**：盐、食用油各适量

**做法**：①将处理干净的鱼头从中间切开。②锅中注油烧热，放入鱼头，煎至散发出香味，注入适量的清水，倒入水发好的芡实和莲子，放入适量的姜片、葱段，搅拌均匀。③盖上锅盖，用大火烧开后，转用小火煮约15分钟，至食材熟透。④揭开盖子，加入少许盐拌匀调味，煮至食材入味。⑤关火后，盛出煮好的汤即可。

## 芡实  +猪肉 ▶ 同食减轻头痛、关节痛、腰腿疼

**材料：** 排骨块200克，牛蒡子20克，白萝卜块100克，芡实30克，高汤适量

**调料：** 盐3克

**做法：** ①锅中注水烧开，倒入洗净的排骨块，搅拌均匀，煮约2分钟，汆去血水，捞出，沥干水分。②将排骨过凉，装盘中备用。③砂锅中注入适量高汤，用大火烧开，倒入排骨、白萝卜、芡实、牛蒡子，搅拌均匀。④盖上锅盖，用大火烧开后转小火炖约2小时至食材熟透。⑤揭开盖，加入盐拌匀调味即可。

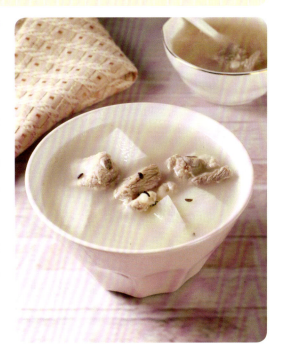

## 芡实  +山药 ▶ 同食可达补益脾胃之效

**材料：** 芡实50克，鸽子肉200克，山药块200克，桂圆肉、枸杞各少许，高汤适量

**调料：** 盐2克

**做法：** ①锅中注入适量清水，大火烧开，放入洗净的鸽子肉，搅拌均匀，煮约5分钟搅拌均匀，捞出，入冷水过凉，捞出装盘备用；桂圆肉、枸杞、芡实洗净。②锅中注入适量高汤，用大火烧开，放入鸽子肉、山药、芡实拌匀，盖上锅盖，再次烧开后，转用中火煮约3小时至食材熟透。③揭开锅盖，加入桂圆、枸杞、盐搅拌均匀，盖上锅盖，煮10分钟即可。

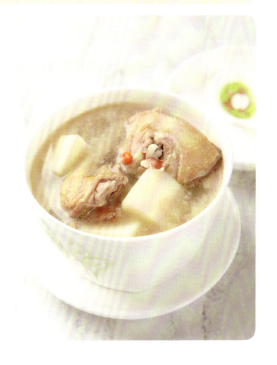

# 豌豆

**利湿消肿、补钙强骨**

- 别名：寒豆、麦豆
- 性味：性平，味甘
- 归经：归脾、胃经

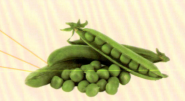

- 营养成分：蛋白质、脂肪、碳水化合物、矿物质元素、维生素A、B族维生素等。
- 烹饪提示：豌豆适合与富含氨基酸的食物一起烹调，可明显提高豌豆的营养价值。

### 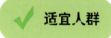 适宜人群
一般人群均可食用，尤其适宜动脉硬化、缺铁性贫血、脂肪肝、慢性肾功能衰竭、风湿性关节炎、子宫脱垂等病患者食用。

###  不宜人群
豌豆易产气，尿路结石、皮肤病和慢性胰腺炎患者不宜食用；此外，糖尿病患者、消化不良者也要慎食。

### 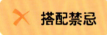 搭配禁忌

- ✗ 豌豆 + 菠菜
  同食会影响钙的吸收
- ✗ 豌豆 + 蕨菜
  蕨菜中含分解酶，会破坏豌豆中的营养

## 豌豆 + 虾仁 ▶ 同食可提高营养价值

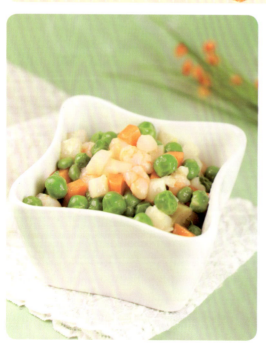

**材料**：马蹄、胡萝卜、豌豆各100克，虾仁80克，姜片、葱段各少许

**调料**：料酒10克，盐、鸡粉、胡椒粉、水淀粉、香油、食用油各适量

**做法**：①将洗净去皮的马蹄、胡萝卜切粒；洗净的虾仁切粒，放料酒、盐、鸡粉、胡椒粉、水淀粉拌匀，倒入香油拌匀，腌渍10分钟。②锅注水烧开，加盐、食用油、胡萝卜煮沸，放入豌豆煮半分钟，放入马蹄续煮半分钟捞出。③锅中注油烧热，倒入虾仁、姜片、葱段炒香，倒入焯过水的食材炒匀，加料酒、盐、鸡粉炒匀，淋入适量水淀粉勾芡即可。

## 豌豆 +玉米 ▶同食可使营养得到互补

**材料：** 玉米粒200克，胡萝卜70克，豌豆180克，姜片、蒜末、葱段各少许

**调料：** 盐3克，鸡粉2克，料酒4克，水淀粉、食用油各适量

**做法：** ①胡萝卜洗净去皮切粒。②锅中注水烧开，加入盐、食用油，放入胡萝卜粒，倒入洗净的豌豆、玉米粒，搅匀，再煮1分半分钟，捞出。③锅中注油烧热，放入姜片、蒜末、葱段爆香，倒入焯煮好的食材，翻炒均匀，淋入少许料酒，炒香、炒透。④加入鸡粉、盐，翻炒片刻，至食材入味，倒入少许水淀粉勾芡即可。

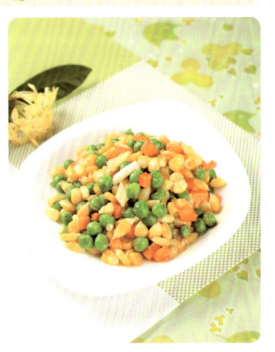

## 豌豆 +胡萝卜 ▶同食有益肝明目、健脾和胃之效

**材料：** 鳕鱼肉200克，胡萝卜150克，豌豆100克，玉米粒90克，鲜香菇50克，姜片、蒜末、葱段各少许

**调料：** 盐3克，鸡粉2克，料酒5克，水淀粉、食用油各少许

**做法：** ①将胡萝卜洗净去皮切丁；香菇洗净切丁；鳕鱼肉洗净切丁，装碗，放盐、鸡粉、水淀粉拌匀，注入食用油腌渍；往沸水锅加盐、鸡粉、食用油，倒入豌豆、玉米粒、胡萝卜丁、香菇丁焯熟捞出；鳕鱼丁入油锅滑油捞出。②锅中注油烧热，放姜片、蒜末、葱段，爆香，倒入焯过食材炒匀，放鳕鱼丁，加盐、鸡粉、料酒，炒熟即可。

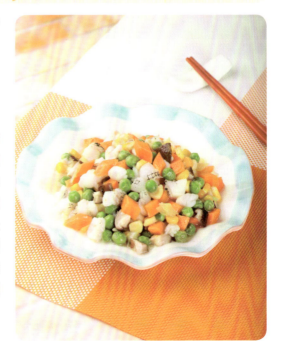

# 绿豆

**清热解毒、利水消肿**

- 别名：青小豆、植豆
- 性味：性凉，味甘
- 归经：归心、胃经

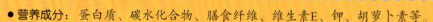

- 营养成分：蛋白质、碳水化合物、膳食纤维、维生素E、钾、胡萝卜素等。
- 烹饪提示：绿豆不宜煮得过烂，以免破坏其有机酸和维生素，降低清热解毒作用。

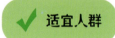 适宜有疮疖痛肿、丹毒等热毒所致的皮肤感染及高血压病、水肿、红眼病等病症患者食用。

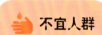 肩周炎、脾胃虚寒、肾气不足、易泻者，体质虚弱和正在吃中药者忌食。

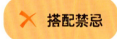
- ✗ 绿豆 + 羊肉　同食容易引起胀气
- ✗ 绿豆 + 西红柿　两者同食会引起身体不适

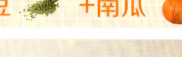 

▶ 同食可补中益气、清热解毒

**材料**：黄豆20克，绿豆30克，南瓜60克

**调料**：白糖、矿泉水各适量

**做法**：①将泡好的黄豆、绿豆分别洗净；南瓜去皮洗净，切丁，备用。②将黄豆、绿豆、南瓜丁一同倒入豆浆机中，注入适量矿泉水，打浆。③待制成豆浆后，滤取豆浆并煮沸。④将豆浆倒入碗中，加入白糖，搅拌均匀至其溶化即可。

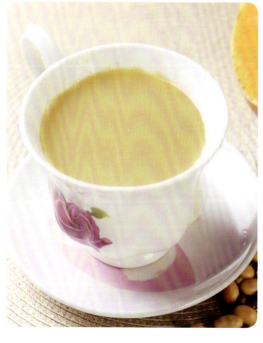

## 绿豆 + 燕麦 ▶ 同食可抑制血糖值上升

**材料**：水发大米、水发绿豆、水发荞麦各80克，燕麦70克，淡竹叶10克

**调料**：冰糖20克

**做法**：①取隔渣袋，放入洗净的淡竹叶，制成香袋；将所有杂粮洗好。②砂锅中注入适量清水，用大火烧开，放入香袋，倒入洗净的大米、备好的杂粮搅拌均匀。③盖上锅盖，大火煮沸后，转用小火煮约40分钟，至食材熟透。④揭盖，取出香袋，加入少许冰糖搅拌匀，用大火续煮至冰糖溶化。⑤关火后盛出煮好的粥，装入汤碗中即可。

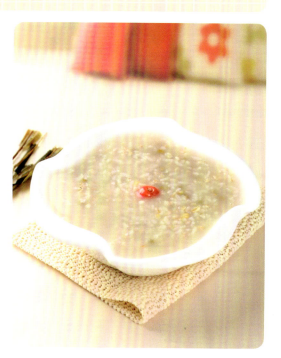

## 绿豆 + 百合 ▶ 同食有解渴润燥的作用

**材料**：水发百合60克，水发莲子80克，枸杞15克，水发绿豆120克

**调料**：冰糖25克

**做法**：①砂锅中倒入适量清水烧开，放入洗净的绿豆、莲子，拌匀。②用小火煮约30分钟，至食材熟软。③放入洗净的百合、枸杞，搅拌匀。④再用小火煮约15分钟，至全部食材熟透。⑤放入适量冰糖，搅拌均匀，继续搅拌片刻，至冰糖溶化即可。

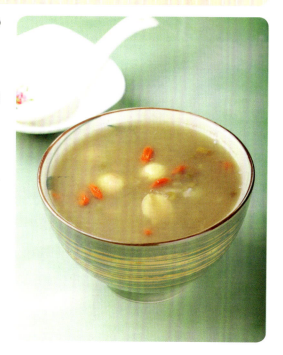

# 红豆

- 别名：赤豆、小豆
- 性味：性平，味甘
- 归经：归心、小肠经

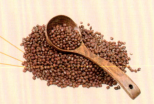

**健脾养胃、润肠通便**

- 营养成分：蛋白质、脂肪、碳水化合物、膳食纤维、B族维生素、钙、磷、钾等。
- 烹饪提示：红豆还可发制红豆芽，食用方法与绿豆芽一样。

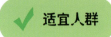 **适宜人群**　适宜肾脏性水肿、心脏性水肿、肝硬化腹水、营养不良性水肿以及肥胖症等病症患者食用。

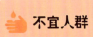 **不宜人群**　尿频者、蛇咬者忌食。

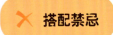 **搭配禁忌**
- ✘ 红豆 + 鲤鱼　同食易造成身体脱水
- ✘ 红豆 + 羊肝　同食易引起中毒
- ✘ 红豆 + 猪肉　同食易导致腹胀滞气

## 红豆  ＋南瓜 　▶ 同食有润肤、止咳、减肥的功效

**材料**：水发红豆85克，水发大米100克，南瓜120克

**做法**：①将洗净去皮的南瓜切成丁状，装碗备用。②砂锅中注入适量清水，大火烧开，倒入洗净的大米，搅拌均匀，加入洗好的红豆，再搅拌匀。③盖上锅盖，用小火煮约30分钟，至大米、红豆均熟透、软烂。④揭开锅盖，倒入切好的南瓜丁，搅拌均匀。⑤再盖上锅盖，用小火续煮约5分钟，至全部食材熟透。⑥揭开锅盖，搅拌片刻，盛出，装入碗中即可。

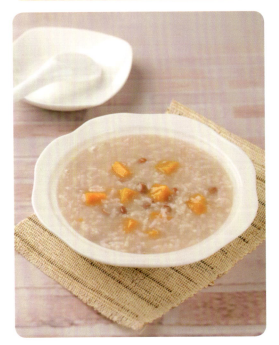

## 红豆  +鲫鱼

▶ 同食可清热利水，通乳催奶

**材料**：鲫鱼400克，水发红豆100克，姜片、葱花各少许

**调料**：盐2克，料酒8克，食用油少许

**做法**：①将处理干净的鲫鱼两面切上一字花刀。②锅中注油烧热，放入处理好的鲫鱼，煎出焦香味，将鱼翻面，煎至焦黄色。③淋入料酒，倒入适量清水，放入姜片，倒入洗净的红豆。④盖上盖，用小火煮20分钟，至鲫鱼熟透。⑤揭开盖，加入适量盐，略煮片刻。⑥盛出煮好的汤料，装入汤碗中，撒上葱花即可。

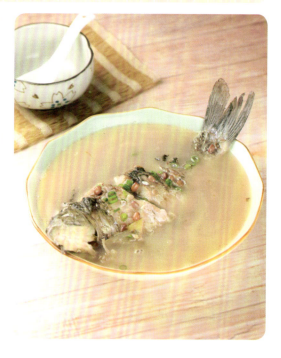

## 红豆 +燕麦

▶ 同食可均衡营养，促进排毒

**材料**：水发红豆90克，燕麦85克，腰果40克

**调料**：冰糖20克，食用油少许

**做法**：①锅中注油烧热，烧至四成热，倒入腰果，炸至金黄色捞出，沥干油，倒入杵臼中，捣碎成末。②砂锅中注水烧开，倒入洗净的燕麦、红豆搅匀。③盖上盖，大火烧开后用小火煮40分钟，至食材熟透。④揭开锅盖，倒入适量冰糖搅拌均匀，煮至冰糖溶化。⑤关火后盛出煮好的粥，装入碗中，撒上腰果碎即可。

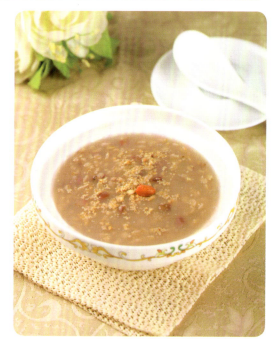

# 黑豆

- **别名**：乌豆、橹豆
- **性味**：性平，味甘
- **归经**：归脾、肾经

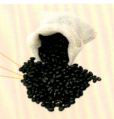

## 美容养颜、益智健脑

- **营养成分**：碳水化合物、脂肪、蛋白质、膳食纤维、维生素E、镁、钾、铁等。
- **烹饪提示**：黑豆炒熟后，热性大，多食者易上火，故不适宜多吃。

**适宜人群**：一般人都可食用，适合盗汗、眩晕、头痛、水肿、胀满、风毒、脚气、黄疸浮肿等症患者食用。

**不宜人群**：豆类过敏者不宜食用。

**搭配禁忌**：
- 黑豆 + 蓖麻子
同食容易致身体不适、恶心

## 黑豆 + 牛奶 ▶ 同食有利于维生素B₁₂的吸收

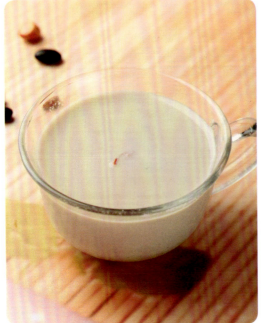

- **材料**：水发黑豆、水发花生米各100克，牛奶150克
- **调料**：白糖6克，矿泉水适量
- **做法**：①取榨汁机，选择搅拌刀座组合，倒入洗净的黑豆、花生米，注入矿泉水，盖上盖子，通电后选择"榨汁"功能，搅打成生豆浆。②将砂锅烧热，倒入牛奶、生豆浆搅拌匀，用大火煮约1分钟。③待汁水沸腾，加入少许白糖搅拌均匀，续煮片刻至糖分完全溶化，再掠去浮沫。④关火后盛出煮好的黑豆花生牛奶，装入杯中即可。

## 黑豆 + 红枣 ▶ 同食使补肾、补血功效更强

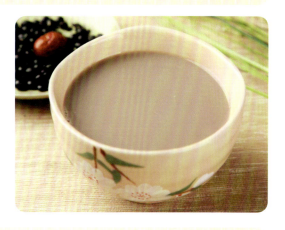

**材料**：黑豆50克，红枣15克，枸杞20克

**调料**：白糖、矿泉水各少许

**做法**：①红枣洗净去核，切块；枸杞洗净。②把浸泡好的黑豆洗净沥干。③将黑豆、枸杞、红枣倒入豆浆机中，注入适量矿泉水，盖上盖，选择"五谷"程序，榨成豆浆。④煮沸过滤后，加白糖拌匀即可。

## 黑豆 + 排骨 ▶ 同食可补肾活血，祛风利湿

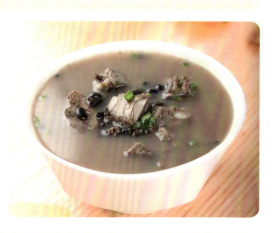

**材料**：排骨600克，杜仲10克，水发黑豆100克，姜片、葱花各少许

**调料**：料酒10克，盐3克，鸡粉2克

**做法**：①排骨洗净、切段、氽水。②砂锅注水烧开，放入洗净的杜仲、黑豆，加入姜片、排骨拌匀，淋入适量料酒。③大火烧开后用小火炖约1小时，至排骨熟烂，放入少许盐、鸡粉调味。④起锅装碗，撒上葱花即可。

## 黑豆 + 莲藕 ▶ 同食可健脾开胃

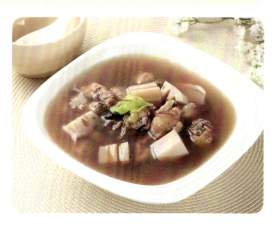

**材料**：水发黑豆100克，鸡肉300克，莲藕180克，姜片少许

**调料**：盐、鸡粉各2克，料酒5克

**做法**：①将莲藕洗净去皮切丁；鸡肉斩块入沸水锅中，氽去血水，捞出。②砂锅注水烧开，放入姜片、鸡块，放入洗好的黑豆，倒入藕丁、料酒。③大火煮沸后转小火炖煮约40分钟，至食材熟透，加盐、鸡粉拌匀即可。

# 黄豆

**健脾益气、降糖降脂**

- 别名：大豆、黄大豆
- 性味：性平，味甘
- 归经：归大肠、脾经

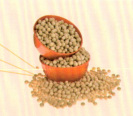

- 营养成分：蛋白质、膳食纤维、脂肪、胡萝卜素、维生素E、镁、钙、钾等。
- 烹饪提示：生黄豆含有不利健康的抗胰蛋白酶和凝血酶，所以黄豆不宜生食。

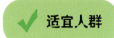 一般人群均可食用，尤其适宜动脉硬化、高血压、冠心病、高血脂、糖尿病、胆结石、肝硬化、阿尔茨海默病等患者食用。

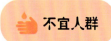 消化功能不良、胃脘胀痛、腹胀等有慢性消化道疾病的人应尽量少食。

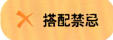
- 黄豆 + 虾皮 同食会影响钙的吸收
- 黄豆 + 牛奶 同食会影响钙的吸收

## 黄豆  + 鸡蛋  ▶ 同食具有降低胆固醇的功效

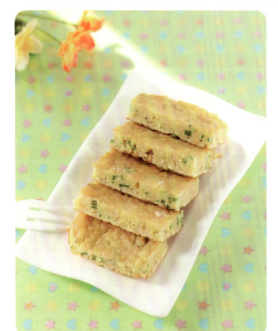

**材料**：面粉150克，鸡蛋2个，水发黄豆100克，四季豆70克，水发小米50克，泡打粉2克

**调料**：盐3克，食用油适量

**做法**：①将四季豆洗净切碎，焯水备用；黄豆洗好剁成末。②将鸡蛋打入碗，放四季豆、黄豆，撒上洗好的小米拌匀，放泡打粉、盐、面粉，拌制成面糊，静置10分钟，注入食用油搅拌至面糊纯滑。③将煎锅注油烧热，倒入面糊，摊开铺匀，略煎至两面金黄。④关火后盛出煎好的蛋饼，食用时分成小块即可。

## 黄豆 +胡萝卜

▶ 同食可促进营养吸收

**材料：** 熟黄豆220克，芹菜梗80克，胡萝卜30克

**调料：** 盐3克

**做法：** ①将芹菜梗洗净切段；胡萝卜洗净去皮切丁。②锅中注水烧开，加入盐，倒入胡萝卜丁，煮约1分钟捞出。③锅注油烧热，倒入芹菜梗炒匀，倒胡萝卜丁、熟黄豆，翻炒片刻，加盐调味，盛出即可。

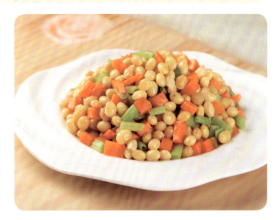

## 黄豆  +花生

▶ 同食有丰胸补乳的作用

**材料：** 黄豆120克，青豆、花生米各100克

**调料：** 姜块、葱段、八角、料酒、盐、味精各适量

**做法：** ①将黄豆、青豆、花生米分别洗净，泡好。②将以上材料放入锅中，加姜块、葱段、八角、料酒、盐、味精和适量水，煮至材料酥烂。③起锅装盘即可。

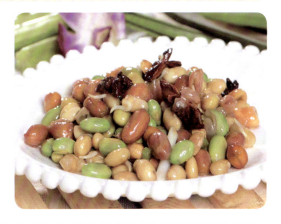

## 黄豆  +鸭肉

▶ 同食可清热降火，增强体质

**材料：** 鸭肉块500克，马蹄肉110克，水发黄豆120克，姜片20克；葱段少许

**调料：** 料酒20克，盐、鸡粉各2克

**做法：** ①将马蹄肉洗净切块。②锅中注水烧开，放入鸭肉块、料酒搅匀，煮沸捞出。③砂锅注水烧开，倒入黄豆、马蹄块、鸭肉块，撒上姜片，淋料酒，大火烧开后用小火炖40分钟，加盐、鸡粉、葱段拌匀即可。

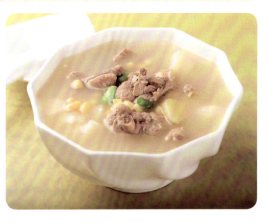

# 莲子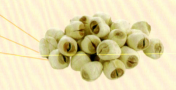

- 别名：莲肉、莲实
- 性味：性平，味甘
- 归经：归脾、肾、心经

**滋养补虚、养心安神**

- 营养成分：碳水化合物、蛋白质、维生素C、维生素E、烟酸、镁、钙、铁、锌等。
- 烹饪提示：莲子要先用热水泡一阵再烹调，否则影响口感。

**适宜人群**　一般人群均可食用，尤其适宜慢性腹泻、癌症、失眠、多梦、遗精、心慌者食用。

**不宜人群**　便秘、消化不良、腹胀者慎食。

**搭配禁忌**
- ✘ 莲子 + 蟹　同食容易产生不良反应
- ✘ 莲子 + 龟　患感冒者、便秘和痔疮者不可食

## 莲子 + 木瓜 　▶ 同食具有降血脂、降血压的功效

**材料**：木瓜50克，水发莲子30克，百合少许

**调料**：白糖适量

**做法**：①将洗净去皮的木瓜切成厚片，再切成块，备用。②锅中注入适量清水烧热，放入切好的木瓜。③倒入备好的莲子，搅拌均匀。④盖上盖子，烧开后转小火煮10分钟至食材熟软。⑤揭开盖子，将洗净的百合倒入锅中，搅拌均匀。⑥加入少许白糖，搅拌均匀至入味。⑦将甜汤盛出，装入碗中即可。

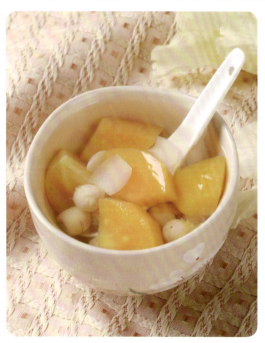

## 莲子 + 银耳　▶同食可达润肤养颜之效

**材料：** 枸杞3克，水发莲子15克，红枣20克，水发银耳30克

**调料：** 冰糖20克，水淀粉适量

**做法：** ①锅中注水烧开。②倒入洗好的莲子、红枣和银耳。③加盖，慢火煮约20分钟，揭盖，加入冰糖。④加盖，煮5分钟，揭盖，放入洗净的枸杞拌匀，加少许水淀粉勾芡，制成汤羹，盛出即可。

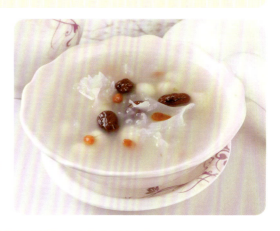

## 莲子 + 南瓜　▶同食可促进排毒，降压通便

**材料：** 南瓜90克，水发莲子80克，水发大米、冰糖各40克，枸杞12克，干荷叶10克

**做法：** ①南瓜洗净去皮切丁；莲子洗净去心。②锅中注水烧开，放入洗净的干荷叶、莲子、洗好的大米、洗净的枸杞，拌匀。③用大火煮沸，再转小火煮约30分钟，倒入南瓜丁煮熟，加冰糖拌匀至其溶化，盛出即可。

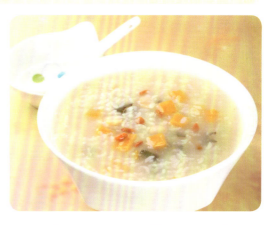

## 莲子 + 红枣　▶可促进血液循环，增进食欲

**材料：** 水发花生40克，水发莲子20克，红枣30克，枸杞少许

**调料：** 白糖适量

**做法：** ①锅中注水烧开。②将洗净的花生、莲子、红枣倒入锅中，拌匀。③盖上盖子，用小火煮20分钟至熟。④揭开盖子，加入洗净的枸杞、白糖，搅拌片刻，使其完全溶化，盛出，装入碗中即可。

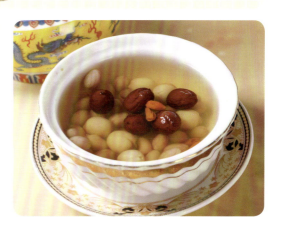

# 花生

**润肺止咳、预防癌症**

- 别名：落生、落花生
- 性味：性平，味甘
- 归经：归脾、肺经

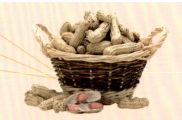

- 营养成分：蛋白质、维生素$B_1$、叶酸、烟酸、维生素E、镁、钙、铁、硒、钾等。
- 烹饪提示：在花生炸熟后，撒上白酒拌匀，待凉后撒上盐，能保持几天清脆口感。

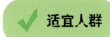 一般人群均可食用，尤其适宜营养不良、脾胃失调、燥咳、反胃、脚气病、乳汁缺乏、高血压、便秘、阿尔茨海默病等患者食用。

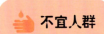 胆囊炎、慢性胃炎、骨折慢性肠炎、脾虚便溏等病症患者不宜食用。

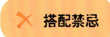
- 花生 + 螃蟹 同食易导致肠胃不适
- 花生 + 黄瓜 同食易导致腹泻
- 花生 + 蕨菜 同食易导致腹泻

## 花生 + 红枣

▶ 同食可健脾止血，用于气血不足

**材料**：乳鸽肉200克，红枣150克，花生米100克，桂圆肉少许，高汤适量

**调料**：盐2克

**做法**：①锅中注水烧开，放入洗净的鸽肉，煮约5分钟，捞出，过冷水后装盘；红枣、花生米、桂圆肉分别洗净。②另起锅，注入适量高汤烧开，加入乳鸽肉、红枣、花生米，拌匀。③盖上锅盖，用大火煮开后转中火煮3小时至食材熟透。④揭开锅盖，倒入少许桂圆肉。⑤放入适量盐，搅拌均匀。⑥盖上锅盖，煮10分钟，盛出即可。

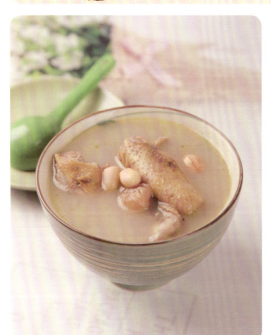

## 花生 + 猪蹄　▶ 同食有补血催乳的作用

**材料：** 猪蹄块80克，鱼尾100克，水发花生米20克，木瓜块30克，姜片少许，高汤适量

**调料：** 盐2克，食用油少许

**做法：** ①锅中注水烧开，倒入洗净的猪蹄块，汆去血水，捞出，过凉水，备用。②往炒锅中加入食用油，放姜片爆香，加入鱼尾煎香，倒高汤煮沸，取出煮好的鱼尾，装鱼袋，扎好，备用。③砂锅中注入煮过鱼的高汤，放入猪蹄、木瓜、花生、鱼尾，用大火煮15分钟，转中火煮1~3小时至熟软。④揭开锅盖，加入少许盐调味，搅拌均匀至食材入味，盛出即可。

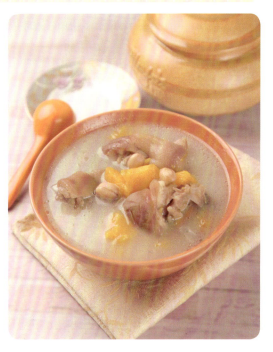

## 花生 + 鲫鱼　▶ 同食有健脑益智的作用

**材料：** 净鲫鱼250克，花生米120克，姜片、葱段各少许

**调料：** 盐3克，食用油少许

**做法：** ①锅中注油烧热，放入处理好的鲫鱼，用中火煎至两面断生，散发出香味。②锅中注入适量清水，放入姜片、葱段、花生米，搅拌均匀。③盖上锅盖，大火烧开后，转用小火煮约25分钟，至食材完全熟透。④打开锅盖，加入少许盐，拌匀调味，续煮至食材入味。⑤关火后，盛出煮好的花生鲫鱼汤，装入碗中即可。

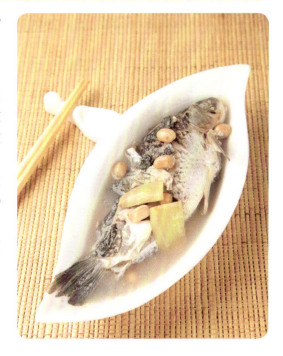

# 核桃

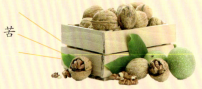

- 别名：羌桃、胡桃
- 性味：性平，味甘、苦
- 归经：归肺、肾经

**滋补肝肾、益智补脑**

- 营养成分：蛋白质、糖类、钙、磷、铁、脂肪油、维生素A、B族维生素等。
- 烹饪提示：把核桃蒸3分钟，取出即入冷水浸泡，捞出在四周轻轻敲打，破壳可取仁。

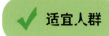 一般人群均可食用，尤其适宜健忘怠倦、食欲不振、胆结石、痛经、气管炎、便秘、神经衰弱、心脑血管疾病患者食用。

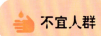 肺脓肿、慢性肠炎患者不宜食用。

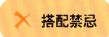

❌ 核桃 + 甲鱼 易导致身体不适

❌ 核桃 + 黄豆 易引发消化不良

❌ 核桃 + 白酒 同食易导致血热

## 核桃  + 红枣

▶ 同食有美容养颜的作用

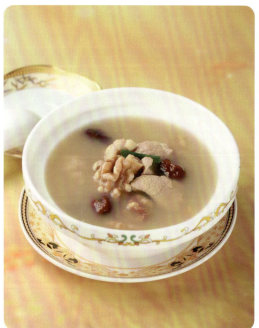

🥣 **材料**：党参20克，瘦肉200克，核桃肉30克，红枣15克

🥣 **调料**：盐3克，鸡粉2克

🥄 **做法**：①将瘦肉洗净，切成薄片，装入盘中，备用。②砂锅中注入适量清水，用大火烧开，倒入洗净的红枣、党参、核桃。③加入切好的瘦肉，搅拌均匀。④盖上锅盖，大火煮约40分钟，至全部食材熟透。⑤揭开盖子，放入适量的盐、鸡粉，搅拌均匀，调味。⑥煮片刻至入味，盛出，装入碗中即可。

## 核桃 + 黑芝麻

▶ 同食可补肝益肾，乌发润肤

**材料：** 黑芝麻15克，核桃仁30克，糙米120克

**调料：** 白糖6克

**做法：** ①将核桃仁洗净，倒入木臼压碎，倒入碗中，备用。②汤锅中注入适量清水，用大火烧热，倒入洗净的糙米，拌匀。③大火烧开后用小火煮30分钟至糙米熟软，倒入备好的核桃仁拌匀。④用小火煮10分钟至食材熟烂。⑤揭盖，倒入洗净的黑芝麻，搅拌匀。⑥加入适量白糖拌匀，煮至白糖完全溶化。⑦将粥盛出，装入碗中即可。

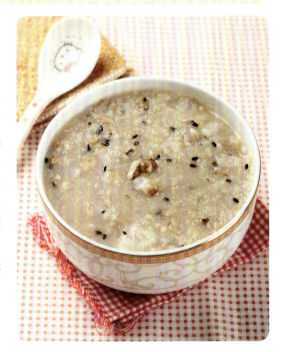

## 核桃 + 百合

▶ 同食可润肺益肾，止咳平喘

**材料：** 水发大米160克，核桃粉25克，鲜百合50克，玉米粒90克

**做法：** ①砂锅中注入适量清水，用大火烧开，倒入备好的玉米粒、水发大米，搅拌均匀。②放入洗好的百合，搅拌均匀。③盖上盖子，大火烧开后，用小火煮约30分钟，至食材熟透、软烂。④揭开盖子，撒上备好的核桃粉，用汤勺轻轻搅拌均匀。⑤关上火，盛出煮好的粥，装入碗中即可食用。

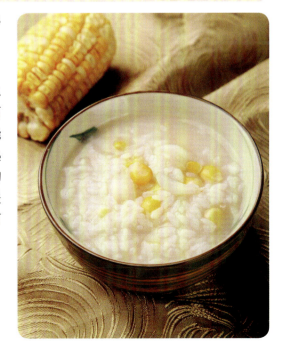

# 芝麻

- **别名**：胡麻
- **性味**：性平，味甘
- **归经**：归肾、肺、脾经

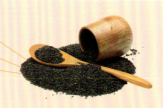

**润肠通便、补血养颜**

- **营养成分**：蛋白质、铁、钙、磷、胡萝卜素、维生素D、维生素E、B族维生素等。
- **烹饪提示**：芝麻仁外有一层稍硬的蜡，影响吸收，所以整粒的芝麻最好加工后吃。

### 适宜人群
一般人群都可食用，尤其适宜肝肾不足所致的眩晕、眼花、视物不清、腰酸腿软、发枯发落、头发早白者食用。

### 不宜人群
患有慢性荨麻疹者，慢性肠炎、便溏腹泻者，男子阳痿、遗精者忌食。

### 搭配禁忌
- 芝麻 + 巧克力 同食会影响吸收、消化
- 芝麻 + 鸡肉 同食容易导致中毒

## 芝麻 + 核桃 ▶ 同食可以改善睡眠

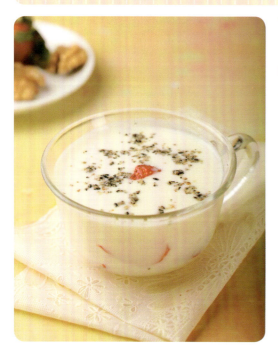

**材料**：酸奶200克，核桃仁30克，草莓20克，黑芝麻10克

**做法**：①将洗净的草莓切小块。②锅置火上烧热，放入洗净的黑芝麻，用小火翻炒匀，至其散出香味。③关火后盛出炒好的黑芝麻，装入盘中，备用。④取杵臼，倒入洗净的核桃仁，压碎。⑤放入炒过的黑芝麻，再碾压片刻，至材料呈粉末状。⑥将捣好的材料倒出，装入盘中，即可核桃粉，备用。⑦另取一个玻璃杯，放入切好的草莓，倒入酸奶，撒上核桃粉即可。

## 芝麻 + 海带　▶ 同食有美容、抗衰老之效

**材料：** 海带结100克，红辣椒1个

**调料：** 姜1块，白糖、盐、生抽、香油、食用油各适量，白芝麻10克

**做法：** ①将海带结洗净氽熟；红辣椒和姜洗净，切丝，加入海带结、白糖、盐、生抽搅拌均匀。②锅中倒一大匙食用油烧热，放入洗净的白芝麻，以小火炒香，与热油一起倒入海带中充分搅拌，晾凉后淋上香油即可。

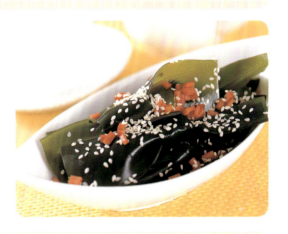

## 芝麻 + 冰糖　▶ 同食有润肺、生津的作用

**材料：** 天冬12克，黑芝麻10克，水发黑豆90克，水发糯米150克

**调料：** 冰糖30克

**做法：** ①砂锅中注水烧开。②倒入洗净的黑豆、糯米，拌匀。③加入洗好的天冬、黑芝麻，拌匀。④加盖，用小火炖煮30分钟。⑤揭开盖，放入冰糖，煮至冰糖溶化，关火后将煮好的粥盛出，装入碗中即可。

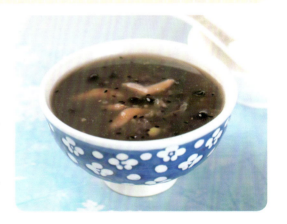

## 芝麻 + 桑葚　▶ 同食具有降低血脂的功效

**材料：** 桑葚干7克，水发大米100克，黑芝麻40克

**调料：** 白糖20克

**做法：** ①将黑芝麻洗净磨成粉；大米、桑葚干洗净加水榨成汁，倒入黑芝麻粉，搅拌成米浆。②将米浆倒入砂锅中，搅拌均匀，加入适量白糖，上火煮成糊状，盛出，装入碗中即可。

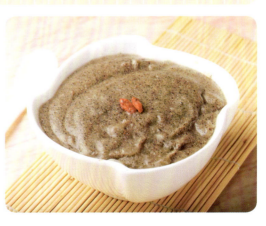

# 板栗

**养胃健脾、补肾强腰**

- 别名：栗、栗子
- 性味：性温，味甘
- 归经：归脾、胃、肾经

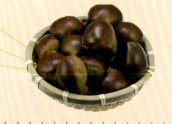

- 营养成分：碳水化合物、蛋白质、脂肪、钙、磷、铁、维生素C、B族维生素等。
- 烹饪提示：发霉的板栗会引起中毒，因此变质的板栗不能吃。

### 适宜人群
一般人群均可食用，尤其适宜气管炎、肾虚、尿频、肩周炎患者食用。

### 不宜人群
便秘者、产妇、儿童慎食。

### 搭配禁忌
- 板栗 + 牛肉 同食降低营养价值
- 板栗 + 羊肉 同食不易消化
- 板栗 + 杏仁 同食易引起胃痛

## 板栗 + 鸡肉 ▶ 同食有补肾虚、益脾胃的作用

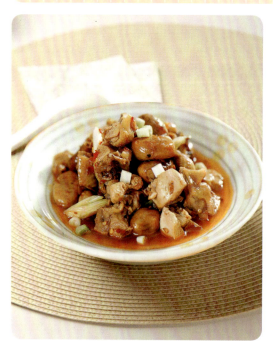

**材料**：带骨鸡肉750克，板栗肉150克

**调料**：葱段、姜片、酱油、料酒、盐、生粉、香油、食用油各适量，肉清汤750克

**做法**：①将鸡肉洗净剁成块；将油锅烧热，下入板栗炸呈金黄色，捞出。②锅留油烧热，下鸡块煸炒，烹入料酒，放姜片、盐、酱油、肉清汤，焖3分钟，加洗净的板栗肉，中火续煨至软烂，加葱段，用生粉勾芡，淋入香油，出锅装盘即可。